Haug

Antlitzanalyse in der Biochemie nach Dr. Schüßler

Der Bildatlas

Von Thomas Feichtinger
und Mag. pharm. Susana Niedan

Mit 252 Abbildungen

Karl F. Haug Verlag • Heidelberg

Die Deutsche Bibliothek – CIP-Einheitstitelaufnahme

Feichtinger, Thomas: Antlitzanalyse in der Biochemie nach Dr. Schüßler: der Bildatlas / von Thomas Feichtinger und Susana Niedan. – Heidelberg: Haug, 2001
ISBN 3-8304-7090-8

ISBN 3-8304-7090-8

Umschlaggestaltung: Thieme Marketing, 70469 Stuttgart

Satz: DOPPELPUNKT Auch & Grätzbach GbR, 71229 Leonberg

Druck und Verarbeitung: Offsetdruckerei Karl Grammlich GmbH, 72124 Pliezhausen

Inhalt

Vorwort

„Zeig mir Dein Antlitz, und ich sage Dir, was Dir fehlt.“

Diese Behauptung wirkt zunächst vermessen. Nur mit den Augen eine derartig umfassende Diagnose stellen zu wollen, erscheint in unserer von Technik und Elektronik beherrschten Welt wie ein Anachronismus.

Und dennoch verlockt der Gedanke angesichts so erdrückend komplexer Diagnoseverfahren, wie es z. B. die Herzkatheteruntersuchung, die Kernspintomographie oder die schier unüberschaubare Labortechnologie darstellen. Unsere heutige seelenlose Medizin droht sich dem Menschen zu entfremden und sie degradiert ihn ungewollt zum Objekt des technisch Machbaren.

Da ist es wohltuend, nur seine Sinne und seinen Verstand zu gebrauchen und sich der ureigensten Tugend ärztlichen und heilpraktischen Handelns zu erinnern. Tagtäglich betrachten wir Therapeuten in unserer Sprechstunde oder bei unserer Visite (das lateinische Wort „visitare“ bedeutet übersetzt „besichtigen“!) oft nur flüchtig unsere Patienten. Und doch erkennen wir mit unserer Erfahrung schon am Gesichtsausdruck, wer sich nicht wohl fühlt. Diese recht oberflächliche Wahrnehmung lässt sich mit der Kenntnis der Biochemischen Therapie nach Dr. Schüßler ganz erheblich präzisieren. Dazu sollten wir alle nur länger und genauer hinschauen, denn wie in einem weit aufgeschlagenen Buch können wir im Antlitz des Patienten lesen, „was ihm fehlt“. Und wir werden feststellen, daß ihm u.a. so manche Schüßler-Salze fehlen, die für wichtige Funktionen der Körperregulation unverzichtbar sind.

Die Autoren Thomas Feichtinger und Susana Niedan haben sich seit Jahren mit großem Engagement zur Aufgabe gemacht, die Biochemische Therapie nach Dr. Schüßler in mehreren Fachbüchern und vielen Seminaren uns Therapeuten nahe zu bringen. Im diagnostischen Mittelpunkt dieser Therapie steht dabei die Antlitzanalyse, wie sie von Kurt Hickethier begründet wurde.

Ich erinnere mich noch lebhaft an mein erstes Therapeutenseminar, das ich mit den beiden Autoren in unserem Praxishaus ausrichten durfte. Angeregt von der großen Erfahrung und Begeisterungsfähigkeit der beiden lernte ich fortan unglaublich viele krankheitsspezifische Details aus dem Antlitz meiner Patienten zu lesen. Ob Stoffwechsel- oder Entgiftungsstörung, ob Schleimhaut- oder Lymphproblematik, sie erzeugen alle unverwechselbare Merkmale, die sich im gleichen Maße abschwächen, wie eine Therapie z. B. mit Schüßler-Salzen greift.

Welch wunderbares Diagnostikum in der Hand des aufmerksamen Therapeuten, der sich noch Zeit nimmt, richtig hinzuschauen. Doch die Vielfalt der Merkmale ist sehr groß und teilweise verwirrend.

Der vorliegende Atlas der Antlitzanalyse bietet dafür eine ideale Hilfe. Mit akribischem Eifer haben die Autoren über Jahre eine beeindruckende Sammlung von Patienten-Fotografien zusammengetragen, welche den Variantenreichtum der pathologischen Hautmerkmale in ganzer Breite darstellt.

Ich wünsche Herrn Thomas Feichtinger und Frau Susana Niedan, daß dieser äußerst lehrreiche und unverzichtbare Atlas zumindest bei allen Ärzten und Therapeuten für Naturheilverfahren einen festen Standort im Bücherregal findet.

Dr. med. *Jörn Reckel*

Einleitung

Immer wieder erleben die Menschen, dass leichthin gesagte Sätze in Wirklichkeit eine tiefe Bedeutung haben. Das betrifft auch solche über den äußeren Eindruck. Wie oft kann man den Satz hören: „Du schaust aber alt aus für dein Alter." Und die Antwort gibt schon wieder einen weiteren Hinweis für den geübten Zuhörer, wenn dann zu hören ist: „Ja, die letzten Jahre haben sehr viel Einsatz von mir verlangt. Ich bin überhaupt nicht mehr zur Ruhe gekommen." Umgekehrt gibt es natürlich auch die genau entgegengesetzten Formulierungen wie z. B.: „Du schaust aber noch sehr gut erhalten aus für dein Alter. Hast du vielleicht einen Jungbrunnen entdeckt, der dich vor dem Altern schützt?"

In der Biologie unterscheiden wir ganz selbstverständlich zwischen dem biologischen Alter und dem Lebensalter, die natürlich nicht übereinstimmen müssen. Allerdings betreffen alle diese Formulierungen einen Gesamteindruck einer Person und nicht bestimmte Einzelheiten. Diese gibt es in der Alltagssprache des Menschen allerdings schon, wenn z. B. jemand klagt, dass er/sie schon so viele Falten in seinem Gesicht habe, dass jemand eine ungesunde Farbe im Gesicht habe oder gar ein eingefallenes bzw. ein von Gram und Sorge zerfurchtes Gesicht.

Das Gesicht hat sehr viel mit dem Schicksal des Menschen zu tun und damit auch mit einem Leiden, wenn er mit einem solchen konfrontiert ist. Allerdings wird dieses Antlitz in der klassischen Medizin nicht besonders beachtet. Davon schreibt auch Stefan Zweig: *„In den Kliniken, diesen Riesenwarenhäusern des menschlichen Elends, werden die Krankheiten genau wie in jenen geschäftlichen Betrieben nach Spezialabteilungen mit eigenen Betriebsleitern gesondert und ebenso die Ärzte aufgeteilt, laufende Bänder, die, von Bett zu Bett sausend, die einzelnen ‚Fälle', immer nur das kranke Organ untersuchen, meist ohne Zeit, dabei einen Blick in das Antlitz des Menschen zu tun, aus dem das Leiden wächst."*[1]

In seinem Buch „Siddhartha" schreibt Hermann Hesse sehr bewegende Worte über das Antlitz Siddhartas, über das sich sein Freund Govinda gebeugt hatte, um seine Stirn zu küssen, zum Abschied: *„... Und, so sah Govinda, dies Lächeln der Maske, dies Lächeln der Einheit über den strömenden Gestaltungen, dies Lächeln der Gleichzeitigkeit über den tausend Geburten und Toden, dies Lächeln Siddharthas war genau dasselbe, war genau das gleiche, stille, feine, undurchdringliche, vielleicht gütige, vielleicht spöttische, weise, tausendfältige Lächeln Gotamas, des Buddhas, weil er selbst es hundertmal mit Ehrfurcht gesehen hatte. So, das wusste Govinda, lächelten die Vollendeten. Nicht mehr wissend, ob es Zeit gebe, ob diese Schauung eine Sekunde oder hundert Jahre gewährt habe, nicht mehr wissend, ob es einen Siddhartha, ob es einen Gotama, ob es Ich und Du gebe, im Innersten wie von einem göttlichen Pfeile verwundet, dessen Verwundung süß schmeckt, im Innersten verzaubert und aufgelöst, stand Govinda noch eine kleine Weile, über Siddharthas stilles Gesicht gebeugt, das er soeben geküßt hatte, das soeben Schauplatz aller Gestaltungen, alles Werdens, alles Seins gewesen war. Das Antlitz war unverändert, nachdem unter seiner Oberfläche die Tiefe der Tausendfältigkeit sich wieder geschlossen hatte, er lächelte still, lächelte leise und sanft, vielleicht sehr gütig, vielleicht sehr spöttisch, genau wie er gelächelt hatte, der Erhabene."*[2]

Es ist dies die Beschreibung eines außergewöhnlichen Ereignisses, man könnte meinen, eines unwiederholbaren. Aber jedesmal, wenn ein Mensch in das Antlitz eines anderen blickt, schaut er das Wunder des Lebens. Emanuel Levinas, der große Philosph der Ethik des vergangenen Jahrhunderts, spricht von einer bangen Frage, die von einem Antlitz ausgeht, das betrachtet wird. Sie heißt: „Wirst du mich töten?" Anders ausgedrückt bedeutet die Frage: „Darf ich bei dir der sein, der ich bin? Oder wirst du mir ein Vorurteil überstreifen, wirst du mich in eine Schublade stecken, eingeordnet und katalogisiert?" Ist es möglich, dass der Betrachtende sich vom Leben des anderen überraschen lässt, berühren? Lässt er den Eindruck zu, den der andere bei ihm hinterlässt, lässt er sich beeindrucken, oder gibt es einen Filter, der nur bestimmte Zeichen und Erscheinungsformen hindurchlässt in die eigene Welt. Wenn dich das Antlitz des anderen fragt: „Wirst du mich töten?", dann ist Behutsamkeit gefragt, Geduld und Empathie, also Einfühlungsvermögen. Eine Fähigkeit, die Carl Rogers, der Begründer der klientenzentrierten Gesprächspsychotherapie, als eine der Voraussetzungen eines guten Therapeuten grundsätzlich gefordert hat. Für ihn war die Qualität gerade dieser Eigenschaft von primärer Bedeutung.

Wer das Wunder des Lebens, die vielfältigen Ausformungen des Lebens in den vielgestaltigen Gesichtern der Menschen zu entdecken beginnt, kommt ins Staunen. Es eröffnet sich eine Welt der Rätsel, die sich immer mehr erschließen. Es entsteht eine Art Bilderbuch, das Bilderbuch des Lebens mit seinen unerschöpflichen Variationen des immer gleichen Lebens.

So bekommt das Antlitz des Menschen eine zentrale Bedeutung, wenn es um Aussagen über sein Leben geht, um seine Erfahrungen, über sein Schicksal, über sein Gemüt, aber auch um seine Leiden.

---

1 Zweig, S.: Heilung durch den Geist. Fischer Taschenbuch Verlag, Frankfurt am Main 1983, S. 15.

2 Hesse, H.: Siddharta. Eine indische Dichtung. 1. Aufl., Suhrkamp Basis Bibliothek 2, Frankfurt am Main 1998, S. 127f.

In der Schrift „Eine Abgekürzte Therapie“ von Dr. med. Schüßler[3] stehen im letzten Kapitel („Eine Antlitz-Diagnostik“) folgende Bemerkungen: *„Wer nur biochemische Mittel anwendet, kann, falls er seine Beobachtungsgabe üben will, im Laufe der Zeit die Fähigkeit erwerben, in vielen Fällen von, namentlich chronischen Krankheiten an der physischen Beschaffenheit des Gesichts und an dem psychischen Ausdrucke desselben zu erkennen, welches biochemische Mittel einem gegebenen Krankheitsfalle entspricht.*

Eine solche Antlitz-Diagnostik darf zwar für sich allein nicht die Wahl des anzuwendenden Mittels bestimmen, sie kann aber die Wahl erleichtern, resp. bestätigen.

Wer die Antlitz-Diagnostik erlernen will, muss dieselbe auf autodidaktischem Wege sich erwerben.“

Der Begründer der nach ihm benannten Biochemie hat aufgrund seiner ganzheitlichen Sicht vom Menschen festgestellt, dass sich der Mangel an Betriebsstoffen nicht nur im Körper als Betriebsstörung auswirkt, sondern auch im Antlitz des Menschen widerspiegelt.

Was bei ihm noch eine allgemeine Empfehlung war, fiel bei Kurt Hickethier auf fruchtbaren Boden. Er entwickelte als sein großartiges Lebenswerk die „Sonnerschau“: Die Kunst, aus dem Antlitz des Menschen jene Mängel abzulesen, die im Körper zu Störungen geführt haben, oder die ein gänzliches Wohlbefinden verhindern. Obwohl sich für diese Methode der Ausdruck „Antlitzdiagnose“ eingebürgert hat – das von Hickethier geprägte Wort „Sonnerschau“ ging nicht in den allgemeinen Sprachschatz ein – wird es ratsam sein, sich mit der Formulierung „Antlitzanalyse“ anzufreunden. Denn letztlich ist das Erkennen und Quantifizieren der Mängel keine Diagnose, vor allem von keiner Krankheit, sondern es wird das Antlitz analysiert, es wird in seine einzelnen Mangelzeichen aufgegliedert, aber immer unter dem Anspruch, das Antlitz des Menschen nicht aus den „Augen“ zu verlieren.

Die Antlitzanalyse muss von der Physiognomie unterschieden werden! In der Antlitzanalyse wird versucht, den einzelnen Mineralstoffmängeln auf die Spur zu kommen. In der Physiognomie wird versucht, aufgrund der verschiedenen Formen im Antlitz des Menschen aber auch des Kopfes und des Gesichtsausdruckes Rückschlüsse auf den Charakter, auf die Art des Menschen zu ziehen.

So schreibt Dr. Imhof im Vorwort eines Buches von Kurt Tepperwein bezüglich der Pathophysiognomie folgendes: *„Die äußere Beschaffenheit unseres Körpers ist das Ergebnis unseres inneren seelisch-geistigen Zustandes. Vor allem im Gesicht spiegelt sich das Leben und Erleben des Menschen. Hier kommt die Klarheit des Geistes, die Lauterkeit der Gesinnung, die Schwingung und Stimmung unseres Gemütes lebhaft zum Ausdruck. So ist das Gesicht nicht nur das getreue Abbild unserer Seele, sondern auch das Aushängeschild unseres Gesundheitszustandes. Wenn Albert Camus sagt: ‚Von seinem 30. Lebensjahr an hat jeder das Gesicht, das er verdient‘, bezieht sich dies gewiss auch auf jene zahlreichen physiognomischen Merkmale, die uns auf körperliche Schwächen und Krankheiten hinweisen.“*

Aus dem Text ist klar zu erkennen, dass die Blickrichtung in das Erkennen von Krankheiten und körperlichen Schwächen gerichtet ist, eben ganz zum Unterschied von der Antlitzanalyse.

Immer wieder wird geschmunzelt, wenn von der Antlitzanalyse und ihren Möglichkeiten erzählt wird. Es wird für unmöglich oder doch wenigstens für unwahrscheinlich gehalten, dass aus dem Antlitz des Menschen Mängel an bestimmten Mineralstoffen abgelesen werden könnten und dabei schlüssige Zusammenhänge zu bestimmten Krankheiten gezogen werden könnten.

Doch überzeugen Sie sich selbst.

In den abgedruckten Bildern kommen fast 20 Jahre Erfahrung zum Ausdruck. Und die Zusammenhänge sind oft überraschend. Was als Mangel im Gesicht festgestellt wurde, bestätigt sich immer wieder im Gespräch. Oft können so die Hintergründe von jahrelangem, manchmal sogar von jahrzehntelangem Leiden aufgedeckt werden, weil der Mangel, der hinter dem hartnäckigen Leiden versteckt war, nicht gefunden wurde.

Entdecken Sie doch diese faszinierende Möglichkeit, über das Antlitz des Menschen seinem Leiden auf eine Spur zu kommen, die immer wieder überraschend ist und vor allem effizient. Es ist der direkte Weg zum Leiden und zum Mangel. Das einfühlsame Gespräch mit dem Klienten hat trotzdem große Bedeutung und ist damit nicht überflüssig, sondern bekommt durch diese Möglichkeit eine neue Dimension.

Ich wünsche Ihnen viel Freude und Erfolg, vor allem aber auch Geduld bei der Reise von der Oberfläche des Gesichtes in die Tiefe des Menschen.

Thomas Feichtinger

[3] Schüßler, W.H.: Eine abgekürzte Therapie. 31. Aufl. Schulzesche Hof-Buchhandlung und Hof-Buchdruckerei 1904. Oldenburg. S.60. (Dr. Schüßler starb 1898, aber seine letzte Ausgabe, nämlich die 25., die er selbst noch korrigierte, wurde nicht mehr verändert.)

Aus der persönlichen Erfahrung

Die Antlitzanalyse, wie sie mir von Thomas Feichtinger vermittelt wurde, ist heute aus meinem Leben und aus meinem Beruf nicht mehr wegzudenken. Als Apothekerin wird man tagtäglich von Hilfe und Rat suchenden Menschen gefragt, was zu tun sei, um die Gesundheit zu erhalten, oder etwa, wie man eine Therapie unterstützen und begleiten könne und wie man mit kleinen Beschwerden umgehen soll.

Da ist die gute alte Volksheilweise nach Dr. Schüßler geradezu eine ideale Möglichkeit zu helfen. Bei einem Beratungsgespräch ist die Antlitzanalyse von besonderem Wert. Durch eine profunde Kenntnis der Mineralstofflehre unterstützt, ist die Antlitzanalyse eine faszinierende Erweiterung um das Wissen der Mineralstoffe nach Dr. Schüßler.

Sie werden nie wieder so unbedarft in ein Antlitz blicken können, denn die Mineralstoffmängel ihres Gegenübers werden sie so faszinieren und Ihnen sozusagen „ins Gesicht springen", dass dabei unverzüglich eine Feststellung der betreffenden Mängel stattfindet.

Wichtig ist es jedoch, die Antlitzanalyse an ihrem Platz zu lassen, sie ist *eine* von mehreren Möglichkeiten, wie die Mineralstoffmängel festgestellt werden können. Jedenfalls ist es von elementarer Bedeutung zu wissen, dass Sie Mineralstoffmängel, die sich im Gesicht zeigen, damit feststellen können. Wie sich diese aber dann im Körper ausdrücken oder gar schon manifestieren, das können Sie nur mit einem guten Wissen um die Mineralstofflehre Dr. Schüßlers und einem guten Beratungsgespräch eruieren. Die Antlitzanalyse ist sozusagen ein Hilfsinstrumentarium für eine Beratung in der Biochemie nach Dr. Schüßler, aber ein hervorragendes, ein faszinierendes.

In diesem Buch werden Sie viele neue Zugänge für die Antlitzanalyse finden, die Thomas Feichtinger weitergeführt hat und die so lange brach gelegen sind. In vielen Beobachtungen und Beratungen hat er Zusammenhänge gefunden, die heute aus der Antlitzanalyse ein modernes Instrumentarium machen. So hat er antlitzanalytische Zeichen für die Nr. 12 Calcium sulfuricum gefunden und beschrieben, dass geschwollene Tränensäcke der Nr. 10 Natrium sulfuricum zuzuordnen sind, und z. B. ein Mangel an der Nr. 6 Kalium sulfuricum auch mit der Bauchspeicheldrüse in inniger Verbindung steht. Es ist spannend, seinen Ausführungen zu folgen und dann im Antlitz des Menschen zu lesen, wie es um die Gesundheit steht.

Ich wünsche Ihnen viel Freude und intensive Stunden mit diesem Buch und wünsche Ihnen außerdem, dass es Ihnen einen guten Weg zur Beratung Hilfe suchender Menschen eröffnet.

Mag. pharm. *Susana Niedan*

Teil 1

Dr. Wilhelm Heinrich Schüßler

Einer, der sich im letzten Jahrhundert intensiv mit der Bedeutung der Mineralstoffe für den menschlichen Körper auseinandersetzte, war Dr. Wilhelm Heinrich Schüßler. Sein Wirken gipfelte in der Entwicklung einer eigenen Heilweise, die ausschließlich mit den von ihm gefundenen Mineralstoffverbindungen arbeitet. Es war die Geburtsstunde der **Biochemie nach Dr. Schüßler**.

Wilhelm Heinrich Schüßler wurde am 21. August 1821 in Zwischenahn im Großherzogtum Oldenburg geboren. Er stammte aus ärmlichen Verhältnissen und musste sich eine Zeit lang mit Sprachunterricht und als Hauslehrer durchschlagen. Sein Bruder bezahlte ihm das Studium, das er erst mit dreißig Jahren beginnen konnte. Er studierte in Paris, wo die medizinische Fakultät einen besonders guten Ruf genoss, in Berlin, wo die beiden Forscher Moleschott und Virchow einen nachhaltigen Einfluss auf Schüßler hatten, und in Prag, weil dort die Homöopathie durch gute Lehrer vertreten war. Die Erlaubnis zur Niederlassung in Oldenburg als homöopathischer Arzt wurde am 2. Januar 1858 ausgestellt, wo er dann vierzig Jahre lang segensreich als Arzt wirkte.

In den ersten Jahren arbeitete er homöopathisch, doch war er bald mit dieser Heilweise unzufrieden. Er suchte eine einfache Heilweise und ging dabei den Betriebsstörungen, die wir Krankheiten nennen, auf den Grund. Dabei fand er heraus, dass sich die meisten auf einen Mangel an Mineralstoffen zurückführen lassen.

Seine Entdeckung

Dr. Schüßler entdeckte, dass es sich dabei um einen speziellen Mangel handelt, nämlich um den innerhalb der Zelle.

Auf seinem Weg zu dieser Entdeckung hatte er zwei bedeutende Weggefährten, die schon im Studium einen großen Einfluss auf ihn hatten:

Der erste war Rudolf Virchow, der den bekannten Satz formulierte: „Die Krankheit des Körpers ist gleich der Krankheit der Zelle." Er war der Erforscher der Zelle. Sein Wissen veröffentlichte er in seinem Buch über die „Cellularpathologie".

Der Niederländer Jacob Moleschott stellte die Gesamtheit aller biochemischen Vorgänge, die in einer Zelle oder dem Körper ablaufen, mit all den möglichen Zwischenstufen im Stoffwechsel, in den Mittelpunkt seiner Arbeiten. Von ihm stammt der zweite entscheidende Satz: „Die Krankheit der Zelle entsteht durch Verlust an anorganischen Salzen (Mineralstoffen)."

Dr. Schüßler antwortete auf diese beiden Kernsätze folgendermaßen:

„Dann muss die Gesundheit der Zelle und damit des Körpers entstehen durch Deckung des Verlustes" und „Um Schaden zu verhüten und um die Mittel aufnahmefähig für die Zelle zu machen, müssen dieselben potenziert (verdünnt) werden."

Es handelt sich also um Mineralstoffe, die von der Zelle direkt aufgenommen werden können. Damit das möglich wird, hat Dr. Schüßler die Mineralstoffe stark verdünnt. Als homöopathischer Arzt hatte er genug Erfahrung, um die entsprechenden Potenzierungen herauszufinden.

Schüßler wusste als Arzt außerdem, dass die Mineralstoffe, wenn sie pur gegeben werden, für den Organismus eine Belastung darstellen können. Das wissen wir auch z. B. von den üblichen Calcium-, Magnesium- oder Eisenpräparaten. Diese dürfen nicht zu lange genommen werden, denn sonst könnte der Körper überfordert werden, sodass es zu unerwünschten Nebenwirkungen kommt. Deshalb ist Schüßlers zweiter Satz so wichtig!

Dr. Schüßler musste sich vor 100 Jahren mit Mängeln, die durch eine industriell veränderte Nahrung entstehen, nicht beschäftigen. Wir haben heute bei der Biochemie nach Dr. Schüßler zwei Ebenen zu berücksichtigen:

- die Mineralstoffe außerhalb der Zelle
- die Mineralstoffe innerhalb der Zelle

Die Mineralstoffe außerhalb der Zelle können durch Mineralstoffe nach Dr. Schüßler nicht aufgefüllt werden. Wenn jemand durch eine unvernünftige Lebensweise auf dieser Ebene Mineralstoffmängel hat, so kann er diese durch eine Einnahme von Mineralstoffen nach Dr. Schüßler nicht auffüllen. Dazu muss er seine Lebensweise verändern. So hat ein Mensch mit einem Gewicht von 70 kg ungefähr 1000 g Calcium in seinem Körper. Um auch nur 1 g Calcium in der Zubereitung nach Dr. Schüßler zu sich zu nehmen, müsste man 1000 kg, also eine Tonne, Mineralstoffe nach Dr. Schüßler zu sich nehmen.

Bei der Biochemie nach Dr. Schüßler geht es grundsätzlich um die Mineralstoffe innerhalb der Zelle und indirekt um die Steuerung der Konzentrationsunterschiede innerhalb und außerhalb der Zelle.

Die Wirkung ist oft verblüffend

Dazu ein einfaches Beispiel:

Wenn jemand eine stark gesalzene Suppe isst, so verschiebt sich der Salzgehalt enorm in Richtung außerhalb der Zelle. Es ist eine viel zu hohe Konzentration vorhanden. Sie wird meistens dadurch ausgeglichen, dass die Konzentration außerhalb der Zelle gesenkt wird. Das geschieht auch meistens, indem etwas getrunken wird, weil sich ja nach dem Genuss einer solchen Suppe ein starkes Durstgefühl einstellt. Nimmt derjenige aber einige Tabletten von der Nr. 8 Natrium chloratum zu sich, dann verschwindet das Durstgefühl ebenfalls. Der Gehalt an Natrium chloratum innerhalb der Zellen wurde so stark angehoben, dass wieder das physiologische Verhältnis der Mineralstoffkonzentration innerhalb und außerhalb der Zelle hergestellt war.

Ein weiteres Beispiel betrifft die Ablagerung von Calcium in Form von Steinen im Körper:

Wenn durch eine starke Übersäuerung die Notwendigkeit der Neutralisierung besteht, dann geschieht diese häufig über den Calciumhaushalt. Von diesem Mineralstoff steht im Körper der größte Vorrat zur Verfügung. Für die Neutralisierung werden allerdings vereinzelte Calciummoleküle verwendet, wie sie die Zelle für ihren Betrieb benötigt.

Das physiologische Verhältnis der Calciummoleküle innerhalb und außerhalb der Zelle ist gestört. Die Calciumkonzentration außerhalb der Zelle ist zu hoch und wirkt sich als Ablagerung auch in Form von Steinen aus, da der Organismus mit einem Zuviel an Calciumionen außerhalb der Zelle überfordert ist.

Bekommt der durch solche Steine belastete Mensch vom Mineralstoffberater Nr. 2 Calcium phosphoricum empfohlen, dann lässt sich das nur über diesen Zusammenhang verstehen. Der Calciumhaushalt innerhalb der Zellen wird aufgefüllt, wodurch es dem Organismus wieder möglich ist, die Calciummoleküle, die durch den Verlust in Steinen abgelagert waren, wieder „in den Griff" zu bekommen. Ohne das Erkennen dieses Zusammenhangs wird es jedem in der klassischen Medizin Ausgebildeten unverständlich bleiben, dass in diesem Fall Nr. 2 Calcium phosphoricum verabreicht wird und er wird schärfstens gegen diese Verabreichung protestieren.

Ein drittes Beispiel zeigt das notwendige Zusammenwirken von Medizin und Biochemie nach Dr. Schüßler:

Eisenpräparate sind für den Körper relativ schwer aufzunehmen. Oft ist der Eisenspiegel nur während der Einnahme einigermaßen in Ordnung, um nach Beendigung der Kur wieder abzusinken. So war es auch bei der Mutter einer Frau, die sich intensiv mit der Biochemie nach Dr. Schüßler auseinandersetzt.

Die Mutter bekam nach einer Blutuntersuchung Eisenkapseln verschrieben, weil der Eisenwert im Blut außerordentlich gering war. Während der Einnahme war er einigermaßen in Ordnung, nach Beendigung der Kur wie vorher. Sie hatte den Eisenhaushalt außerhalb der Zelle aufgefüllt. Diesem Eisen stand aber nicht genügend Eisen innerhalb der Zellen gegenüber, sodass das eingenommene Eisen in der Zelle kein physiologisches Gegenüber hatte, damit es dem Verhältnis eines gesunden Organismus an Eisen entsprach. Der Organismus konnte das Eisen nicht „festhalten" und verlor es wieder.

Als der praktische Arzt ihr eine zweite Packung verschrieb, sagte ihre Tochter, dass sie gleichzeitig Nr. 3 Ferrum phosphoricum einnehmen müsse, damit der Organismus das Eisen im Körper behalten könne. Sie nahm jeden Tag 20 Stück Nr. 3 Ferrum phosphoricum parallel zum Eisenpräparat, wodurch der Eisenhaushalt auch innerhalb der Zellen aufgefüllt wurde. Nach der zweiten Kur war der Eisenspiegel innerhalb des Grenzwertes. Als der Arzt ihr eine dritte Packung verschrieb, sagte er: „Aber die Mittel von deiner Tochter, die nimmst du mir dazu!" Er wusste ja, dass sie schon lange mit Mineralstoffen nach Dr. Schüßler arbeitete und immer wieder überraschende Erfolge hatte. Nach der dritten Kur war der Eisenwert ideal und blieb es auch. Ein physiologisch richtiges Verhältnis an Eisen innerhalb und außerhalb der Zelle war geschaffen.

Zubereitung

Dr. Schüßler lässt die Mineralstoffe so verdünnen, dass sie auch durch die winzigen Öffnungen der Zellwand hindurch gelangen können. Damit ist es auch nicht mehr möglich, dass jemand von diesen Mineralstoffen zu viel zu sich nehmen könnte.

Immer wieder wird von Menschen, die sich mit dieser Materie zu wenig auseinander gesetzt haben, behauptet, dass das möglich sei. Dazu ein Vergleich: In einer Literflasche Mineralwasser befinden sich durchschnittlich ca. 1000 mg (= 1 g) gelöste Mineralstoffe. Wenn jemand eine solche Menge durch Mineralstoffe nach Dr. Schüßler in D6 zu sich nehmen möchte, müsste er 1 Tonne (1000 kg) Mineralstoffe nach Dr. Schüßler im Mund zergehen lassen.

Damit wird aufgezeigt, welche Wirkung durch Potenzierung erreicht wird. Darin liegt auch ihre Wirksamkeit. Es kommt nämlich nicht auf die Quantität (Menge der Mineralstoffe) an, sondern auf ihre Qualität, d. h. dass sie als einzelne Moleküle in der Trägersubstanz (Milchzucker) vorhanden sind.

Die Mineralstoffmoleküle können, weil sie im Milchzucker als vereinzelte Moleküle vorliegen, vom Organismus unmittelbar in seinen Betrieb eingebaut bzw. verwendet werden. Es sind dann vom Organismus keine aufwendigen chemischen Zerlegungs- und Verknüpfungsaufwendungen mehr zu leisten, damit er an die oft dringend benötigten Mineralstoffkombinationen herankommt.

12 Mineralstoffe des Lebens

Nun galt es für Dr. Schüßler, alle jene Mineralstoffe zu finden, die für den Betrieb und den Bau des menschlichen Körpers von Bedeutung sind. Er fand über seine Ausbildung als Arzt, durch seine Erfahrung als Homöopath, seine Beschäftigung mit den neuesten Erkenntnissen der Wissenschaft und vor allem durch seine phantastische Beobachtungsgabe 12 Mineralstoffverbindungen. In der Zwischenzeit wurden im Zuge der Weiterentwicklung der Heilweise weitere 12 Mineralstoffverbindungen gefunden, die als Erweiterungsmittel bekannt sind.

Dr. Schüßler hat später den 12. Mineralstoff aus seiner Heilweise entfernt, weil er durch die Untersuchungen eines Chemikers zur Überzeugung kam, dass dieser nicht zum ständigen Bestand des menschlichen Körpers gehöre, was sich später als Irrtum erwies. Deshalb haben viele Anwender Nr. 12 Calcium sulfuricum in die Reihe der Mineralstoffe nach Dr. Schüßler wieder aufgenommen.

Die Forschungsarbeit Dr. Schüßlers wurde durch die damals erst neu entwickelten chemischen Analysen unterstützt. Dr. Schüßler schreibt selbst: *„Die Gebiete der organischen Funktionsmittel sind von mir auf den parallelen Wegen der Theorie und der Praxis gefunden worden."*

Die Lehre Dr. Schüßlers blieb nicht unangefochten

Als Dr. Schüßler mit seiner Heilweise 1873 das erste Mal an die Öffentlichkeit trat, stieß er auf starken Widerspruch. Das ist aber auch verständlich. Die Homöopathen mussten sich zu seiner Zeit in vielen Jahren der Ausbildung nach Aussage Dr. Schüßlers in seinen Schriften mit ungefähr 200 verschiedenen Mitteln auseinander setzen. Und da sollten auf einmal 12 Mittel ausreichen, um *„alle Krankheiten zu heilen, die überhaupt heilbar sind."* (Dr. Schüßler)?

1874 veröffentlichte Dr. Schüßler seine Heilweise zum ersten Mal in Form einer Broschüre als „Abgekürzte Therapie". Sie erschien bis zu seinem Tod in 25 Auflagen und wurde immer wieder erweitert.

Ab der ersten Veröffentlichung hatte sich nun Dr. Schüßler mit Kritik auseinander zu setzen. Diese ging so weit, dass sie sich bis zu persönlichen Angriffen steigerte. Immer wieder gelang es Dr. Schüßler, die Argumente, soweit sie sachlicher Natur waren, zu entkräften. Er hatte innerhalb kurzer Zeit bald viele Anhänger und die Kunde von seiner Heilweise breitete sich über die ganze Welt aus. Allerdings hat sie nach seinem Tod einen Niedergang insofern erlitten, als sie nicht mehr als eigenständige Heilweise angesehen, sondern von der Homöopathie vereinnahmt wurde. Heute gilt sie immer noch als „Wurmfortsatz" dieser Heilweise, wodurch sie nicht zu den Erfolgen kommen kann, die durch sie möglich wären.

Biochemie und Homöopathie

Dazu hat Joachim Broy in seinem Buch: „Die Biochemie nach Dr. Schüßler" Stellung genommen: *„Schüßler und die frühen Biochemiker bezogen einen erheblichen Teil ihres Wissens um die physiologische Chemie aus ihren Erfahrungen am Krankenbett, eine zu damaliger Zeit durchaus akzeptable und keineswegs unwissenschaftliche Methode. Nach und nach aber wurde das biochemische Mittel immer mehr nach einzelnen Krankheitssymptomen verordnet, wobei zu seiner Findung die deckungsgleiche Symptomatik im Vordergrund stand, ein Verfahren, wie es der Homöopathie eigentümlich ist.*

Diese Art der Mittelfindung allein wird jedoch der Biochemie nicht gerecht. Darum ist es nicht verwunderlich, dass mit fortschreitender ***‚Homöopathisierung‘*** *die Erfolgsquoten zurückgingen und schließlich denen anderer biologischer Heilmethoden weit nachstanden. Kennzeichnend dafür ist auch die Tatsache, dass anstatt des Schüßler'schen Terminus ‚Charakteristik‘ für den Wirkungsmodus des einzelnen Mittels sich die homöopathische Bezeichnung ‚Mittelbild‘ einbürgerte.*

Dem Biochemiker darf die Symptomatik nur dazu dienen, den pathologischen Biochemismus des individuellen Elektrolyt-Haushalts zu ermitteln, umso das geeignete biochemische Mittel aufzufinden. Dabei kann sich unter Umständen ein ganz anderes Mittel als notwendig erweisen als das für das gegebene Symptom zunächst naheliegende."

Grundlagen der Biochemie nach Dr. Schüßler

Verschiedene Heilweisen

Der Streit, ob die Biochemie nach Dr. Schüßler eine Reiz- oder Befriedigungsheilweise bzw. Substitutionsheilweise darstellt, zieht sich bis in die heutige Zeit. Die Autoren dieses Buches sind der Überzeugung, dass sich die Mineralstoffe nach Dr. Schüßler einerseits als Reiz einsetzen lassen, genauso aber auch der Auffüllung von Mängeln dienen.

Es hängt nun von der Betrachtungsweise des Mineralstoffanwenders ab, welche Menge er dann dem Hilfesuchenden empfiehlt.

- Sieht er diese speziellen Mineralstoffe als Reiz, wird er jene Dosierung wählen, wie sie in der Homöopathie üblich ist.
- Hat er sich, wie die Autoren dieses Buches, für die Mängel auffüllende Einstellung entschieden, wird er wesentlich höhere Dosierungen wählen.

Von großer Bedeutung ist in diesem Zusammenhang, dass die Reizheilweise Grenzen hat, auf die im Abschnitt über die verschiedenen Heilweisen noch eingegangen wird.

Werden Mineralstoffe genommen, dann ist es unbedingt notwendig, darauf zu achten, in welchem Bereich die Mängel vorliegen: innerhalb oder außerhalb der Zellen. Bevor wir die Mängel innerhalb der Zellen weiter behandeln, wollen wir noch jene außerhalb der Zellen genauer anschauen.

Die Bedeutung einer gesunden Ernährung

Mängel außerhalb der Zelle entstehen durch Belastungen im körperlichen Bereich und werden über die Nahrung nachgefüllt. Diese jedoch ist, wie wir schon beschrieben haben, nicht mehr so mineralstoffreich wie früher. Mit diesen Problemen musste sich Dr. Schüßler noch nicht auseinander setzen, zu seiner Zeit war die Nahrung noch weitestgehend unverfälscht.

Wenn der Mangel durch ungesunde Ernährung entsteht, dann kann er nicht durch Mineralstoffe nach Dr. Schüßler aufgefüllt werden. Es müssen die Ernährungsgewohnheiten verändert werden. Damit ist eine Ernährung gemeint, die darauf bedacht ist, den vollen Wert der einzelnen Lebensmittel in den Körper aufzunehmen. Das betrifft vor allem alle Gemüse und Salate, auch das Obst, wenn es reif und frei von Spritzgiften ist, und Getreide, das nicht geschält und konserviert ist.

Menschen, die sich vollwertig ernähren, haben auch weniger Mängel innerhalb der Zellen, soweit sich das aufgrund der Antlitzanalyse feststellen lässt. Wer sich mit Mineralstoffen nach Dr. Schüßler versorgen will, sollte trotzdem auf eine gesunde Ernährung achten!

Trotz einer gesunden Ernährung können Mängel entstehen

Oft hören Mineralstoffberater als Anwender der Biochemie nach Dr. Schüßler: „Ich ernähre mich gesund, dann kann ich doch auch keine Mängel haben!" Vielleicht haben Sie sich auch schon in dieser Richtung Gedanken gemacht.

In diesem Zusammenhang muss jedoch folgendes festgestellt werden:

- Durch die Umweltbelastung gibt es keine tatsächliche vollwertige Ernährung mehr.
- Die energetischen Belastungen als Ursachen für Mängel haben drastisch zugenommen.
- Durch die wachsende Menge von Giftstoffen in Umwelt und Nahrung ist der Organismus außerordentlich belastet.
- Durch die Vergiftung der „seelischen" Umwelt in den Massenmedien (Gewalt und Verbrechen herrschen vor) wird auch die körperliche Ebene sehr belastet.
- Zwanghafte Strukturen in der charakterlichen Ebene zehren ebenso an der körperlichen Substanz.
- Der moderne Stress verlangt ein hohes Maß an Bereitstellung von Energie und körperlicher Leistungsfähigkeit.
- Für das hohe Alter, das viele Menschen erreichen, müssen die Mineralstoffvorräte viel länger reichen als bisher (Vorsorge).

Mineralstoffpräparate

Kommt es im menschlichen Körper zu Mängeln an Mineralstoffen und den entsprechenden Folgen, ist man oft versucht, diese durch hohe Dosierung auszugleichen, ganz nach dem Motto: „je schneller, umso besser."

Hier muss vor den üblichen Mineralstoffpräparaten und isotonischen Getränken gewarnt werden. Es kann durch eine einseitige Versorgung des Körpers mit einem bestimmten Mineralstoff zu unerwünschten Verschiebungen im Mineralstoffhaushalt des Körpers kommen. Schluckt man beispielsweise Eisen in hohen Dosen, gerät der Zinkhaushalt aus dem Lot. Auch Calcium im Übermaß wirkt schädlich auf die Zinkbalance. Bei der Einnahme von Gesteinsmehl oder Heilerde muss überhaupt sehr vorsichtig vorgegangen werden. Es besteht die Möglichkeit, dass man dann „steinreich" wird. Der Organismus muss die Mineralstoffe wegen „Überfüllung" in Form eines Steines in der Niere oder Blase ablagern.

Wenn Menschen die üblichen Mineralstoffpräparate einnehmen und es hilft nicht, dann wurde der Mangel innerhalb der Zelle nicht aufgefüllt.

Der Körper – ein ausgeklügeltes Speicherwesen

Nehmen die Mineralstoffvorräte im Körper durch erhöhte Anforderungen ab, kommt es nicht sofort zu Störungen im Betrieb. Der menschliche Körper ist nämlich ein ausgeklügeltes Speicherwesen. Für alle benötigten Betriebsstoffe legt er einen Vorrat an, um auf Belastungen entsprechend reagieren zu können. Wir unterscheiden dabei die kurzfristigen Arbeitsspeicher und die langfristigen Speicher. Der Arbeitsspeicher dient zum Auffangen von kurzfristigen, überraschenden Belastungen, dagegen der langfristige zum Auffüllen des Arbeitsspeichers.

Gehen die Vorräte in den Speichern zurück, wird der Betrieb des Körpers eingeschränkt. „Das Leben wird enger!" Wird der Mangel größer, leiden die für das Leben weniger bedeutenden Teile des Körpers, wie Haare, Nägel, die Haut wird faltig, eine schleppende Müdigkeit stellt sich ein, die Farbe der Haut wird ungesund. Wird der Mangel noch größer, können verschiedene Lebensfunktionen nur noch ungenügend erfüllt werden. Die Ausscheidung kann nicht mehr zufriedenstellend erfolgen, die Verdauung ist gestört, die Aderwände leiden und verhärten sich usw. Später leiden dann auch die Organe und können ihre Aufgaben nicht mehr erfüllen.

So ist es nur allzu verständlich, dass jemand, der Mineralstoffe nach Dr. Schüßler anwendet, bemüht sein wird, die Anzeichen von Mängeln, sozusagen die Vorboten von gesundheitlichen Problemen zu beachten und die Mängel aufzufüllen. Diese Vorsorge wartet nicht auf gesundheitliche Störungen, sondern wird über eine gute Versorgung allen diesen Problemen vorbeugen.

Wie lange sollten die Mineralstoffe genommen werden?

Wenn durch die Einnahme das Verschwinden der Symptome erreicht wurde, sind die Speicher im Körper noch lange nicht ausreichend aufgefüllt. Bei der geringsten Belastung kommt es dann wieder zu Krankheiten. Die Speicher, die den Organismus in Stand gesetzt hätten, den Betrieb ordentlich zu erfüllen, waren noch nicht aufgefüllt. Es fehlte der Puffer. Es heißt dann, die Mineralstoffe haben auch nicht viel geholfen, denn sonst wäre man nicht wieder so schnell krank geworden. In Wirklichkeit hat der/diejenige sie viel zu kurz genommen.

Deshalb ist Vorsorge wichtig!

Nach dem Verschwinden der Betriebsstörungen geht es um das Auffüllen der körpereigenen Speicher. Diese sind der Puffer bei besonderen Belastungen. Treten nämlich Belastungen überraschend auf, kann der Körper auf die Speicher zurückgreifen. Zwar „geht dies auf die Substanz", wie wir sagen, aber das ist eben die Aufgabe des Speichers. Und eine auch nur annähernd gute Gesundheitsvorsorge zu erreichen, muss sich um den Aufbau der Substanz, der Widerstandskraft, also um das Auffüllen der Mineralstoffspeicher im Körper kümmern. Dies kann Wochen, Monate, aber auch Jahre dauern, wenn man durch besondere Belastungen „ausgelaugt", „ausgepumpt", „ausgebrannt", „verbraucht" ist.

Wer laufend viel leisten muss, also einen großen Verschleiß an Betriebsstoffen erleidet, sollte immer die Mineralstoffe nehmen, damit der Körper nicht auf die Reserven (Mineralstoffspeicher) zurückgreifen muss. Wer nicht den laufenden Bedarf deckt, schafft Hypotheken für die Zukunft. Diese Schulden müssen irgendwann einmal eingelöst werden indem sie entweder zu einer Krankheit führen, in der der Mensch sich ausruhen muss, weil er ins Bett kommt, oder es kommt zu einem chronischen Leiden, das nicht mehr so leicht zu beheben ist.

Die Mineralstoffe nach Dr. Schüßler sind also bei allen Leiden angebracht, die durch einen Mangel an Betriebsstoffen sich einstellen. Diese sind, solange kein Gewebe oder Organ irreparabel geschädigt ist, alle umkehrbar. Bei allen anderen Leiden, welche durchwegs schwerer Natur sind, wie z. B. Multiple Sklerose, können die Mineralstoffe nach Dr. Schüßler ausschließlich unterstützend eingesetzt werden, sie lindern die Beschwerden.

Grenzen der Biochemie nach Dr. Schüßler

An diesem Punkt soll noch einmal ausdrücklich hingewiesen werden, dass alle natürlichen Heilweisen ihre Grenzen haben, so auch die Biochemie nach Dr. Schüßler. Nie soll auf ärztliche Versorgung und diagnostische Absicherung verzichtet werden. Es ist besser, eine Untersuchung „zu viel" auf sich genommen zu haben als eine zu wenig.

Die Sprache des Körpers

Die Biochemie nach Dr. Schüßler versucht, aufgrund von Zeichen Mängel aufzufüllen. Dabei ist es wichtig, die Sprache des Körpers zu verstehen. Es ist sozusagen notwendig, den Code entziffern zu können. Sie ist keine Symptombehandlung.

So versteht die Biochemie nach Dr. Schüßler niedriges Fieber als Zeichen für einen Mangel an Nr. 3 Ferrum phosphoricum, und nicht als Symptom einer Krankheit. Der Schnupfen ist das Zeichen für einen Mangel an Nr. 8 Natrium chloratum, ein schleimiger Husten ein Mangel an Nr. 4 Kalium chloratum.

In dieser Heilweise werden keine Symptome bekämpft oder gar unterdrückt. Der Anwender der Mineralstoffe nach Dr. Schüßler versucht den Mangel an dem Mineralstoff zu entdecken, der hinter der Betriebsstörung steckt und füllt diesen auf.

Die Sichtweise von der Krankheit bestimmt die Heilweise

Wir unterscheiden drei verschiedene Arten, wie Menschen mit ihren Leiden umgehen:

- Die klassische medizinische Heilweise bekämpft die Krankheit als Feind des Menschen. Dabei gerät der Kranke selbst oft aus dem Blickfeld. In dieser Heilweise wird gefragt: „Welches Mittel muss ich nehmen gegen ...?"
- In der Reizheilweise wird versucht, die Selbstheilungskraft so herauszufordern, dass der Körper von sich aus mit dem Leiden zurechtkommt. Doch um auf einen Reiz antworten zu können, bedarf es der Betriebsstoffe. Wenn diese nicht mehr zur Verfügung stehen, kann über diesen Weg keine Besserung mehr erfolgen. Deshalb hat ein homöopathischer Arzt einmal formuliert: „Die Homöopathie will etwas bewegen, aber manchmal lässt sich nichts mehr bewegen."
- Eine Substitutionsheilweise versucht, den Ursachen auf den Grund zu gehen. Das, was fehlt, muss entdeckt werden. Dann kann der Mangel behoben werden. Die Biochemie nach Dr. Schüßler will die Mineralstoffmängel innerhalb der Zellen auffüllen und damit das gesunde Spannungsverhältnis zwischen den Mineralstoffkonzentrationen innerhalb und außerhalb der Zellen wieder herstellen.

Die richtige Zusammensetzung der Mineralstoffe

Werden nun die Mineralstoffe nach Dr. Schüßler als Substitutionsmittel eingesetzt, kommt es erfahrungsgemäß zu einer Dosis, die wesentlich höher ist als jene, die von Menschen angewendet wird, die diese Mineralstoffe als Reiz einsetzen.

Die Mineralstoffe nach Dr. Schüßler sind grundsätzlich in einer Zusammensetzung vorhanden, wie man sie im Körper vorfindet, also homogen. Deshalb kann sie der Körper nach der Aufnahme über die Mundschleimhäute sofort unmittelbar als eigene integrieren und verwenden.

Man kann kaum zuviel davon einnehmen

Aufgrund der hohen Verdünnung ist es auch kaum möglich, dass man zu viel nehmen könnte. Allerdings besteht die Möglichkeit, dass es zu Reaktionen kommt, worauf in einem eigenen Kapitel noch eingegangen wird (s. S. 13).

Bitte beachten Sie, dass Mineralstoffe nach Dr. Schüßler homöopathisch zubereitete Arzneimittel mit einer hohen Qualität sind. Es sind potenzierte Mineralstoffe, die dem Körper wegen eines Mangels an Betriebsstoffen (Funktionsmitteln) zugeführt werden. Eine Tablette wiegt 0,25 g, sodass 100 g ca. 400 Stück sind (250 g ca. 1000 Stück, 1 kg ca. 4000 Stück).

Bezugsquellen der Mineralstoffe – Qualitätsunterschiede!

Die Mineralstoffe nach Dr. Schüßler sind homöopathisch hergestellte Arzneimittel, unterliegen aber nicht der Rezeptpflicht. Jeder kann in der Apotheke die Mineralstoffe nach Dr. Schüßler kaufen. Allerdings ist es von Bedeutung zu wissen, dass es verschiedene Hersteller gibt, wobei deren Produkte unterschiedliche Qualität haben. Diese ist ganz besonders wichtig, denn es hängt ja auch die Wirksamkeit dieser Mineralstoffe davon ab.

Die Autoren bevorzugen die Mineralstoffe der Firma Pflüger, weil sie sehr leicht im Mund zergehen und vom Geschmack her ausgezeichnet sind. Außerdem enthalten sie keine Weizenstärke und haben einen sehr geringen Zusatz an Tablettierungsstoffen. Die schonende Herstellung und das Bemühen um einen hohen Qualitätsstandard überzeugen.

Sie können aber auch Ihrem eigenen Geschmackssinn vertrauen und die Mineralstoffe mit dem eigenen Gespür einer Überprüfung unterziehen und jene auswählen, die Ihnen am besten entsprechen.

Die Einnahme der Mineralstoffe

Am besten werden die Mineralstoffe einzeln im Mund gelutscht beziehungsweise lässt man sie im Mund zergehen. Es können auch mehrere auf einmal in den Mund genommen werden, was die Wirkung jedoch ein wenig verringert.

Je dringender der Körper die Mineralstoffe benötigt, umso schneller zergehen sie, oder umso süßer schmecken sie. Es kann auch beides zugleich auftreten. Wenn jedoch die einzelnen Mineralstoffe verglichen werden, müssen sie vom gleichen Hersteller sein.

Die Mineralstoffe können auch im Wasser aufgelöst werden; dieses ist schluckweise zu trinken, wobei jeder Schluck möglichst lang im Mund behalten werden muss. Es werden die Wirkstoffe über die Mund- und Rachenschleimhäute in den Körper aufgenommen. Gelangen sie in den Magen, werden sie durch die Säure verändert. Die Mineralstoffe dürfen nicht mit Metallgegenständen in Berührung kommen, was vor allem beim Auflösen von Bedeutung ist! (Nicht mit einem Metall-Löffel umrühren!)

Wichtig für Diabetiker

Für Diabetiker ist es grundsätzlich am besten, die Mineralstoffe aufzulösen. 48 Tabletten entsprechen einer Broteinheit. Milchzucker ist als Kohlenhydrat einzurechnen, wobei 12 g Kohlenhydrat einer Broteinheit (BE) entspricht. Wichtig ist für einen Diabetiker, dass er den Milchzucker grundsätzlich einrechnet.

Werden die Tabletten aufgelöst, wird zuerst das Wasser in das Glas gegeben, dann vorsichtig die Tabletten hineingeleert und vor allem nicht umgerührt. Es gelangt dann trotzdem anteilig Lactose in die Lösung. Will ein Diabetiker oder ein Mensch mit Laktoseintoleranz die Einnahme von Laktose vollständig vermeiden, kann er die Mineralstoffe in Form einer homöopathischen Dilution einnehmen, wobei 5 Tropfen einer Tablette entsprechen. Genauere Ausführungen zu diesem Thema sind im „Handbuch der Biochemie nach Dr. Schüßler“ (2. Aufl.) nachzulesen. Die Lösung wird schlückchenweise mit einem kleinen Löffel, der nicht aus Metall besteht, eingenommen.

Einnahmeformen

Die Mineralstoffe könnten auch nach der Organuhr, nach dem Biorhythmus, nach den Mondphasen oder anderen Richtlinien eingenommen werden, was aber nur in speziellen Fällen notwendig ist. Ansonsten wird die Einnahme nur unnötig verkompliziert.

Die Menge der Mineralstoffe

Es gibt grundsätzlich keine richtige Dosierung und auch keine richtige Einnahmeart. Jeder sollte im Laufe der Zeit die ihm entsprechende Dosierung wie auch die Art, wie er sie einnimmt, selbst finden.

Wenn jemand aufgrund einer Antlitzanalyse oder einer anderen Bedarfsfeststellung eine bestimmte Menge Mineralstoffe nimmt, so kann es am Anfang zu einem starken Bedürfnis nach den Mineralstoffen kommen. Es kann bis zur Sucht ausarten. Manchmal taucht dann die Frage auf, ob man davon abhängig werden könnte. Das ist natürlich nicht der Fall. Das erste starke Bedürfnis zeigt, wie stark der Mangel war.

Es kann aber auch schon am Anfang passieren, dass ein gewisser Widerstand vorhanden ist, wobei dann etwas weniger Mineralstoffe eingenommen werden.

Jeder kann selbstverständlich auch mehr nehmen, als ihm empfohlen wurde, da es kaum möglich ist, von diesen Mineralstoffen zu viel zu sich zu nehmen. Nach einer gewissen Zeit verliert sich das starke Gefühl des überaus großen Bedürfnisses, da sich bei der Einnahme auch die Speicher auffüllen.

Am Anfang der Einnahme entsteht, wenn die Mineralstoffe nach Dr. Schüßler einmal nicht genommen werden, das Gefühl, dass etwas fehlt. Im Verlauf der weiteren Einnahme ist es leicht möglich, dass sie vergessen werden oder gar eine Ablehnung aufgebaut wird. Diesem Gefühl ist unbedingt nachzugeben. Die Einnahme darf nicht entsprechend der empfohlenen Menge „durchgezogen“ werden. Das Gefühl der Ablehnung zeigt nämlich, dass etwas nicht mehr stimmt.

Es gibt mehrere Möglichkeiten:

1. Die Menge ist zu viel und gehört reduziert; um ein Drittel oder auf die Hälfte oder noch mehr reduzieren, bis es wieder passt.
2. Die Zusammenstellung stimmt nicht mehr, neue Antlitzanalyse oder andere Bedarfserstellung ist notwendig.
3. Eine Pause ist dran, „wenn sie einem zum Hals herauskommen“ und der Widerstand sehr groß ist.

Wir müssen alle wieder viel mehr auf den Organismus hören lernen, ja, es ist eine richtiggehende Ermutigung dazu notwendig. Für den eigenen Körper kann jeder nur selbst zuständig sein!

Das Zusammenwirken mit anderen Heilweisen

Da die Mineralstoffe dem Organismus fehlende Betriebsstoffe zuführen, können sie selbstverständlich neben allen Medikamenten, auch Homöopathie oder Blütenessenzen nach Dr. Bach genommen werden. Sie behindern die Behandlung auf keinen Fall, sie unterstützen und fördern sie sogar. Wenn zum Beispiel der Mensch ein homöopathisches Mittel verabreicht bekommt, so möchte der Organismus entsprechend darauf reagieren. Um das zu können, müssen ihm genügend Mineralstoffe als dafür notwendige Betriebsstoffe zur Verfügung stehen. So können diese beiden Heilweisen einander nicht nur fördern, sondern in ihrer Wirkungsweise sogar vervielfachen. **Es können grundsätzlich alle Mineralstoffe miteinander gemischt und eingenommen werden.**

Es gibt eine Vielzahl von Büchern und Unterlagen, in denen immer wieder widersprüchlich, ja oft gegensätzlich formuliert wird. Lassen Sie sich davon bitte nicht beirren. Grundsätzlich sollte der Spruch von Paracelsus gelten: „Wer heilt, hat recht“, für uns abgewandelt: „Was hilft, hat recht.“ Oder „Wie es hilft, ist es recht!“

Die Dosierung der Mineralstoffe

In akuten Fällen alle 3–5 Minuten eine Tablette im Mund zergehen lassen. Bei chronischen Erkrankungen 7–10 Stück am Tag und in allen übrigen Fällen alle 2 Stunden eine Tablette im Mund zergehen lassen.

Die Mineralstoffe nach Dr. Schüßler können schon ab dem Säuglingsalter verabreicht werden (auflösen und den Brei in den Mund geben, oder ins Fläschchen – dabei wird allerdings die Wirkung abgeschwächt).

Reaktionen im Heilungsvorgang

Häufig zeigen Menschen mehr oder weniger starke Reaktionen auf (Therapie-)Maßnahmen, die eine Verbesserung ihrer gesundheitlichen Situation erreichen wollen. Nicht immer werden diese als Rückmeldungen des Körpers, dass die Therapie anschlägt, angesehen und positiv aufgenommen. Möglich ist sogar, dass jemand vor den Reaktionen so zurückschreckt, dass er lieber wieder in die alte, gewohnte (aber krankmachende) Situation zurückkehrt.

Wenn entsprechend auf solche Ereignisse vorbereitet wird, wird sie der Anwender angemessen einordnen können und nicht vor der weiteren Einnahme zurückschrecken.

Zur Geschichte der Antlitzanalyse

Anschließend an den Text von Dr. med. Schüßler, der in der Einleitung zitiert wurde, schreibt er auf Seite 61 seiner „Abgekürzten Therapie" weiter:

„Wer die Antlitz-Diagnostik sich zu eigen machen will, schenke seine bezügliche Aufmerksamkeit zunächst einer Antlitz-Gattung. Das Kochsalz-Gesicht – sit venia verbo – ist am leichtesten kennen zu lernen. – Man präge seinem Gedächtnisse Beschaffenheit und Ausdruck der Gesichter derjenigen Personen ein, welche man mittels Natrium muriaticum verhältnismäßig rasch geheilt hat. Es wird sich, wie man zu sagen pflegt, ein roter Faden durch die betreffenden Eindrücke ziehen.

Hat man das Kochsalz-Gesicht kapiert, so gehe man zu einem anderen Natron-Gesichte über.

Es ist selbstverständlich, dass diejenigen Ärzte, welche die Gewohnheit haben, zwei oder gar noch mehr Mittel im raschen Wechsel geben, die Antlitz-Diagnostik niemals erlernen werden. Die Verabreichung zweier Mittel im Wechsel ist nur ausnahmsweise in den Fällen gestattet, wo sie unvermeidlich ist.

Wer die in Rede stehende Diagnostik sich wird erworben haben, wird überzeugt sein, dass sie in therapeutischer Beziehung überaus beachtenswert ist.

Denen, welche die Möglichkeit einer Antlitz-Diagnostik bezweifeln, erzähle ich folgenden Fall:

In einer Universitätsklinik war ein Mann gestorben, ohne dass es dem klinischen Professor und dessen Assistenz-Ärzten, trotz Anwendung aller diagnostischen Mittel, gelungen war, die Diagnose des betreffenden Falles zu stellen. – Als dem Professor der pathologischen Anatomie die betr. Leiche überantwortet worden, rief dieser beim Anblick derselben sofort: „Leberkrebs". Diese Diagnose bestätigte sich bei der Obduktion. –

Es ist selbstverständlich, dass man ein Antlitz-Diagnostiker nicht werden kann, wenn man neben der Biochemie auch Allotria treibt, wenn man z. B. nach Verabreichung eines biochemischen Mittels elektrisiert, massiert oder in nasse Tücher wickelt oder gar mittels des s. g. Lebensweckers die Haut des Patienten prickelt und dann s. g. Mückenfett einreibt. Wird auf solche Weise ein Patient gesund, so kann Niemand wissen, welchen Verfahren die Heilung zuzuschreiben ist. Dem Patienten wird es zwar gleichgültig sein, welchem Verfahren er die Wiedererlangung seiner Gesundheit zu verdanken hat; dem Arzt darf es aber nicht gleichgültig sein; er hat aus dem betr. Fall nichts gelernt.

Es würde ein Irrtum sein, zu glauben, dass man durch Allotria eine biochemische Kur beschleunigen könne; das Gegenteil ist wahrscheinlich. Bedenkt man, dass die Stoffteilchen eines biochemischen Mittels im Krankheitsherde Molekularbewegungen vollführen, in deren Folge pathogen gestörte Molekularbewegungen geregelt werden sollen, so wird es einem klar dass sie durch Elektrizität, Massage ec. erregten Molekularbewegungen störend auf jene einwirken werden, wie z. B. die durch den Mechanismus einer Uhr bedingten Pendelschwingungen gestört werden, wenn man sie durch Stöße zu beschleunigen sucht.

Es ist von verschiedenen Seiten behauptet worden, die Biochemie reiche für alle Fälle nicht aus. Den Betreffenden rufe ich zu: Studiren Sie 'mal gründlich die Antlitz-Diagnostik. Wenn Sie dieselbe kapiert haben werden, kann der Fall eintreten, dass Sie sich veranlasst sehen, z. B. Magnesia phosphorica gegen einen septischen Zustand in Anwendung zu ziehen. – Sie werden demzufolge eine Heilung konstatieren. Der bezügliche Unterschied zwischen dem genannten Mittel und dem Kali phosphoricum lässt sich einstweilen durch Worte nicht genau ausdrücken."[4]

Die Formulierungen Dr. Schüßlers sind von seinen Ansichten und Einstellungen als Homöopath geprägt. Deshalb auch die Forderung, dass höchstens ein Mittel gegeben werden darf. Die Aufforderung jedoch, sich bezüglich der Mineralstoffe einer Antlitz-Diagnostik zu bedienen, stammen von allem Anfang an von ihm.

Im Zuge der Weiterentwicklung der Heilweise kam man zu der Erkenntnis, dass das Auffüllen von Betriebsstoffen auf keinen Fall mit der homöopathischen Arbeitsweise in Verbindung gebracht werden darf. Eine diesbezügliche Auseinandersetzung liefert Kurt Hickethier: *„Er (Dr. Schüßler) gibt auch bei einigen Krankheiten den wechselweisen Gebrauch mehrerer Mittel an. Unter vielen Biochemikern hat sich die Meinung verbreitet, drei Mittel im Wechsel zu geben, sei angebracht; über die mystische Drei hinaus dürfe aber nicht gegangen werden. Diese Meinung entbehrt jeder Grundlage, denn Schüßler hat nie von drei Mitteln gesprochen. Entweder hält man sich streng an obige Worte Schüßlers, oder man darf sich nicht unbedingt auf die Drei festlegen. Andere Biochemiker finden eine ganz schlaue Umgehung des sich selbst gegebenen Gesetzes der Drei, indem sie die Zahl der Drei an ein und demselben Tag nicht überschreiten, dafür aber jeden zweiten Tag andere zwei bis drei Mittel anwenden.*

Nun sind seit Schüßlers letztem Federzuge einige Jahrzehnte vergangen, die zunehmend dem allgemeinen Gesundheitszustand große Verschlechterungen brachten. Ich habe seinerzeit die Öffentlichkeit darauf aufmerksam gemacht. Es sind mehrere Salze, die zur Zeit fast jedem Menschen fehlen. Alle die, die das Glück haben, nur gut arbeitende Empfindungsnerven aufweisen zu können, haben über mancherlei Krankheitsäußerungen zu klagen. Mehrere Beschwerden sind durch ein und dasselbe Salz zu heilen. Es liegen aber noch weitere Beschwerden vor, die wieder andere Salze benötigen. Außerdem will ich nur zwei Krankheiten nennen,

---

[4] Schüßler, W.H.: Eine abgekürzte Therapie. 31. Aufl. Schulzesche Hof-Buchhandlung und Hof-Buchdruckerei, Oldenburg 1904, S. 61f.

die an sich schon mehrere Mittel erfordern, wenn man die gesamte Krankheit beseitigen will. Da haben wir den Gelenkrheumatismus. Seine Ursache besteht im fehlenden phosphorsauren Natron. Es bilden sich harnsaure Salze, zu deren Beseitigung Silicea erforderlich ist. Schließlich wird das Knorpelgewebe der Gelenke getroffen. Zum Knorpelgewebe steht das Chlornatron in Beziehung, weshalb man Natrium chloratum (Natrium muriaticum) braucht, um das Knorpelgewebe wieder herzustellen. Damit darf man sich keineswegs begnügen; denn ohne Beseitigung der Übersäuerung und des Mangels an Kieselsäure kann man nicht auf eine Dauerheilung rechnen.

Sind wir uns darüber klar, dass mehrere Salze in gleicher Dringlichkeit fehlen, ist es auch selbstverständlich Pflicht, alle diese Salze abwechselnd zu geben. Dabei sind die Pausen so kurz zu legen, dass jedes Salz zu seinem Recht kommt. Wenn ich hier von der Notwendigkeit mehrerer Salze rede, dann will ich damit nicht etwa den Stümpern Recht geben, die lediglich deshalb eine größere Anzahl Salze verordnen, weil sie sich über die notwendigsten Salze nicht klar werden können. Wenn die Verabreichung mehrerer Salze mit Schüßlers Wort: ‚wo sie unvermeidlich ist' begründet werden kann, ist sie auch nicht zu unterlassen.

Schließlich müssen wir bei der Beherzigung des Schüßler'schen Rates nicht übersehen, dass er ihn keineswegs zu Gebrauch der Biochemie schlechthin gibt, sondern zur Ergründung der Antlitzdiagnostik."[5]

Da es aber Kurt Hickethiers überaus großes Verdienst ist, die Zeichen für die Mängel an den ersten 11 Mineralstoffen nach Dr. Schüßler gefunden zu haben, angespornt durch Schüßlers allgemeine Aufforderung in der „Abgekürzten Therapie", ist dieser Satz für den Anwender dieser Erkenntnisse kaum noch von Bedeutung. Heute werden die verschiedenen Mineralstoffe ab einer gewissen Stärke des Mangels verabreicht, unabhängig davon, wie viele verschiedene Mineralstoffe dabei notwendig sind.

Es gibt jedoch immer noch Autoren, die das gleichzeitige Einnehmen der verschiedenen Mineralstoffe vehement ablehnen, wie z. B. Dr. K. Kirchmann im „Biochemie Lexikon", in dem überhaupt eine homöopathische Grundeinstellung bezüglich der Mineralstoffe nach Dr. Schüßler vorhanden ist. Das ist auch der Grund, warum hier von Antagonisten, also Gegenspielern, die Rede ist, was für den biochemischen Bereich gänzlich abzulehnen ist: „*Wenn mehrere Mittel für den betreffenden Patienten in Frage kommen, dann dürfen niemals zwei oder mehrere Mittel gleichzeitig genommen werden, vielmehr muss mit den einzelnen Mitteln stets abgewechselt werden. Diese Vorschrift hat ihren Grund darin, dass einzelne Salze mit anderen Salzen in einem gewissen Gegensatz, in einem Verhältnis des Antagonismus stehen. Zum Beispiel besteht ein Antagonismus zwischen Kalium und Natrium einerseits, und Calcium andererseits. Werden nun derartige Mittel gleichzeitig genommen, so hebt das eine Mittel die Wirkung des anderen Mittels auf, und es kann keine Heilung zustande kommen. Das Abwechseln erfolgt grundsätzlich mit dem jedesmaligen Einnehmen. Wenn der Patient also an einer akuten Erkrankung leidet, dann muss er mit den etwa in Betracht kommenden verschiedenen Mitteln beim jedesmaligen Einnehmen abwechseln.*

Bei chronischen Leiden, bei denen mehrere Mittel in Frage kommen, müsste das Einnehmen eigentlich in der gleichen Form bewerkstelligt werden. Das würde zur Folge haben, dass der Patient unter Umständen 3 oder 4 Schachteln ins Büro oder auf seine Arbeitsstelle mitnehmen müsste; es würde auch die Gefahr bestehen, dass hierbei Verwechslungen vorkommen.

Aus diesem Grund wurde schon vor Jahrzehnten die Vorschrift eingeführt, dass der Patient bei chronischen Leiden mit den einzelnen Nummern (Medikamenten) täglich abwechselt, sodass also an einem Tag immer nur eine Nummer an die Reihe kommt."[6]

Die Sichtweise Dr. Kirchmanns und anderer Vertreter haben der Heilweise geschadet, da die Erfolge sehr stark reduziert wurden. In diesem Sinne äußert sich auch in eindeutiger Weise der schon zitierte Joachim Broy, wenn er in seinem Buch: „Die Biochemie nach Dr. Schüßler" schreibt: „*Nach und nach aber wurde das biochemische Mittel immer mehr nach einzelnen Krankheitssymptomen verordnet, wobei zu seiner Findung die deckungsgleiche Gesamtsymptomatik im Vordergrund stand, ein Verfahren, wie es der Homöopathie eigentümlich ist.*

Diese Art der Mittelfindung allein wird jedoch der Biochemie nicht gerecht. Darum ist nicht verwunderlich, dass mit fortschreitender ‚Homöopathisierung' die Erfolgsquoten zurückgingen und schließlich denen anderer biologischer Heilmethoden weit nachstanden. Kennzeichnend dafür ist auch die Tatsache, dass anstatt des Schüßlerschen Terminus ‚Charakteristik' für den Wirkungsmodus des einzelnen Mittels sich die homöopathische Bezeichnung ‚Mittelbild' einbürgerte.

Dem Biochemiker darf die Symptomatik nur dazu dienen, den pathologischen Biochemismus des individuellen Elektrolyt-Haushalts zu ermitteln, umso das geeignete biochemische Mittel aufzufinden. Dabei kann sich unter Umständen ein ganz anderes Mittel als notwendig erweisen als das für das gegebene Symptom zunächst naheliegende."[7]

Die Ausführung über diesen Punkt ist deshalb so wesentlich und wurde hier noch einmal in ihren Kernsätzen wiederholt, da die Antlitzanalyse auf den Tatbestand von eventuell angeblich gegensätzlich wirkenden Mineralstoffen überhaupt nicht eingeht, ja gar nicht eingehen kann. Sie ist im wahrsten Sinne phänomenologisch ausgerichtet und berücksichtigt, was sich zeigt. Die Mängel können hier nicht von einem gedanklichen Konstrukt überlagert wer-

[5] Hickethier, K.: Lehrbuch der Biochemie. 1. Aufl. Halle an der Saale, 1924. Neuauflage: Charlotte Depke, Kemmenau 1989, S. 52f.

[6] Kirchmann, K.: Biochemie Lexikon nach Dr. Schüßler. 5. Aufl., Eva Kirchmann, Hamburg, 1990, S. 85f.

[7] Broy, J.: Die Biochemie nach Dr. Schüßler. Klaus Foitzik, München 1993, S. 49f.

den, sie sprechen für sich und fordern das Auffüllen der Speicher. Hier wird auch besonders deutlich, wie gedankliche Konstruktionen sich über das Leben darüberstülpen und es zu ersticken drohen. Deshalb ist der Ansatz Kurt Hickethiers sehr erfrischend und hilft aus den blockierenden Vorstellungen heraus.

Seit seinen Forschungen und Wahrnehmungen sind allerdings schon wieder einige Jahre vergangen, doch alles Leben unterliegt einem Wandel und die veränderten Lebensumstände, aber auch neue Erkenntnisse auf dem Gebiet der Mangelzeichen im Antlitz des Menschen bringen die Forderung nach einer modernen Darstellung dieser so hervorragenden Möglichkeit, dem Menschen hilfreich zur Seite zu stehen. Dieses Anliegen klingt auch in dem Büchlein von Dr. med. Niels Krack „Biochemischer Leitfaden" an: *„Nach Schüßler hat vor allem der heilkundige Sanatoriums-Leiter K. Hickethier (in Ellrich am Harz) die ‚Antlitz-Diagnose', wie er die Signaturenlehre nannte, gefördert (Halle/Saale 1925). Dazu hat er dieses diagnostische Verfahren recht sorgfältig und in aller Ausführlichkeit systematisiert und in eine lehr- und lernbare Form gebracht. – Es ist wohl an der Zeit, diese Signaturenlehre in neuer und zeitgemäßer Form vorzustellen."*[8] Auf dieses Buch von Krack wird dann an anderer Stelle noch ausführlicher einzugehen sein.

In diesem Zitat treffen wir nun auf eine neue Formulierung, die Signaturen. Diese Bezeichnung wird auch von Günther H. Heepen verwendet. Er schreibt: *„Mangelzeichen können nicht nur im Gesicht, sondern auch an Haaren, Händen, Füßen, Fuß- und Fingernägeln auftreten. Deshalb ist die Bezeichnung ‚Signaturen-Diagnostik' (Signum, lateinisch: Zeichen) treffender als ‚Antlitz-Diagnostik'.*

Die Signaturen-Diagnostik wurde in den vergangenen hundert Jahren von den Anhängern Schüßlers ausgebaut und verfeinert. Besondere Verdienste erwarb sich Dr. h. c. Kurt Hickethier (und wurde dafür in Amerika mit dem Ehrendoktortitel ausgezeichnet): Er führte Studien der Antlitzzeichen durch und ordnete sie systematisch. Auf seiner Systematik beruhen wesentliche Teile der Signaturen-Diagnostik. Der Allgemeinmediziner Dr. Niels Krack unternahm den Versuch, die Ursache für das Auftreten von Signaturen am Körper und im Gesicht wissenschaftlich aufzuklären. Er stellte fest, dass bei einem Salzmangel der Stoffwechsel jeder einzelnen Körperzelle gestört ist, wodurch sich vor allem die Eigenspannung der Haut und erst als Folge ihr Erscheinungsbild mit Verfärbungen, Schatten-, Glanz und Faltenbildungen verändern.

Wer die Signaturen zu lesen versteht, blickt gleichsam ‚hinter die Kulissen' des Körpers. Er weiß sofort, welcher Salzmangel einer Störung zugrunde liegt und hat damit den Hinweis auf das oder die passenden Schüssler-Salze. Der Blick ist nur durch gezieltes ‚Sehenlernen' im Alltag zu schulen."[9]

Auf der gleichen Seite gibt Günter Heepen einen Rat, der unbedingt zu unterstreichen ist und auch noch an anderer Stelle ausführlich behandelt wird: *„Verlassen Sie sich nicht alleine auf die Signaturen-Diagnostik, sondern achten Sie vorrangig auf die Beschwerden."*

Das Wort „vorrangig" muss mit Vorbehalt behandelt werden, denn manche Mineralstoffmängel zeigen sich erst ab einer gewissen Stufe als Beschwerden. Eine gute Gesundheitsvorsorge wird aber immer darum bemüht sein, dass es gar nicht zu den Beschwerden kommt, sondern darum, dass die Mineralstoffspeicher ausreichend aufgefüllt sind.

Die Bedeutung der Mängelzeichen im Antlitz für eine Behandlung mit Mineralstoffen nach Dr. Schüßler nimmt umso mehr zu, je mehr diese Fähigkeit geübt wurde und damit zur Verfügung steht. Sie kann aber niemals allein für die Bestimmung der Mineralstoffmängel maßgeblich sein. Je besser die Anzeichen im Antlitz gelesen werden können, umso treffender werden die einzelnen Probleme erfasst. Auch können in das Beratungsgespräch alle jene Themen schon miteinbezogen werden, auf die vor allem jene Mängel hinweisen, die am stärksten sind. Das ist aber nur jenem Mineralstoffberater möglich, der sich die Charakteristik der einzelnen Mineralstoffe schon so erarbeitet hat, dass ihm solche Rückschlüsse überhaupt möglich sind. Allerdings muss hier davor gewarnt werden, dass sich der Berater auf seine Deutungen bzw. Interpretationen von den Folgen von Mineralstoffmängeln festlegt. Er sollte dem Klienten immer die Möglichkeit geben, zu den gezielten Fragen jeweils Stellung zu nehmen bzw. sich der einzelnen Situationen zu vergewissern, in denen sich Mängel spürbar gemacht haben.

Es ist aber auch möglich, dass der Mineralstoffberater seinen Klienten auf Probleme anspricht, an die er sich nicht mehr erinnern kann. So kann es passieren, dass der Antlitzanalytiker auf einen Mangel eingeht, der schon lange Auswirkungen im Körpergeschehen hat, aber im Gespräch vom Klienten nicht beachtet wird. Er kommt dann das nächste Mal ganz aufgeregt zur Beratungsstunde, um zu berichten, dass er gar nicht an diese oder jene Beschwerden gedacht habe, auch nicht darauf hingewiesen, aber trotzdem haben sie sich im Verlauf der letzten Zeit bei der Einnahme der Mineralstoffe verloren.

Wohin geht die Richtung?

Nach den vorangegangenen Überlegungen stellt sich natürlich die Frage, in welche Richtung die Entwicklung gehen wird. Kommt es zu einer Kombination der verschiedenen Möglichkeiten mit immer neuen Bezeichnungen bzw. Beschreibungen? Wenn allerdings die vielen verschiedenen Möglichkeiten in einen immer größeren Topf geworfen werden, dann verlieren die einzelnen Teile an Bedeutung und die Konturen verschwinden immer mehr. Es wird dann ein Mineralstoffberatungseinerlei, in dem es keine besonderen Akzente mehr gibt.

---

8 Krack, N.: Biochemischer Leitfaden (nach Dr. Schüßler) mit Signaturenlehre. WBV Biologisch-Medizinische Verlagsgesellschaft, Schorndorf 1984, S. 29f.

9 Heepen, G.H.: Schüßler-Salze. 12 Mineralstoffe für Ihre Gesundheit. Gräfe und Unzer, München 1999, S. 16f.

Vielleicht kommt die Abwehr gegen die Antlitzdiagnostik daher, weil sie durch ihre Vertreter überbewertet wurde, ja manchmal als die einzige richtige Methode dargestellt wurde, durch die man überhaupt exakt die Mineralstoffmängel feststellen könne. Teilweise werden sogar Ansätze sichtbar, in denen behauptet wurde, dass der Antlitzdiagnostiker es besser wisse als sein Klient und er ihm schon die richtigen Mineralstoffe verordnen würde. Das kommt einer Entmündigung gleich, die auf keinen Fall mehr vertreten werden kann und die noch nie in Ordnung war!

Wenn aber nach immer komplexeren Beratungsmöglichkeiten verlangt wird, dann müsste eine solche Methode alle relevanten Bereiche umfassen:

- die Zeichen im Antlitz,
- die Zeichen am Körper,
- die Belastungen, die durch erschöpfte Speicher entstehen,
- die Betriebsstörungen, die durch mangelhafte Speicher entstehen,
- die Krankheiten resp. schweren Betriebsstörungen, die durch erschöpfte Speicher entstehen.

Alle diese Teile gehören in einem System zusammengefasst, welches den Namen „Ganzheitliche Mineralstoffberatung nach Dr. Schüßler" bekommen könnte.[10]

Von dieser Überlegung her wird es gut sein, die einzelnen Bereiche (Gesicht, Haare, Nägel, Hände, Füße, Zunge ...) für sich zu betrachten wie die einzelnen Gegenstände in einer bestimmten Fachschule und die Antlitzanalyse als eigenständiges Element dieser Reihe bestehen zu lassen. Dann kommt es zu keiner unerwünschten Vermischung und alle Bereiche werden für sich entsprechend ihrer Bedeutung gewürdigt und stehen jeweils als eigenständiger Bereich zur Verfügung. Auch kommt es dann zu keinen krampfhaften Versuchen, Formulierungen zu suchen, die einzelne für sich wichtige Bereiche in einem Begriff zusammenfassen, wie z. B. Signaturenlehre.

Für den Mineralstoffbereich nach Dr. Schüßler bleibt es zu wünschen, dass sich immer mehr Menschen so intensiv mit ihm auseinandersetzen, dass das Wissen über diese Heilweise immer mehr verbreitet wird und die Qualität in der Beratung immer mehr zunimmt.

[10] Genau die Kombination all der oben angeführten Themenbereiche ist die Grundlage in der Ausbildung zum "Mineralstoffberater nach Dr. Schüßler" in einer siebenteiligen Seminarreihe, die von den Autoren angeboten wird (Information auf Anfrage).

Kurt Hickethier

Der Begründer der „Sonnerschau“, der heutigen Antlitzdiagnostik, wurde am 22. Oktober 1891 in Nebra, dem damaligen Thüringen, im heutigen Sachsen-Anhalt geboren. Hickethier erkrankte im 1. Weltkrieg an Malaria. Als weitere schwere Belastung stellte sich bei ihm die Bechterew'sche Krankheit ein, die ihm sehr zu schaffen machte. Da ihm die Schulmedizin nicht so recht helfen konnte, wandte er sich nun der Naturheilkunde zu und befasste sich unter anderem auch mit der biochemischen Heilweise nach Dr. med. Wilhelm Heinrich Schüßler. Mit Hilfe dieser biochemischen Heilweise besserte sich seine unheilbare Krankheit entgegen aller ärztlichen Prognosen soweit, dass er weitgehend beschwerdefrei wurde.

Seine Erfahrungen vor allem aufgrund seiner verbesserten Lebenssituation und die daraus gemachten Erkenntnisse auf dem Gebiet der Mineralstoffe nach Dr. Schüßler, veranlassten Kurt Hickethier, sich noch intensiver mit dieser biochemischen Heilweise zu beschäftigen.

Er nahm die Aufforderung Dr. Schüßlers[11], sich mit der Antlitzdiagnostik zu beschäftigen, ernst und hat sich mit diesem Spezialgebiet besonders intensiv auseinandergesetzt. Mit Hilfe seiner guten Beobachtungsgabe und seiner Intuition erarbeitete er sich die Zeichen für bestimmte Mängel im Antlitz des Menschen und entwickelte eine diesbezügliche Systematik, die es erlaubt, die Erkenntnisse auch anderen Menschen zugänglich zu machen. Er nannte das Erkennen der Mängel im Antlitz des Menschen „Sonnerschau“ und alle, die auf diesem Gebiete eine ausreichende Kenntnis besaßen, nannte er „Sonner“. Diese eigenwillige Wahl der Bezeichnungen hat sich allerdings nicht durchgesetzt.

Kurt Hickethier schreibt in seinem „Lehrbuch der Biochemie“ über die Sonnerschau: *„Die Sonnerschau, die Antlitzdiagnostik ermöglicht es, den Mangel an Lebenssalzen vom Gesicht abzulesen. Deshalb erlernt sie!*

Lest es vom Gesicht ab, was Euch und Euren Lieben fehlt!

Bei der Biochemie kommt befruchtend der große Segen dazu, den sie den Menschen mit Hilfe der Antlitzdiagnose in der Krankheitsvorbeugung zu bringen vermag. Wieviele schwerwiegende Erkrankungen an Krebs, Multiple Sklerose und alle anderen bösen oder harmlosen Leiden würden den Nichtsahnenden, zumal in ihren besten Lebensjahren, erspart bleiben, wenn sie sich zur Aufbesserung der Gesundheit ab und zu antlitzdiagnostisch beraten lassen könnten!

Wir sind anhand der Sonnerschau in der glücklichen Lage, die Gesundheit Schritt um Schritt zu heben und zu festigen, also die Lebenskraft ausreichend zu steigern: die Lebenskraft der einzelnen Organe und des gesamten Organismus.

Wo Gesundheit, wo Lebenskraft herrscht, schwindet jede Krankheit von selbst, braucht also nicht bekämpft zu werden. Das ist das Geheimnis unserer außergewöhnlichen und dauerhaften Erfolge.

Sonnerschau (Antlitzdiagnostik) heißt jene Heilweise, die zugleich Krankheitserkennungslehre ist.[12] Therapie und Diagnose sind hier nicht gekoppelt, nicht eins aufs andere angewiesen. Therapie und Diagnose sind hier ein und dasselbe: eine Einheit. Diese Einheit geht auf die Ganzheit: auf die Lebenskraft. Eine unbeschränkte Lebenskraft bleibt leicht Herr der Lage. Auf die Hebung der Lebenskraft kommt es an. Das beweisen unsere Erfolge.“[13]

In diesem Text sind Tendenzen zu spüren, die von einer umfassenden Wirkungsmöglichkeit der Antlitzdiagnose ausgehen, der Optimismus scheint überzogen. Es gibt immer wieder Störungen im Betrieb des Körpers, die sich nicht allein aufgrund der Antlitzanalyse feststellen lassen. Das betrifft unter anderem die Wirkung schwerer Medikamente, die das Nach-außen-Treten des Erscheinungsbildes des körperlichen Zustandes verhindern, zumindest jedoch schwer beeinträchtigen. Auch hat die moderne Kosmetik einen wesentlichen Anteil an der Verschiebung der Mangelzeichen beim Menschen zur Folge.

Im Laufe der Zeit nahmen immer mehr Menschen die Hilfe Hickethiers in Anspruch und so entschloss er sich, aufgrund dieses regen Zustromes im Jahre 1926 aus dem Staatsdienst als Polizeisekretär auszutreten. Im selben Jahr gründete er das „Schüsslerheim“ in Ellrich, später das Kurhaus „Hickethier“ auf Schloss Clettenberg, beide in Thüringen gelegen.

In diesen beiden Wirkungsstätten wurde auch die Biochemie und die Antlitzdiagnostik gelehrt. Auch die von ihm entwickelte Sehschulung, Behandlung mit Mineralbädern und Massagen, eine spezielle Nervenmassage, wurden dort angewandt.

Im Dezember des Jahres 1926 wurde Kurt Hickethier für seine großartigen Forschungen auf dem Gebiet der Biochemie und der Antlitzdiagnostik die Ehrendoktorwürde der Universität Pittsburgh/USA verliehen.

---

11 Schüßler, W.H.: Eine Abgekürzte Therapie. Schulzesche Hof-Buchhandlung und Hof-Druckerei, Oldenburg 1904, S. 62: "Es ist von verschiedenen Seiten behauptet worden, die Biochemie reiche für alle Fälle nicht aus. Den Betreffenden rufe ich zu: Studiren Sie 'mal gründlich die Antlitz-Diagnostik."

12 An dieser Stelle ist es unbedingt notwendig, die Aussagen Kurt Hickethiers kritisch zu betrachten! Das Erkennen der Mängel im Antlitz des Menschen ist nicht unbedingt zugleich eine Erkennungsmöglichkeit von Krankheiten. Ein Mangel an einem oder mehreren Mineralstoffen muss nicht unbedingt zugleich auch sofort zu so gravierenden Störungen führen, sodass wir auch von Krankheiten sprechen könnten. Abgesehen davon bevorzuge ich für alle Störungen, die sich auf Mängel an Mineralstoffen zurückführen lassen, die Bezeichnung Betriebsstörung.

13 Hickethier, K.: Lehrbuch der Biochemie. Charlotte Depke, Kemmenau 1989, S. 63f.

Seine großartigen Erfolge mit dieser Heilweise wurden nun aber bekämpft. Dieser Kampf machte Hickethier sehr zu schaffen. 1938 untersagte man ihm, aus „politischen Gründen" seinen Beruf auszuüben und beschlagnahmte auch seine beiden Kurhäuser. Ebenfalls wurden seine Bücher verboten und eingestampft. Nach dem 2. Weltkrieg wurde sein Besitz endgültig durch die russische Besatzungsmacht enteignet, dadurch war Hickethier gezwungen, mit seinen engsten Mitarbeitern in den Westen zu flüchten.

Er ließ sich nicht entmutigen und fand im Gelbachtal/Westerwald, in der Bruchhäuser Mühle, eine neue Wirkungsstätte und nahm wieder den Kur- und Lehrbetrieb auf. Auch seine Bücher ließ er erneut auflegen. Hier war es ihm wieder möglich, allen suchenden Menschen zu helfen.

So schreibt er 1949 anlässlich des Erscheinens der 2. Auflage des Buches „Lehrbuch der Biochemie", nachdem die 1. Auflage 1924 erschienen war:

„Zur zweiten Auflage

Ich hielt es für richtiger, meine weiteren Ausführungen so zu halten, dass sie in einzelnen abgeschlossenen Büchern dem Leser zur Hand sind. Die zuerst beabsichtigte Anordnung: hie Lehrbuch der Biochemie als elementarer erster Band, hie universielles Lehrbuch der Biochemie zweiter Band, ließ ich deshalb fallen. Dem Leser stehen hiermit neben vorliegendem Buch zum tieferen Eindringen zur Verfügung: ‚Sonnerschau, Lehrbuch der Antlitzdiagnostik', ‚Volle Sehkraft', ‚Heilweisen alter und neuester Schule, Reiztherapie/Befriedigungsheilweise', ‚Lebenssalzkunde, kleines Lehrbuch der Biochemie', ‚Taschenbuch der Biochemie'.

Als Einführungsschrift steht noch das Heft zur Verfügung: „Woran erkennt man?"

So gebe ich diese durchgesehene Auflage hinaus in der Erwartung, dass sie ihren Beitrag leistet zur Wiederaufrichtung der durch große Unheil schwer geschlagenen Gesundheit aller betroffenen Zeitgenossen.

Noch auf der Flucht in einem kleinen windigen Dachkämmerlein.

Riepholm, Ostern 1949. Kurt Hickethier"[14]

In seiner 35-jährigen Praxis sah Kurt Hickethier tagtäglich die Richtigkeit seiner Lehre bestätigt. Von dort aus begann er auch, seine neue Wirkungsstätte in Kemmenau/Westerwald aufzubauen.

Leider konnte er die Fertigstellung seiner neuen Wirkungsstätte in Kemmenau nicht mehr erleben, da Kurt Hickethier am 2. Februar 1958 im Alter von 66 Jahren verstarb.

Was die Erlernbarkeit der Antlitzdiagnostik betrifft, lasse ich hier noch einmal Kurt Hickethier zu Wort kommen. Er schreibt in seinem Buch „Sonnerschau" anlässlich des Erscheinens der 3. Auflage 1950:

„Die Erlernbarkeit der Antlitzdiagnostik

Durch die hinter uns liegenden Ereignisse hat sich die Herausgabe der dritten Auflage um mehr als ein Jahrzehnt verzögert. So haben wir zu meinem Forschungsergebnis einen großen Abstand gewonnen, der uns ein objektiveres Urteil ermöglicht. Die Richtigkeit der Antlitzdiagnostik und ihr unersetzlich hoher Wert in Krankheits-Heilung und -Verhütung stehen außer Zweifel. Die außergewöhnlichen Erfolge der sattelfesten Antlitzdiagnostiker haben die Meinung aufkommen lassen, diese Leistungen vermöchten nur gottbegnadete Heiler zu vollbringen.

Gegnerische Kreise, die sich im Leistungswettbewerb überrundet sehen, befleißigen sich, im Volke die Meinung zu schüren, als sei die Antlitzdiagnostik nur von besonders dafür Begabten zu erlernen. Dies ist jedoch nicht so.

Die Fähigkeiten zur Antlitzdiagnostik sind ebenso leicht zu erwerben wie die Kunst des Schreibens und Lesens. Jeder Mensch mit gesunden Sinnen liest und schreibt Briefe. Wäre z. B. die Antlitzdiagnostik Fortbildungsschulfach, würden alle ebenso sicher Fertigkeiten erreichen, aus dem Angesichte die Mängel an Lebenssalzen zu lesen."[15]

[14] Hickethier, K.: Lehrbuch der Biochemie. Charlotte Depke, Kemmenau 1989, S. 6.

[15] Hickethier, K.: Sonnerschau Lehrbuch der Antlitz-Diagnostik. 5. Aufl. Charlotte Depke, Kemmenau 1982, S. 5f.

Antlitzdiagnostik oder Antlitzanalyse

Die Auseinandersetzung über den zu wählenden Begriff erscheint im ersten Augenblick vielleicht überflüssig oder gar haarspalterisch, ist es jedoch auf keinen Fall. Wer sich die Mühe macht und den Sachverhalt genau durchleuchtet, wird bald gravierende Unterschiede zwischen den beiden Ausdrücken feststellen können.

Kurt Hickethier versteht das Wort Diagnostik im engeren Sinne als „Lehre von der Erkennung von Krankheiten" oder „Lehre von den Krankheitszeichen" (Sonnerschau, Seite 19). Er bezeichnet die Antlitzdiagnostik als eine „Krankheitsfeststellungslehre für die Biochemie" (Sonnerschau, Seite 21). Er bezieht in seinem „Lehrbuch der Biochemie" dann ausführlich Stellung zu den besagten Begriffen und legt seine Ansicht, was er unter Antlitzdiagnostik versteht, ausführlich dar: *„Ich werde gefragt, aus welchen Gründen ich die Sonnerschau als Heilweise bezeichnen könne. ‚Diagnose bleibt Diagnose und Heilweise bleibt Heilweise.' Andere sagen sogar, die Antlitzdiagnose reiche im Rahmen der Diagnose nicht aus und müsse durch die vielen anderen Diagnoseverfahren ergänzt werden. Hier meine Antwort:*

Das Wort Diagnose bezeichnet eine Tat, welcher es gelang, hinter die Dinge zu schauen. Wörtlich übersetzt müsste man Durch-und-durch-Schau sagen, sinnentsprechend würde man es besser so ausdrücken: aus der Erscheinung das Wesen eines Dinges erkennen oder beleuchten.

Der Durch-und-durch-Schauende, der Seher, ist ein Diagnostiker. – Die Lehre, welche zu solchen Taten fähig macht, wird Diagnostik genannt.

In unserem kranken Zeitalter hat das Wort Diagnose eine leichtfertige Verwässerung dadurch erfahren, dass der Krankheitshäufung wegen zwingend zum Beleuchten des Wesens auftretender Krankheiten Diagnosen in Massen notwendig waren, die zu geben, nicht die geeigneten Seher vorhanden waren. So war die Diagnose in den weitaus meisten Fällen nicht mehr die erhabene Schau in seltenen Angelegenheiten aller Lebensbelange. Sie wurde so hochprozentig Krankheitsfeststellung nach Schema, dass in den meisten Köpfen die Vorstellung herrscht, Diagnose sei eben nur Krankheitsfeststellung, wobei fast allgemein an die Krankheitsbenennung gedacht wird. Da die medizinische Wissenschaft nach den Verordnungsschemata handelt, ist mit der Diagnose nur eine Vorarbeit getan, weil sie eben nicht mehr das Wesen der Krankheit beleuchtet.

Die Antlitzdiagnose erkennt hinter der äußeren Erscheinung des Angesichts das Wesen der Krankheit, den Lebenssalzmangel. Das Ablesen der vom kranken Organismus selbst bezeichneten Genesungsmittel ist ohne Zweifel Diagnose im ursprünglichen hehren Sinne, das Erkennen des Wesens der Krankheit, der Selbstverordnung des Prinzips im lebenden Körper. Da mit der Verordnung die eigentliche Heilmaßnahme beginnt, ist die Antlitzdiagnostik die Heilweise. Und weil sie den angeforderten Bedarf deckt, betätigt sie sich als Befriedigungsheilweise. Es darf also nicht heißen Sonnerschau (Antlitzdiagnostik) und Lebenssalzkunde (Biochemie).

Die Sonnerschau ist die vollendete Lebenssalzkunde."[16]

Nach der Vorstellung von Kurt Hickethier wäre es also möglich, das Wissen um die Mineralstoffe und ihre Charakteristik wegzulassen und beide durch die Kenntnis der Antlitzdiagnostik zu ersetzen. Sie bietet seiner Meinung nach den direkten Zugang zum Mangel und damit zur Heilung von der Krankheit, wie er glaubt. Diese Haltung hat sich bei vielen seiner Anhänger durchgesetzt, was einer gewissen problematischen, naiven Haltung den Weg bereitet hat und damit der Ansatzpunkt oft heftiger, aber im Grunde berechtigter Kritik war.

Es ist nun ganz interessant, eine weitere Sichtweise hier anzufügen. Und zwar hat Dr. med. Niels Krack in seinem Buch „Biochemischer Leitfaden" zu diesem Thema im Abschnitt „Signaturen" folgendes geschrieben: *„Bei einem Mangel an Mineralsalzen im Organismus oder auch bei einem Mangel an Reaktionen auslösenden Eigenbewegungen der Moleküle eines Mineralsalzes im Organismus (dem entspricht eine mangelhafte Fähigkeit der Körperzellen zur Utilisation [Nutzbarmachung – Anm. d. Autors] solcher Mineralsalz-Moleküle) kommt es zu typischen Veränderungen im Erscheinungsbild der Haut und hier vor allem im Bereich des Gesichts. Diese Veränderungen nennen wir Signaturen. Sie bestehen in Verfärbungen, Schattenbildungen, Glanzbildungen und in Faltenbildungen. Die morphologische Grundlage solcher Signaturen-Bildungen sind unterschiedlich sich auswirkende Turgorveränderungen (Turgor ist die Spannung oder der Flüssigkeitsdruck in einem Gewebe; Anm. d. Autors) in den Epidermiszellen und auch im Unterhaut-Zellgebiet. Der aufmerksame Diagnostiker kann allein aus der Beobachtung der Signaturen einen vorhandenen Mangel an einem oder mehreren Mineralsalzen im Organismus erkennen und, gestützt auf weitere diagnostische Erkenntnisse, darauf seine therapeutischen Entschlüsse begründen.*

Schüßler hatte aufgrund langjähriger Erfahrungen den diagnostischen Wert solcher Signaturen erkannt und hat auch in seinen Schriften auf diese Zeichen im Gesicht des Kranken hingewiesen. Der Gesichtshaut ähnlich verhält sich auch die übrige Körperhaut, doch ist deren spezielle Reaktion auf Reize oder auf Mangelzustände durch die nahezu ständige Bedeckung mit Kleidung nicht so auffällig, wie die der Gesichtshaut, die den Einflüssen von Luft, Licht, Sonne, Wind und Wetter ständig ausgesetzt ist und die auch besser vegetativ versorgt ist als andere Hautbezirke. Der letzte Hinweis erscheint besonders wichtig. Diese Aussage erfordert aber Abstriche für jene Fälle, bei denen die Gesichtshaut durch das unnatürliche Auftragen von kosmetischen und sonstigen Mitteln von natürlichen Einflüssen isoliert ist oder solchen

[16] Hickethier, K.: Lehrbuch der Biochemie. 9. Aufl. Charlotte Depke, Kemmenau 1991, S. 63f.

Einflüssen durch ständigen Aufenthalt in kontaminierter Luft entzogen ist oder durch chronische Intoxikation (Rauchen!) in ihrem reaktiven Verhalten gestört ist. Dann werden sich dem Beobachter unechte Farben und Verfärbungen präsentieren. – Wenn wir hier von der Haut, ihren Verfärbungen und Schattierungen sprechen, dann meinen wir stets die natürliche, unbedeckte und unpräparierte Haut, wie sie sich unter natürlichen Bedingungen vorfindet – keine andere.

Nach Schüßler hat vor allem der heilkundige Sanatoriums-Leiter K. Hickethier (in Ellrich am Harz) die ‚Antlitz-Diagnose', wie er die Signaturenlehre nannte, gefördert (Halle/Saale 1925). Dazu hat er dieses diagnostische Verfahren recht sorgfältig und in aller Ausführlichkeit systematisiert und in eine lehr- und lernbare Form gebracht. – Es ist wohl an der Zeit, diese Signaturenlehre in neuer und zeitgemäßer Form vorzustellen."[17]

Niels Krack beschreibt sein Verständnis vom Hintergrund des Erkennens von Mineralstoffmängeln, wobei auch er dabei bleibt, dass ein Mangel mit einem krankhaften Geschehen in Zusammenhang zu bringen sei. Neu ist bei ihm neben dem neuen Namen auch der Hinweis, dass es Blockaden für das Erkennen der Mineralstoffmängel geben könnte.

Im Unterschied zu Kurt Hickethier lässt Niels Krack die alleinige Feststellung der Mängel als Krankheitserkennung nicht gelten. Er weist ausdrücklich darauf hin, dass der Diagnostiker „gestützt auf weitere diagnostische Erkenntnisse, darauf seine therapeutischen Entschlüsse begründet."

Auch ist es ihm wichtig, dass das ganze Thema neu bearbeitet wird. Allerdings hat sich das Buch von Niels Krack nicht besonders durchgesetzt, sodass jeder, der sich mit der Antlitzdiagnostik auseinander setzt, auf das Buch von Kurt Hickethier angewiesen ist. Es ist bedeutend umfangreicher und ausführlicher. Allerdings ist der Stil Kurt Hickethiers teilweise äußerst problematisch, nicht nur weil er veraltet ist, sondern weil er auch bevormundend entmündigend formuliert, wenn er z. B. die Überlegenheit der Sonnerschau gegenüber dem Klienten und dessen Gespür so formuliert: *„Die Größe der Antlitzdiagnostik wird gerade durch den Vorteil unterstrichen, dass man unabhängig vom lamentierenden Patienten die fehlenden Lebenssalze feststellt."*[18]

Es kann sein, dass seine Geschichte als Polizeisekretär hier noch hereinwirkt und dass zu seiner Zeit, als er die Bücher schrieb, nämlich in den zwanziger Jahren, ein Stil üblich war, infolge dessen der Leser mit „Du" angeredet wurde. Für die heutige Zeit ist eine solche Art der Bevormundung, was vor allem den alternativen Bereich angeht, undenkbar. Er ist allerdings immer noch in Bereichen anzutreffen, die ich als alter**naiv** beschreiben würde. Grundsätzlich kann es in der Gesundheitsbegleitung des Menschen doch nur um Hilfe zur Selbsthilfe gehen, um Ermächtigung und nicht um Entmachtung, um Eigenverantwortlichkeit und nicht um Abhängigkeit! Es geht um die Eigenständigkeit und nicht um den Halt beim anderen, um den kann es sich nur am Anfang handeln. Er nimmt Schritt um Schritt ab, je nachdem, wie sich die Kompetenz des Klienten steigert.

Ein Dritter sei in der Frage um die Begriffswahl noch zitiert, Günter Heepen in seinem Buch „Schüßler-Salze" im Abschnitt „Über die Selbstbehandlung":

„Die Signaturen Diagnostik

Zur Überprüfung eines ausgewählten Mittels leistet die Signaturen-Diagnostik, auch Antlitz-Diagnostik genannt, gute Dienste. In den Jahrzehnten seiner praktischen Tätigkeit entdeckte Schüßler einen überraschenden Zusammenhang: Immer wenn für die Behandlung ein bestimmtes Salz nötig war, beobachtete er im Gesicht des Betroffenen typische Farb- und Glanzveränderungen. Jeder Salzmangel also hinterlässt charakteristische Mangelzeichen. Zwei Beispiele:

- *Bei Mangel an Magnesium phosphoricum im Körper treten an den Wangen münzgroße Rötungen auf.*
- *Bei Mangel an Ferrum phosphoricum entsteht in den Augenwinkeln eine bläulich-schwarze Verfärbung.*

Mangelzeichen können nicht nur im Gesicht, sondern auch an Haaren, Händen, Füßen, Fuß- und Fingernägeln auftreten. Deshalb ist die Bezeichnung ‚Signaturen-Diagnostik' (Signum, lateinisch: Zeichen) treffender als ‚Antlitz-Diagnostik'.

Die Signaturen-Diagnostik wurde in den vergangenen hundert Jahren von den Anhängern Schüßlers ausgebaut und verfeinert. Besondere Verdienste erwarb sich Dr. h. c. Kurt Hickethier (und wurde dafür in Amerika mit dem Ehrendoktortitel ausgezeichnet): Er führte Studien der Antlitzzeichen durch und ordnete sie systematisch. Auf seiner Systematik beruhen wesentliche Teile der Signaturen-Diagnostik. Der Allgemeinmediziner Dr. Niels Krack unternahm den Versuch, die Ursache für das Auftreten von Signaturen am Körper und im Gesicht wissenschaftlich aufzuklären. Er stellte fest, dass bei einem Salzmangel der Stoffwechsel jeder einzelnen Körperzelle gestört ist, wodurch sich vor allem die Eigenspannung der Haut und erst als Folge ihr Erscheinungsbild mit Verfärbungen, Schatten-, Glanz- und Faltenbildungen verändern. Wer die Signaturen zu lesen versteht, blickt gleichsam ‚hinter die Kulissen' des Körpers. Er weiß sofort, welcher Salzmangel einer Störung zugrunde liegt und hat damit den Hinweis auf das oder die passenden Schüßler-Salze. Der Blick ist nur durch gezieltes ‚Sehenlernen' im Alltag zu schulen."[19]

Auch Günther Heepen geht davon aus, dass ein Mangel, wenn er sich zeigt, mit einer Störung zu tun haben muss. Das entspricht unserer grundsätzlichen Betrachtung von Heilweisen, auch wenn es Naturheilweisen sind. Eine grundsätzliche Überlegung, warum wir im Zusammenhang mit der Gesundheit sofort über deren Störung nach-

17 Krack, N.: Biochemischer Leitfaden (nach Dr. Schüßler) mit Signaturen-Lehre. Biologisch-Medizinische Verlagsgesellschaft, Schorndorf 1984, S. 29f.

18 Hickethier, K.: Sonnerschau. Charlotte Depke, Kemmenau 1982, S. 31.

19 Heepen, G. H.: Schüßler-Salze. 12 Mineralstoffe für Ihre Gesundheit. Gräfe und Unzer, München 1999, S. 15f.

denken, würde den Rahmen dieser Arbeit sprengen. Aber eine zentrale Frage aus dem ganzen Bereich sollte hier trotzdem gestellt werden: „Was hält uns davon ab, auf das zu schauen, was unsere Gesundheit schützt bzw. was sie bewahrt?"

Die chinesischen Ärzte wurden früher dafür bezahlt, dass man nicht krank wurde. Sie stellten fest, wenn sich der Mensch in seinem Leben in eine Richtung zu bewegen begann, die sein Leben stören würde oder vielleicht sogar zerstören könnte. Er setzte früh genug Maßnahmen, auch in entsprechenden Hinweisen auf die Lebensführung in Form von Gesprächen. In den westlichen Bereichen wird gewartet bis Störungen eintreten und dann werden diese häufig nur weggedrückt und nicht geheilt. Heilung würde heißen, dass die Fehlhaltung, die zu dieser Belastung geführt hatte, ebenso korrigiert wird, dass die Zusammenhänge aufgedeckt werden und Ursachen auf allen Ebenen behoben werden. Dabei handelt es sich insgesamt um die Ebene des Körpers, der Gefühle, der Energie, der Farben, der Gedanken, des Charakters und des Geistes.[20]

Die westliche Haltung, dass Heilweisen grundsätzlich mit Krankheitsgeschehen zu tun hat, hat sich auch in der Biochemie nach Dr. Schüßler und in weiterer Folge in der Antlitzdiagnostik festgesetzt. So schreibt Gisela Geiger in ihrem Buch: „Die Schüßler Mineral Salze" auf Seite 21: *„Etwa fünfzig Jahre nach Dr. Schüßlers erster Veröffentlichung erschien das ‚Lehrbuch der Antlitz-Diagnose' von Kurt Hickethier. Er beschreibt darin, welche Merkmale der Farbe und Beschaffenheit der Gesichtshaut etwas über einen Mangel eines oder mehrerer biochemischer Mineralstoffe aussagen.*

Die Antlitz-Diagnostik kann als Lehre über die ***Feststellung von Krankheiten*** *für die Biochemie verstanden werden. Bevor größere Gesundheitsschäden auftreten und sich in ihrer spezifischen Symptomatik zeigen, können Mangelerscheinungen meistens schon an der veränderten Farbe und Beschaffenheit der Gesichtshaut festgestellt werden. Man benötigt ein wenig Übung und muss genau hinschauen, um die feinen Unterschiede zu erkennen.*

Es steht bei Mangelzuständen regelrecht im Gesicht geschrieben, welches Mineralsalz gebraucht wird. Diese Diagnoseart führt auf direktem Weg zum Wesen der Krankheit und eventuell zum erkrankten Organ. Die Befragung des Patienten ist zwar wichtig, jedoch ist die Diagnose anhand genauer Beobachtung und Betrachtung des Antlitzes ein untrüglicher Hinweis auf die fehlenden Mineralsalze."[21]

Als Überschrift hat die oben erwähnte Autorin für dieses Kapitel folgenden Satz gewählt: „Die Antlitz-Diagnose – das Gesicht als Spiegel der Blutbeschaffenheit". Dieser Satz bringt zur Problematik der Krankheitserkennung über die so genannte Antlitz-Diagnostik auch noch die Frage, ob diese Technik auch Aussagen zur Blutbeschaffenheit zulässt.

Dazu müssen wir uns die Arbeitsweise des Organismus anschauen: Das Blut wird in der optimalen Zusammensetzung durch die Adern geschickt, damit alle Organe reibungslos arbeiten können. Das Gehirn muss ununterbrochen mit wertvollen Betriebsstoffen und Sauerstoff versorgt werden. Schon nach einer Unterbrechung von mehr als drei Minuten kommt es zu irreparablen Schäden. Auch die übrigen Organe sind sehr von einer optimalen Versorgung mit Betriebsstoffen abhängig.

Wenn nun im Blut durch eine mangelhafte Versorgung, vor allem durch die Ernährung, der Vorrat der notwendigen Mineralstoffe absinkt, muss der Organismus auf seine Speicher zurückgreifen und das Fehlende ergänzen. Das bereitet am Anfang keine Probleme!

Unser Körper ist ein Vorsorgewesen und füllt in Zeiten des Überschusses immer wieder seine Speicher auf. Sie beinhalten die frei verfügbaren Mineralstoffmoleküle, die keine Struktur beziehungsweise kein Gewebe aufbauen. Es gibt zum Beispiel frei verfügbare Calcium-phosphoricum-Moleküle und solche, die an eine kalkbildende Zelle gebunden sind und dadurch einen Knochen aufbauen. Die Speicher werden jedoch nach Möglichkeit nicht bis zur Neige verbraucht. Sie stellen einen bedeutenden Betriebsfaktor für den Organismus dar.

Bevor der Organismus seine Speicher ganz erschöpft, geht er an die Substanz. Im Falle eines Mangels an Calcium phosphoricum geht er an die Knochen und baut sie ab. Beim Mangel an Calcium fluoratum baut er den Zahnschmelz oder die Aderwandungen ab. Beim Silicea-Mangel werden die Haare und die Nägel nicht mehr ordentlich ausgebildet. Bewundernswert ist die Weisheit des Organismus, der den Abbau nach einer ganz bestimmten Reihenfolge vornimmt, je nach der Bedeutung eines Körperteiles oder Organs für den Betrieb des Körpers.

Wenn also der Mineralstoff schon im Blut fehlt, dann fehlt es schon weit! So wertvoll also die Untersuchung des Blutes ist, es wird nicht nach dem Abbau der Mineralstoffspeicher gesucht. Daher ist es leicht möglich, dass jemand gesundheitliche Probleme hat, obwohl die Werte im Blut ganz normal sind.

So gesehen wäre ein Erkennen von Mängeln, wenn sie sich tatsächlich nur im Blut abspielen würden, eine Methode, die nicht durch und durch schaut! Das wäre zu vordergründig und ist nicht nur als Arbeitshintergrund, sondern auch überhaupt als Überlegung abzulehnen.

Wie wir bei der Überlegung zur Blutbeschaffenheit gesehen haben, spielen die einzelnen Speicher für die verschiedenen Mineralstoffe eine große Rolle.

Die entscheidende Frage, die sich nun stellt, heißt: Was wird denn über die einzelnen Zeichen tatsächlich festgestellt?

- Sind es Krankheitszeichen?
- Sind es Mangelzeichen im Körper?
- Sind es Mangelzeichen im Blut?
- Sind es Mangelzeichen in den Speichern?

[20] Ausführlicher dazu: Feichtinger/Mandl/Niedan: Handbuch der Biochemie nach Dr. Schüßler. Karl F. Haug, Heidelberg 1999, S. 28–31.

[21] Geiger, G.E.: Die Schüßler Mineral Salze. Delphi bei Droemer, München 1999, S. 21f.

- Sind es Zeichen über den laufenden Verbrauch?
- Sind es Zeichen für problematische seelische Strukturen?
- Sind es Zeichen für Probleme aus anderen Bereichen des Menschen?

Für den zu wählenden Begriff ist es von entscheidender Bedeutung, was nun die Zeichen im Antlitz des Menschen bedeuten.

Grundsätzlich können wir davon ausgehen, dass der Betrieb des Körpers von Speichern aus versorgt wird. Zu unterscheiden ist zwischen dem aktuellen Betriebsspeicher und dem Langzeitspeicher.[22]

Da auch bei einem Menschen, dem offensichtlich nichts fehlt, Mangelzeichen festzustellen sind, muss davon ausgegangen werden, dass der Organismus in der Regel den Bestand in den Speichern anzeigt. Es kann ja nicht angehen, dass einem Menschen, der relativ gesund ist, gesagt wird, dass er diese oder jene Krankheit habe, nur weil er im Antlitz Mängel aufweist, die angeblich auf einen gewissen Fehlbestand an Mineralstoffen hinweisen. Außerdem ist dies der Hinweis auf die hervorragendste Gesundheitsvorsorge, die es gibt. Über die Meldung an Mängeln in den Speichern kann der Vorsorgende genau jene auffüllen, an denen Bedarf besteht.

Im alltäglichen Leben verbraucht der Körper Mineralstoffe, was sich ebenfalls im Antlitz zeigt. So gibt es Menschen, die nach dem Essen ziemlich erröten, was auf einen Mangel an Magnesium phosphoricum hinweist. Oder bei anstrengender körperlicher Betätigung erröten die Menschen ebenfalls, was aber in diesem Fall eher ein Mangel an Ferrum phosphoricum ist. Befindet sich eine Gruppe von Menschen längere Zeit in einem geschlossenen Raum, eventuell bei einem Seminar, kommt es zu einer ockerfarbigen, bräunlich gelben Verfärbung um die Kinnpartie, was einen Mangel an Kalium sulfuricum anzeigt. Nach einer äußerst großen Anstrengung kann es sein, dass Menschen um das Kinn eine leichte graue Verfärbung zeigen, was wiederum einem Mangel an Kalium phosphoricum zuzuordnen ist. Wird im alltäglichen Verbrauch darauf geachtet, dass es zu keinen „Schulden" kommt, zu Hypotheken, die irgendwann einmal eingelöst werden müssen, dann besteht auch keine Gefahr einer Erkrankung.

Geht allerdings der Vorrat in den Speichern zurück, dann muss der Organismus seinen Betrieb einschränken, was in einer großen Weisheit geschieht. Zuerst werden die weniger wichtigen Teile des Körpers auf Sparflamme gesetzt, wie z. B. die Haare, die Nägel, die Haut u.ä. In diesem Stadium werden die Zeichen im Antlitz stärker und die Einnahmeempfehlung wird sich vor allem auf jene Mineralstoffe beschränken, an denen ein besonderer Bedarf dadurch angezeigt ist, dass es zu Störungen in der Versorgung kommt.

Wird der Mangel in den Speichern noch größer, kann der Organismus keine Betriebsstoffe mehr frei geben, weil er sie für die dringenden Aufgaben des Körpers bereithalten muss. Hier beginnen die Leiden des Menschen, ganz gleich ob akute, kurzfristige oder chronische, langfristige. Hier zeigen sich die einzelnen, in Frage kommenden Mängel sehr stark, wobei die Unterscheidung zwischen den Stufen im Mangel immer bedeutungsvoller wird, was aber einem geschulten Auge wenig Mühe bereitet.

Je schlechter es einem Menschen geht, umso weniger verschiedene Mineralstoffe bekommt er empfohlen, dafür aber von diesen eine ordentliche Dosis. Die Umkehrung lässt sich in diesem Falle durchführen und hat ebenso ihre Gültigkeit: Je besser es einem Menschen geht, umso mehr verschiedene Mineralstoffe kann er einnehmen, aber dafür von den einzelnen nicht so viele.

In extremen Fällen ist manchmal die Anwendung von nur einem oder höchstens zwei Mineralstoffen anzuraten. Das ist aber nur möglich, wenn der Erkrankte immer wieder beobachtet werden kann und die Veränderungen im Antlitz berücksichtigt werden.

Werden also Mängel im Antlitz eines Menschen beobachtet, dann geht es grundsätzlich um die Speicher im Körper. Sind diese erschöpft, dann wird zuerst bei einer entsprechenden Zufuhr von den bitter benötigten Mineralstoffen die auftretende Störung behoben, dann geht es um die Auffüllung der Speicher. Hieraus wird es auch verständlich, dass der Biochemiker immer wieder den Rat geben wird, dass nach Beendigung des Leidens, der Krankheit oder der Störung die betreffenden Mineralstoffe noch lange eingenommen werden müssen. Ansonsten würde ja das Problem bei der geringsten Belastung wieder auftreten und es wäre niemandem gedient. Am allerwenigsten einer so wunderbaren Heilweise, wie es die Biochemie nach Dr. Schüßler ist.

Da nach unserer Auffassung also die Mangelzeichen im Antlitz auf den Bestand der Mineralstoffe in den Speichern hinweisen, sind diese auf keinen Fall eine Möglichkeit, Krankheiten festzustellen. Außerdem muss darauf verwiesen werden, dass ein und derselbe Mangel viele verschiedene Auswirkungen im Körper zur Folge haben kann.

Die Zeichen im Antlitz sind außerdem kein Hinweis auf den Bestand der Mineralstoffe im Blut, sodass die Blutanalyse auf jeden Fall eine weitere Hilfe ist, um festzustellen, wie weit es nun tatsächlich wirklich fehlt. Diese Möglichkeit der Medizin ist auf jeden Fall eine wertvolle Hilfe und zeigt eher Mängel in einem Bereich an, die durch die Biochemie nach Dr. Schüßler nicht abgedeckt werden können.

Was aber auf jeden Fall abzulehnen ist, das sind eindeutige Rückschlüsse von Mangelzeichen auf seelische Zustände. Das sind höchstens Möglichkeiten; wem dieser Weg mit einem Klienten möglich ist, wird entsprechend behutsam im Gespräch damit umgehen, wie es eben diesem Bereich angemessen erscheint.

Die Mangelzeichen sind eindeutige Hinweise des Organismus auf Mängel im Körper und gelten deshalb aus-

[22] Ausführlicher dazu: Feichtinger/Mandl/Niedan: Handbuch der Biochemie nach Dr. Schüßler. Karl F. Haug, Heidelberg 1999, S. 95–100.

schließlich für die körperliche Ebene. Es ist natürlich notwendig, bei einem Mangel, wenn er sich nicht auffüllen lässt, auch bei längerer Einnahme, auf andere Bereiche zu schauen, um die Blockade zu entdecken.[23]

Wir haben uns nun nach reiflicher Überlegung und vielen Gesprächen wie auch schon in dem öfter zitierten „Handbuch der Biochemie nach Dr. Schüßler" für den Ausdruck **Antlitzanalyse** entschieden. **Wir stellen über die Feststellung der Mangelzeichen keine Krankheiten fest.** Das Antlitz des Menschen wird sozusagen in seine Mangelzeichen zerlegt. Jeder einzelne Mangel wird festgestellt und nach seinem Stärkegrad bewertet. Was der Mangel letztlich im Gesundheitsgeschehen des Menschen bedeutet, muss der Berater offen lassen. Er darf dem inneren Heiler des Menschen vertrauen, dass dieser die angebotenen Betriebsstoffe entsprechend den Notwendigkeiten einsetzen wird.

[23] Ausführlicher dazu: Feichtinger/Mandl/Niedan: Handbuch der Biochemie nach Dr. Schüßler. Karl F. Haug, Heidelberg 1999, S. 27–42.

Übersichtstabellen

Tabelle 1: Die wichtigsten Mineralstoffe in einer Übersicht und Charakterisierung

Nr.	Bezeichnung	Funktion	Organ – Körperteil	Mangelerscheinungen
Nr. 1	Calcium fluoratum	Schutz, Elastizität, Spannung, Form	Bindegewebe (Elastizität), Hüllen: Knochen, Aderwände, Hautoberfläche, Zahnschmelz, Sehnen, Bänder	Hornhaut, Schrunden, Risse, Karies, Krampfadern, Knochenauswüchse, Senk-, Spreiz- oder Knickfuß, Knoten, Osteoporose
Nr. 2	Calcium phosphoricum	Stabilität, Halt gebend, Eiweißverarbeitung, Stärkungsmittel	Knochen, Muskeln, Zahnbein, Rückgrat, Blutbildung	Osteoporose, Nasenbluten, verzögerte Knochenbildung, spätes Zahnen, Haltungsschäden, Herzjagen, Nasenpolypen, Schulkopfschmerz
Nr. 3	Ferrum phosphoricum	Erste Hilfe, Transport, Sauerstofftransport	Blut, Gefäßsystem, Darm	Konzentrationsschwierigkeiten, niedriges Fieber (bis 38,8 °C), pulsierende, klopfende Schmerzen, Entzündungen
Nr. 4	Kalium chloratum	Betrieb, Entgiftung	Drüsen, Bronchien	Husten (weißlich-schleimig)
Nr. 5	Kalium phosphoricum	Energie, Gewebeaufbau	Milz, Nerven, Muskeln, Psyche	Mundgeruch
Nr. 6	Kalium sulfuricum	Abbau, Sauerstoffübertragung	Bauchspeicheldrüse, Leber, Haut, Schleimhäute	„Lufthunger" – übertriebenes Bedürfnis nach frischer Luft, Schuppen auf der Haut
Nr. 7	Magnesium phosphoricum	Antrieb, Anspannung	Herz, Darm	Schokoladenhunger, Verlegenheitsröte
Nr. 8	Natrium chloratum	Entgiftung, Flüssigkeits- und Wärmeregulierung	Nieren, Blut, Schleimhäute, Knorpel	Schnupfen (wässrig-glasklar)
Nr. 9	Natrium phosphoricum	Entsäuerung, Fettstoffhaushalt	Magen, Gewebe, Lymphe	Pickel, Mitesser, fette oder spröde bzw. gespaltene Haare, fette oder fettarme Haut
Nr. 10	Natrium sulfuricum	Entschlackung, Abtransport	Leber, Galle	stinkende Winde, geschwollene Füße oder Hände
Nr. 11	Silicea	Festigkeit, Bindegewebe	Bindegewebe (Brüchigkeit), Haut, Nerven, Haare, Nägel	Lichtempfindlichkeit, Ischiasschmerzen, Leistenbruch, Schweißfüße, Handschweiß
Nr. 12	Calcium sulfuricum	Reinigung	Leber und Galle, Muskeln (Herz)	chronische Eiterungen
Nr. 15	Kalium jodatum	Steuerung der Betriebsgeschwindigkeit (hochtourig – niedertourig)	Schilddrüse	innere Unruhe, Niedergedrücktheit, Pessimismus, Lebensüberdruss, Tränen
Nr. 22	Calcium carbonicum	Stabilität, Festigkeit, innerster Halt	härteste Schicht der Knochen (z. B. Oberschenkelhalsköpfe)	kennt keinen Halt, geht weit über die Möglichkeiten seiner Leistungsfähigkeit (vor allem der körperlichen)

Tabelle 2: Erkennungszeichen für einen bestimmten Mangel

Mineralstoff	Absonderung (auch Inhalt von Blasen auf der Haut)	Verschlimmerung der Beschwerden	Verbesserung der Beschwerden
Nr. 1 Calcium fluoratum	Absonderungen, die rasch zu einer fest anhaftenden Kruste eintrocknen, ätzend	durch Kälte, in Ruhe, feuchtkaltes Wetter	durch Wärme, Hitze, durch leichte Bewegung, Bäder
Nr. 2 Calcium phosphoricum	weiß (wie rohes Hühnereiweiß), eiweißhaltig wenn eingetrocknet: weißgelbe Krusten	feuchtes, nebeliges, kaltes Wetter, bei schmelzendem Schnee, beim Nasswerden vom Regen, Durchnässung	im Sommer, bei warmem trockenen Wetter, durch Ruhe und Entspannung
Nr. 3 Ferrum phosphoricum		durch Wärme, auch in der Nacht, durch Bewegung, mehr auf der rechten Seite	bei Anwendung von Kälte (Abkühlung des entzündlichen Vorganges)
Nr. 4 Kalium chloratum	weiß oder weißgrau, gewölbte Bläschen, wenn eingetrocknet: mehlartig, weißlich grauer Schleim, weißgraue kleieartige Schuppen	Bewegung, kräftige fette Speisen, elektromagnetische Belastung	durch Entspannung, Lockerung, Gelassenheit
Nr. 5 Kalium phosphoricum	schmierig, stinkend, jauchig blutig, scharf ätzend, wenn eingetrocknet: stinkende schmierige Schuppen oder Krusten	durch Essen, Kälte, früh am Morgen, durch große Anstrengung	Ruhephasen, Wärme
Nr. 6 Kalium sulfuricum	gelblich bräunlicher und milder Schleim, Oberhautabschuppung auf klebrigem Grund	in warmen Räumen, am Spät nachmittag, am Abend	in kühler freier Luft
Nr. 7 Magnesium phosphoricum		rechts, durch Berühren	Wärme, Zusammenkrümmen, Drücken und Reiben der schmerzenden Stelle
Nr. 8 Natrium chloratum	hell wässriger glasklarer Schleim, blasig, oft scharf brennend und wund machend, wenn eingetrocknet: weiße Schuppen	durch geistige Anstrengung, Hitze, Sprechen, gegen 10 Uhr vormittags	in frischer Luft, durch kaltes Baden, bei nüchternem Magen, Liegen auf der rechten Seite, Druck auf den Rücken
Nr. 9 Natrium phosphoricum	honiggelb, rahmartig, eitrig, fettige Ausschwitzungen, rahmartig bzw. ranzig riechend, wenn eingetrocknet: honiggelbe Krusten	durch übersäuernde Nahrung und Getränke, fette und schwere Speisen, energetische Belastungen, Süßigkeiten	entlastende Lebenshaltung, Entspannung, basische Nahrung
Nr. 10 Natrium sulfuricum	gelblich grünlicher Schleim, gelblich wässrig, gelbgrün, grün, eitrig, wenn eingetrocknet: gelbliche Schuppen	beim Liegen auf der linken Seite, in dumpfen Räumen (Keller), feuchtes Wetter	bei trockenem Wetter, Druck, Lagewechsel, Wärme, Versöhnung
Nr. 11 Silicea	eitrig, wenn eingetrocknet: gelbe Eiterkrusten	am Morgen, von Wein, während der Regel, beim unbedeckt Liegen, in kalter Luft, bei jeder Wetterveränderung	durch Wärme, Einhüllen des Kopfes, im Sommer
Nr. 12 Calcium sulfuricum	blutig eitrig, dick, gelb bis grün	durch Übersäuerung, Witterungswechsel, „ungesundes“ Wetter	Wärme, Entlastung, Schonung

Tabelle 3: Antlitzanalytische Kennzeichen – Erscheinungsweisen der Mängel im Antlitz des Menschen[24]

Mineralstoff	Zeichen im Antlitz
Nr. 1 Calcium fluoratum	Würfelfalten[25] vom Augenwinkel ausgehend unter dem Auge und auf dem Oberlid, bräunlich schwärzliche Verfärbung rund um die Augen vom Augenwinkel ausgehend, Firnisglanz[26]
Nr. 2 Calcium phosphoricum	wächsern (Ohren, Nase am unteren Ende, Augenbrauen unterlegt, auf der Stirn)
Nr. 3 Ferrum phosphoricum	bläulich schwärzlicher Schatten an der Nasenwurzel innen, warme rote Ohren, Ferrum-Röte (warme rote Stellen im Gesicht)
Nr. 4 Kalium chloratum	milchig rötliche bis milchig bläuliche Färbung des Oberlides, des Unterlides und über der Oberlippe, Couperose
Nr. 5 Kalium phosphoricum	ein grauer Hauch liegt über der Haut, vor allem um das Kinn, kann sich über das ganze Gesicht ausbreiten; eingefallene Schläfen
Nr. 6 Kalium sulfuricum	bräunlich gelbliche Farbe um das Kinn, um die Augen, kann sich über das ganze Gesicht ausbreiten.
Nr. 7 Magnesium phosphoricum	ein karmesinroter talergroßer Fleck auf den Wangen rechts und links vom Nasenflügel, die Röte kann dauernd bestehen oder sich zeitweise als Verlegenheitsröte bzw. Schamröte zeigen.
Nr. 8 Natrium chloratum	Gelatineglanz[27] auf dem Oberlid, auch auf dem Unterlid, Haut schwammig, extrem große Poren
Nr. 9 Natrium phosphoricum	stumpfer Glanz (Fettglanz), vor allem auf der Stirn und dem Nasenrücken, Mitesser, Pickel.
Nr. 10 Natrium sulfuricum	bläulich rote Nase, grünlich gelbliche Verfärbung der Gesichtshaut, vor allem um das Kinn, kann sich über das ganze Gesicht ausbreiten
Nr. 11 Silicea	Glasurglanz bzw. Politurglanz (lässt die Hautstruktur nicht erkennen – Spiegelglatze) vor allem auf der Stirn, auf dem Nasenrücken, der Nasenspitze, Lidhöhlen, faltige Haut durch den Verlust an Bindegewebe
Nr. 12 Calcium sulfuricum	alabasterweiße Verfärbung der Gesichtshaut wie „Gips“

[24] Für die Anwendung der Antlitzanalyse ist es von großer Bedeutung festzustellen, dass durch manche Faktoren, die zu berücksichtigen sind, die Anzeichen im Antlitz verdeckt, verschleiert oder an andere Stellen im Körper verschoben sind. Am intensivsten wirkt sich in diesem Zusammenhang die Einnahme von schweren Medikamenten aus, weil durch sie die Nervenleitungsfähigkeit blockiert wird. Die innerkörperliche Kommunikation bricht unter diesem Einfluss zusammen. Als weiterer Faktor ist die moderne Kosmetik zu benennen, wie ja überhaupt das moderne Schönheitsideal jeden Makel im Gesicht „verbietet“. So sind zum Beispiel die Pickel bei vielen Menschen zum Haaransatz im Nacken gewandert.

[25] **Würfelfalten:** Jene Falten, die vom Augenwinkel nach außen ziehen, werden von quer liegenden Falten geschnitten, wodurch ein quadratisches (rautenförmiges) Muster entsteht. Die zwischen den Furchen der Falten liegende Hautpartie kann gewölbt erscheinen, sodass sie einem Würfel ähnlich erscheint. Bei einem chronischen Mangel verliert sich die Wölbung.

[26] **Firnisglanz:** Der Glanz lässt sich mit einer dünnen, farblosen, glänzenden Lackschicht vergleichen, wobei die Struktur der Haut sichtbar bleibt. Die fein glänzende hauchfeine Schicht gleicht sich den Falten vollkommen an.

[27] **Gelatineglanz:** Ein feuchter Glanz liegt auf der Haut (auf dem Lid – meistens Oberlid), ähnlich der feuchten Spur, die eine Schnecke hinterlässt. Er lässt sich wegwischen, erscheint aber nach kurzer Zeit wieder.

Tabelle 4: Zusammenhänge zwischen den Mineralstoffen nach Dr. Schüßler und bestimmten charakterlichen Strukturen

Mineralstoff	Charakter: belastend	Charakter: entlastend
Nr. 1 Calcium fluoratum	Angst, vor dem anderen zu bestehen	Vertrauen in das eigene Können
Nr. 2 Calcium phosphoricum	Angst, nicht gesehen bzw. wahrgenommen zu werden	Vertrauen in das eigene Sein
Nr. 3 Ferrum phosphoricum	Reibung an der inneren oder äußeren Welt	Einwilligung in den Fluss des Lebens
Nr. 4 Kalium chloratum	Überbetonung der gefühlsmäßigen Bereiche	Angemessenheit im emotionalen Aufwand
Nr. 5 Kalium phosphoricum	Übertriebener persönlicher Einsatz in der Auseinandersetzung mit der Welt, Raubbau	persönlich angemessener Rhythmus zwischen Anspannung und Entspannung, zwischen Einsatz und Rückzug
Nr. 6 Kalium sulfuricum	Ärger, Selbstverleugnung, sklavisches Erfüllen der Erwartungen	das eigene Leben ins Spiel bringen, wie Meinungen, Gefühle, Proteste, Einsprüche, Ansprüche
Nr. 7 Magnesium phosphoricum	hohe Spannung, auf die Anforderungen von außen „richtig" zu antworten, Beschämung, Blamage, Minderwertigkeit	Ermutigung zum Vertrauen in das eigene Leben, Zuversicht, Lebensbewältigung, Mut zur Lücke, Mut zur Menschlichkeit
Nr. 8 Natrium chloratum	„verschnupft", schmollen, eingebildet gekränkt, Fixierung auf ein „richtiges" Leben, Erstarrung	durch das Vertrauen in die eigene Problemlösungsfähigkeit jenen Mut entwickeln, der den Menschen auf neue Situationen zugehen und immer wieder neue Antworten auf die spezielle Situation finden lässt
Nr. 9 Natrium phosphoricum	Druck, Gewalttätigkeit (auch gegen das eigene Leben), unangemessener Einsatz der Kräfte, mit „Kanonen auf Spatzen schießen"	so viel Einsatz wie nötig und so wenig wie möglich, Sanftmut, Feinfühligkeit, Behutsamkeit
Nr. 10 Natrium sulfuricum	sich innerlich ausliefern an schicksalshafte Mächte, Groll, Hass, Wut, Zorn, Unversöhnlichkeit	Versöhnung mit dem Leben, Aussöhnung mit der eigenen Unzulänglichkeit, Flexibilität
Nr. 11 Silicea	fühlt sich von allem betroffen, Überempfindlichkeit, erklärt sich für alles zuständig, Harmonie um jeden Preis	Leben ist die Kunst des Möglichen! Das von außen Geforderte wird in jenem Maß erfüllt, wie es die eigenen Grenzen zulassen. „Nein" sagen lernen.
Nr. 12 Calcium sulfuricum	Entweder-oder-Einstellung, Alles-oder-nichts-Haltung, „für alles offen" ist eine Überforderung, „total zu" ist eine Verkapselung	bei sich sein und die Welt nicht aus den Augen verlieren, in der Welt sein und sich nicht verlieren
Nr. 15 Kalium jodatum	das Gefühl, den Erwartungen anderer nicht gerecht werden zu können	vom Gefühl ausgehen, dass einem der andere (nicht jeder) grundsätzlich wohl gesonnen ist
Nr. 22 Calcium carbonicum	der Vorwurf an sich selbst, den geforderten Vorstellungen nicht gerecht zu werden; verlangt immer mehr von sich	der Mut, die idealen Vorstellungen auf ein lebbares Maß zu reduzieren

Erstellung eines Einnahmeplans

Bei der Erstellung einer Einnahmeempfehlung müssen vorher folgende grundlegende Überlegungen angestellt werden:

Für welchen Zeitraum soll die Empfehlung erstellt werden? Es ist ein Unterschied, ob jemand nur zu einem einmaligen Besuch für längere Zeit kommen kann oder ob jederzeit ein Besuch möglich ist, weil der Klient „um die Ecke wohnt".

Eine Einnahmeempfehlung für längere Zeit wird mehr verschiedene Mängel und damit Mineralstoffe berücksichtigen, aber dafür die Spitzen etwas abrunden, d. h. dass die starken Mängel in der Dosierung etwas zurückgenommen werden.

Je schlechter es einem Menschen geht, umso weniger verschiedene Mineralstoffe bekommt er, dafür aber von diesen umso mehr. Das heißt, wenn jemand wegen eines konkreten Problems einen Mineralstoffberater aufsucht, muss dieses vorrangig bearbeitet werden und nicht ein allgemeiner Plan erstellt werden, der alle Mängel berücksichtigt, die festgestellt werden können. In diesem Fall ist das Gespräch eine unerlässliche Hilfe. Es hängt von der Dringlichkeit des zu bearbeitenden Problems ab, welcher Abstand bis zur nächsten Konsultation vereinbart wird.

Sind es keine bedrängenden Probleme, kann der Betreffende ohne weiteres selbst den nächsten Termin bestimmen. Abstände zwischen vier und sechs Wochen haben sich bewährt. Veränderungen, die durch die Einnahme der Mineralstoffe nach Dr. Schüßler bewirkt werden, verlaufen meist langfristig.

Folgende Stufen können bei den Mängeln unterschieden werden:

- Erkennbarer Mangel (E): 0–3 Stück: Die Mangelzeichen sind erkennbar, es besteht aber kein Grund, die Einnahme des Mineralstoffes zu empfehlen.
- Leichter Mangel (L): 3–5 Stück: Der Abbau der Speicher kann schon beobachtet werden, eine vorsorgliche Einnahme wird deshalb empfohlen werden.
- Mittlerer Mangel (M): 5–7 Stück: Der Körper beginnt in ersten Ansätzen die Auswirkung des Mangels zu zeigen, indem weniger wichtige Körperteile wie Haare oder Nägel nicht mehr so gut versorgt werden. Auch die Haut leidet, unangenehme Ausscheidungen, Ausschwitzungen beeinträchtigen das Wohlgefühl.
- Starker Mangel (S): 7–10 Stück: Die Folgen des Mangels sind in unangenehmen bis schmerzhaften Betriebsstörungen bzw. Krankheiten zu spüren. Die Auffüllung nicht nur der Speicher, sondern der für die Regeneration des Körpers und den Betrieb aller seiner Funktionen notwendigen Mineralstoffe steht an.
- Sehr starker Mangel (SS): über 10 Stück: Der Körper hat unter dem Mangel an bestimmten Mineralstoffen so gelitten, dass die Gefahr besteht, dass es zu bleibenden Schäden kommt, die nicht mehr regeneriert werden können, also irreversibel sind.

Im Laufe der Zeit und mit zunehmender Übung können die Stufen in den Mängeln immer besser unterschieden werden.

Eine Antlitzanalyse (AA) muss bei gutem Tageslicht durchgeführt werden. Es ist darauf zu achten, dass keine direkte Sonneneinstrahlung die Farbe beeinträchtigt. Das Gesicht darf nicht geschminkt sein und sollte von keiner unmittelbaren Belastung verändert sein (z. B. körperliche Anstrengung oder Genuss von Kaffee bzw. Alkohol). Diese unmittelbar vorher stattgefundenen Belastungen würden wohl in der aktuellen Antlitzanalyse in Betracht gezogen werden, wodurch aber der konstante Mangel, der den laufenden Bedarf anzeigt, nicht berücksichtigt würde.

Auch ist bei der Antlitzanalyse die momentane Lebenssituation mit zu berücksichtigen! Besucht z. B. jemand ein Seminar in einem Haus, wo vegetarisch und vor allem basisch gekocht wird, verlieren sich manche Mängel sehr rasch und werden dann bei einer Bedarfserstellung nicht mehr berücksichtigt. Wenn allerdings der Kursteilnehmer wieder nach Hause in sein gewohntes Umfeld mit seiner gewohnten Ernährung zurückkehrt, dann werden sich sehr bald wieder die alten Mängel einstellen, die ursprünglich der Grund waren, warum das Seminar besucht wurde.

Besondere Beachtung muss der eventuellen Einnahme von schweren Medikamenten geschenkt werden. Diese beeinträchtigen nämlich die Leitungsfähigkeit im Körper und damit auch die Meldung von den Mängeln im Antlitz. Häufig entsteht bei der Betrachtung eines durch solche Mittel beeinträchtigten Gesichtes der Eindruck, als ob ein Schleier sich vor dem Antlitz befinden würde und dass es nicht möglich ist, auf den Grund zu schauen.

Hat der Berater Bedenken, dass es zu heftigen Reaktionen kommen könnte, eventuell wegen des Vorliegens einer langen Belastungsgeschichte oder schweren Belastungen, sollte man unbedingt auf eine einschleichende Einnahme dringen. Dabei wird mit der Einnahme von höchstens 2–3 Stück pro Mineralstoff begonnen und diese Dosierung langsam gesteigert, bis die empfohlene Menge erreicht ist. Allerdings ist auch der Hinweis wichtig, dass der Klient selbst die Dosierung erhöhen kann, wenn er das Bedürfnis danach hat.

Eröffnungsdosierung

Zu Beginn der Einnahme der Mineralstoffe nach Dr. Schüßler kann es zu Anfangsproblemen kommen. Ist ein Körper durch starke Mängel gezwungen, seinen Betrieb weitestgehend einzuschränken, muss er dies auch in Form von mühselig aufrechterhaltenen Funktionen abwickeln. Die dabei entstandenen versteiften erstarrten Formen benötigen nur eine minimale Zufuhr von Betriebsstoffen. Dadurch besteht die Aussicht, dass der Organismus trotz der Belastungen noch längere Zeit über die Runden kommt.

Solche mit großer Mühsal aufrechterhaltene Lebensformen können durch den Organismus, durch die Zufuhr von Mineralstoffen, aber auch durch andere wirksame Hilfestellungen bearbeitet bzw. gelockert werden. Allerdings kann diese Lockerung nicht plötzlich, ruckartig erfolgen, sondern muss allmählich langsam vonstatten gehen. Deshalb empfiehlt es sich, in solchen Fällen mit einer sehr niedrigen Dosierung zu beginnen.

Berücksichtigung der äußeren Anwendung

Wenn eine Einnahmeempfehlung abgegeben wird, ist es für eine rasche und wirksame Intervention notwendig, auch die äußere Anwendung der Mineralstoffe nach Dr. Schüßler zu berücksichtigen.

Bäder: Bei entsprechenden Beschwerden sind die dafür notwendigen Mineralstoffe im Badewasser aufzulösen.

Waschungen: Dabei ist es dem Kranken meist nicht möglich, in die Badewanne zu kommen, oder sich zum Fußbad aufzusetzen. Die benötigten Mineralstoffe werden dazu in einer vorbereiteten Waschschüssel aufgelöst.

Das Auflegen von Mineralstoffen: Werden die Mineralstoffe aufgelöst, lassen sie sich wunderbar über die Haut von außen dem Körper zuführen. Folgende Möglichkeiten stehen zur Verfügung: Auflegen von Tupfern, Mullbinden oder Tüchern (Wickel), die alleine mit dem wirkstoffhaltigen Wasser getränkt sind; Auflegen von aufgelösten Pastillen in Breiform.

Salben: Die Salben können mehrmals am Tag hauchdünn aufgetragen und einmassiert werden, ohne Verband. Falls notwendig, kann der Belag auch messerrückendick aufgetragen werden; durch einen entsprechenden Verband abdecken und täglich nach Bedarf erneuern.

Gele: Eine hervorragende Möglichkeit für die äußere Anwendung. Im Unterschied zur Salbe wird dem Mineralstoff beim Gel ein besonders gutes Eindringen in das Hautgewebe ermöglicht, weil es zu einem hohen Prozentsatz Wasser enthält und fettfrei ist.

Cremegel: Bei längerer Verwendung für chronische Beschwerden (Krampfadern) kann es wünschenswert sein, eine rückfettende Komponente einzuarbeiten. Dabei bleibt die intensive Tiefenwirkung des Gels erhalten.

Mischungen: Im Laufe der Zeit haben sich bestimmte Mineralstoff-Kombinationen als sehr wirkungsvoll erwiesen und jeder Anwender kann sie für sich selbst mischen. Es gibt dabei keine Begrenzung für die Anzahl der Nummern.

Es gibt aber auch die Möglichkeit, fertige Mischungen der Adler Pharma® (Bezugsquelle s. S. 137) zu verwenden, die sich sehr gut bewährt haben. Die Adler Pharma® legt Wert auf qualitativ hochwertige Produkte. Diese werden ohne Paraffin, Vaseline und Parabene hergestellt und kommen ohne Tierversuche in den Handel.

Folgende Präparate stehen zur Verfügung:

Cremegelmischungen für Akne, Mitesser und Pickel, Ekzeme, Gelenke (auch als Gelmischung), Venen und Krampfadern

Salbenmischungen für Husten und Neurodermitis (auch als Cremegelmischung)

Gelmischungen für die Sonne und für Wunden

Biochemische Körperpflege: Eine neu entwickelte biochemische Körperpflegelinie mit moderner ansprechender Linie, vor allem auch für junge Menschen.

Gesichtscreme: Die Gesichtscreme ist für alle Hauttypen geeignet und unterstützt das Bindegewebe der Gesichtshaut.

Körperpflegecreme Regeneration: Die Körperpflegecreme verfeinert das Hautbild wesentlich.

M-Körperpflege Creme O Orangenhaut: Eine eigene Mineralstoffkombination für Cellulite.

Duschgel: Das Duschgel für Körper und Haare, auch als Badezusatz verwendbar.

Körperlotion: Für alle, die nach dem Duschen gleich noch eine tiefenwirksame Körperpflege anwenden wollen.

Massageöl: Besonders für Masseurinnen und Masseure interessant, wobei das Öl v.a. auf Gelenksprobleme einwirkt, das Gewebe strafft, die Haut mit Mineralstoffen versorgt und pflegt.

Lippenbalsam: Beugt rissigen und aufgesprungenen Lippen vor, stärkt das Bindegewebe der Lippen; außerdem wird das Immunfeld der Lippen in besonderem Maße gestärkt.

Tabelle 5: Eröffnungsdosierung

Antlitzanalyse für: ______________________

Plz + Ort: ______________ Straße: ______________________

Geb.Dat.: ______________ Geb.Ort: ______________ Datum: ______________

Mineralstoff		Anzeichen	Einstufung	empfohlene Anzahl (täglich)
Nr. 1	Calcium fluoratum	Würfelfalten bräunlich – schwärzlich Firnisglanz blaue Lippen splitternde/biegsame Nägel		
Nr. 2	Calcium phosphoricum	wächsern durchsichtige Zahnspitzen		
Nr. 3	Ferrum phosphoricum	bläulich schwärzlicher Schatten Ferrum-Röte (ev. warme Ohren)		
Nr. 4	Kalium chloratum	milchig-bläulich, milchig-rötlich oberflächl. Adern (Couperose) Besenreiser, Hautgrieß		
Nr. 5	Kalium phosphoricum	eingefallene Schläfen aschgrau (vor allem ums Kinn) Zahnfleischbluten, -schwund Mundgeruch matte Augen (wenig Glanz)		
Nr. 6	Kalium sulfuricum	bräunlich gelb (Kinn, Augen) Lufthunger Pigmentflecken		
Nr. 7	Magnesium phosphoricum	Verlegenheitsröte (kurzfristig) Magnesia-Röte (konstant) hektische Flecken (am Hals)		
Nr. 8	Natrium chloratum	Gelatineglanz große Poren schmieriger Lidrand Platzbacken trockene Haut (feuchtigkeitsarm) Schlundbrennen		
Nr. 9	Natrium phosphoricum	Fettglanz Mitesser Fettbacken Säureflecken Säurefalten (über der Oberlippe) gerötetes Kinn (Säure im Unterl.) trockene Haut (fettarm) fette/trockene Haare		
Nr. 10	Natrium sulfuricum	grünlich gelb (haupts. ums Kinn) bläulich rot, „Schnapsnase" geschwollene Tränensäcke gelbliche Augäpfel stinkende Winde		
Nr. 11	Silicea	Falten, Krähenfüße Glasurglanz Lidhöhlen Lichtempfindlichkeit gespaltene Haarspitzen (+ Nr. 9) Nägel in Schichten aufgelöst		
Nr. 12	Calcium sulfuricum	alabasterweiß		
Nr. 15	Kalium jodatum	ständiges Räuspern Druck am Hals		
Nr. 22	Calcium carbonicum	schwere, innere Erschöpfung Schlupflider		
Nr. 23	Natrium bicarbonicum	Übersäuerung, Sodbrennen saures Aufstoßen		
Nr. 24	Arsenum jodatum	nässende Ekzeme Heuschnupfen		

Tabelle 6: Mineralstoffe nach Dr. Schüßler

Einnahmeempfehlung für: ______________________________

Plz + Ort: ______________ Straße: ______________________

Geb.Dat.: ______________ Geb.Ort: ______________ Datum: ______________

	Mineralstoff **Anzeichen**	**Datum:**	**Stückzahl pro Tag**				
Nr. 1	Calcium fluoratum Würfelfalten, bräunlich schwärzlich, blaue Lippen, splitternde/biegsame Nägel						
Nr. 2	Calcium phosphoricum wächsern, käsig (wie Topfen/Quark), durchsichtige Zahnspitzen						
Nr. 3	Ferrum phosphoricum Ferrum-Röte, Schatten: bläulich schwarz						
Nr. 4	Kalium chloratum milchig: bläulich, rötlich, käsig (wie Topfen/Quark), oberflächliche Adern (Couperose), Besenreiser						
Nr. 5	Kalium phosphoricum aschgrau, eingefallene Schläfen, Zahnfleischbluten, Mundgeruch, matte Augen (wenig Glanz)						
Nr. 6	Kalium sulfuricum bräunlich gelblich (ocker), Lufthunger, Pigmentflecken						
Nr. 7	Magnesium phosphoricum Magnesia-Röte (karmesinrot), Verlegenheitsröte (kurzfristig), hektische Flecken (am Hals)						
Nr. 8	Natrium chloratum Gelatineglanz, große Poren, schmieriger Lidrand, Schlundbrennen, trockene Haut (feuchtigkeitsarm)						
Nr. 9	Natrium phosphoricum Fettglanz, Mitesser, Fettbacken, Säureflecken, Säurefalten (über der Oberlippe – Zitrone), trockene Haut (fettarm), fette/trockene bzw. spröde Haare						
Nr. 10	Natrium sulfuricum grünlich gelblich (Kinn), bläulich rötlich (Nase), geschwollene Tränensäcke, stinkende Winde, verschwollene Augen						
Nr. 11	Silicea Lidhöhlen, Falten, Krähenfüße, Glasurglanz, Lichtempfindlichkeit, gespaltene Haarspitzen (+ Nr. 9), Nägel in Schichten aufgelöst						
Nr. 12	Calcium sulfuricum alabasterweiß, Gicht, Rheuma, eitrige Probleme (offen)[28]						
Nr. 15	Kalium jodatum Druck am Hals, ständiges Räuspern						
Nr. 22	Calcium carbonicum Schlupflider						
Nr. 23	Natrium bicarbonicum Übersäuerung, saures Aufstoßen						
Nr. 24	Arsenum jodatum Heuschnupfen, nässende Ekzeme						

[28] Geschlossene Eiterherde: Nr. 9 Natrium phosphoricum + Nr. 11 Silicea. Offene Eiterungen: Nr. 12 Calcium sulfuricum (z.B. eitrige Angina).

Teil 2

Hinweise zum Bildteil

In den Texten zur Antlitzanalyse, die den entsprechenden Beschreibungen der jeweiligen Mineralstoffe angefügt sind, werden die Mängel allgemein beschrieben.

Bei der Betrachtung der Abbildungen, die sich nach jedem Mineralstoff-Kapitel anschließen, werden die Mineralstoffmängel auf das jeweilige Bild bezogen. Es empfiehlt sich deshalb, immer wieder auf die allgemeinen Texte zurückzugreifen.

Bei den einzelnen Bildern werden nicht nur die Hauptmängel, sondern alle deutlich zu Tage tretenden Mängel aufgezeigt. Bitte lassen Sie sich nicht davon verwirren!

Der **Hauptmangel,** der in dem betreffenden Kapitel beschrieben wird, erscheint immer in einer größeren Schrift jeweils unter dem Bild, abgesehen von wenigen Ausnahmen. Die anderen Mängel, **Nebenmängel,** werden in einer kleineren Schrift – am inneren Rand erläutert. Diese müssten dann, falls Interesse vorhanden ist, immer beim entsprechenden Mangel nachgelesen werden.

Wenn Sie sich die einzelnen Mängel einprägen wollen, dann betrachten Sie zu Beginn am besten jeweils immer die Hauptmängel auf den vielen verschiedenen Bildern und prägen sich diese gut ein.

Erst mit zunehmender Übung werden Sie sich selbstverständlich auch für die zusätzlich angegebenen Mängel interessieren und sie systematisch in das Bild einordnen, das sich langsam aber sicher in Ihrem Inneren zusammenfügen wird.

Von besonderer Bedeutung wird es für Sie sein, dass Sie die eingeprägten Merkmale für die Mängel an einzelnen Mineralstoffen immer wieder im Leben überprüfen. Durch die Umsetzung ins Leben werden Sie feststellen, dass Sie die gleichen Mängel in Ihrer Umgebung beobachten können. Dieser Vorgang kann dann die Anwendung des neu gewonnenen Wissens in der Praxis unterstützen, wenn Sie dann für hilfesuchende Menschen die entsprechenden Einnahmeempfehlungen zusammenstellen werden.

Abkürzungen

Aus Platzgründen sind die Mineralstoffe auf den Bildseiten nicht immer ausgeschrieben. Es werden folgende Abkürzungen verwendet:

Calcium fluoratum – Cf
Calcium phosphoricum – Cp
Ferrum phosphoricum – Fp
Kalium chloratum – Kc
Kalium phosphoricum – Kp
Kalium sulfuricum – Ks
Magnesium phosphoricum – Mp
Natrium chloratum – Nc
Natrium phosphoricum – Np
Natrium sulfuricum – Ns
Silicea – S
Calcium sulfuricum – Cs
Kalium jodatum – Kj
Calcium carbonicum – Cc

Die Farben

Betrachten Sie die Bilder bei einem guten Licht. Eigentlich eignet sich dazu ausschließlich Tageslicht ohne direkte Sonneneinstrahlung oder eine sonst zu helle Einstrahlung. Im zu hellen Licht würden die Farben verblassen, im zu dunklen werden die Einzelheiten nicht mehr erkennbar!

Nr. 1 Calcium fluoratum (Flußspat), CaF_2

Empfohlene Potenzierung: D12

Beschreibung des Mineralstoffs

Biochemischer Zusammenhang

- bildet die Hüllen im Körper und damit den Schutz des Körpers: Hautoberschicht, Knochenhüllen, Aderwände, Zellwand
- zuständig für die Elastizität in allen Geweben, vor allem in den Sehnen und Bändern
- bindet im Körper den Hornstoff (Keratin)
- ist überall zuständig, wo eine schützende Schicht gebildet wird
- im weitesten Sinne die Hülle

Speicher im Körper

Knochen, Zahnschmelz, Sehnen, Haut, Nägel

Wirkung, Wirkungsweise

- langsam bei der inneren Anwendung
- wirkt umstimmend (monate- bis jahrelang)
- überraschend schnell bei der äußeren Anwendung als Gel oder Cremegel

Betriebsstörungen, Krankheiten, Symptome

Verhärtete Sehnen (z. B. eingezogene Finger), durchsichtige Zahnspitzen, Schwielen, Schrunden, Hornstoffaustritt (bes. an den Fersen), Hornhaut, Risse auf Händen und Lippen, Fischschuppen, Überbeine, Plattfüße, Senkfüße, Krampfadern, Hämorrhoiden, Karies, schlechte Fingernägel, einknickende Knöchel, Bänderdehnung (Schlottergelenke), leicht umknickende Knöchel, lockere Zähne, Organsenkungen.

Reaktion

Vor allem in Gelenken können Schmerzen auftreten, die auf „Baustellen" im Körper schließen lassen, die wegen des Mangels an diesem Betriebsstoff stillgelegt werden mussten.

Anwendung

Im Mund zergehen lassen, auflösen und vor allem äußerlich als Brei, Gel oder Cremegel anwenden.

Mangelzeichen, Zusatzfragen

Die Nägel sind bei einem Mangel entweder besonders biegsam oder außerordentlich spröde.

Haben Sie Hornhaut an den Fersen, Krampfadern, rissige Hände, rissige Lippen, schlechte Zähne?

Mangelursachen, Mangelverstärkung

Hohe Elastizitätsleistung wie z. B. im Winter, beim Abwaschen durch den Wechsel von heißem und kalten Wasser, an Arbeitsplätzen mit großen Temperaturschwankungen (Bäcker: Backstube, Kühlraum, Verkaufsraum)

Bei kalter Witterung ziehen sich im Freien vor allem die oberflächlichen Muskeln und Gefäße zum Schutz – Vermeidung von unnötigem Wärmeverlust – zusammen, in der Wärme dehnen sie sich wieder: führt zur sehr verbreiteten rauhen Haut bzw. den Rissen in der Haut.

Antlitzanalyse

Würfelfalten

Als sich eine Gruppe von Ärzten und Heilpraktikern auf ein Seminar mit mir über die Mineralstoffe nach Dr. Schüßler vorbereitete, wollte man sich auch mit den Ausdrücken der Antlitzanalyse vertraut machen. Schon beim ersten Mineralstoff stießen sie auf ein Wort, das ihnen große Schwierigkeiten bereitete, nämlich „Würfelfalten". Dieses Wort ist in allen Büchern zu finden, die sich mit der Antlitzanalyse beschäftigen. Ja, es ist schon so zu einem Standardwort geworden, dass es jenen, die sich schon länger mit der Materie befassen, eine Selbstverständlichkeit geworden ist. Allerdings sind „Würfelfalten" für den unbefangenen Laien, für den, der sich mit der Antlitzanalyse noch nie beschäftigt hat, ein eher unverständlicher Begriff.

Auf der einen Seite wird mit dem Wort „Falte" eine mehr oder weniger starke und auch verschieden lange Einfurchung in der Haut verstanden. Auf der anderen Seite ist der Würfel ein geometrischer Gegenstand, der nach Erhebungen suchen lässt. Wie soll nun eine Falte eine Erhebung darstellen, wie es das Wort „Würfelfalten" verlangt?

Das Missverständnis besteht darin, dass bei diesen Würfeln nicht die Falten selbst, sondern die Erhebungen gemeint sind, die sich zwischen Falten befinden. Damit aber solches möglich ist, dürfen die Falten nicht parallel nebeneinanderher verlaufen, sondern müssen sich kreuzen, damit eine Fläche entsteht, auf der sich nun diese Erhebung errichten kann.

Ein weiteres Problem besteht bei diesem Wort, dass ein Mensch, der auch geometrisch zu denken gewohnt ist, sich unter einem Würfel eine völlig regelmäßige Figur mit gleicher Länge, Breite und Höhe vorstellt. Und diese findet der genaue Betrachter in der Natur nicht vor.

Die so genannten Würfelfalten beginnen bei den inneren Augenwinkeln und breiten sich entlang des Unterlides sowie des Oberlides in Richtung äußerer Augenwinkel aus. Wenn der genaue Betrachter nun Quadrate sucht, auf denen sich Würfel errichten könnten, sucht er vergeblich. Deshalb haben wir uns dafür entschieden, für diese Erscheinung, die den Mangel an Calcium fluoratum anzeigt, den Namen

Karofalten

zu verwenden.

Das Karo entsteht einerseits durch die vom inneren Augenwinkel ausgehenden Längsfalten. Diese Längsfalten werden von Querfalten geschnitten, wodurch mehr oder weniger regelmäßige Flächen entstehen. Die Flächen sind eher unregelmäßig und können geometrisch nicht eindeutig eingeordnet werden. Am ehesten ähneln sie Parallelogrammen, Rhomben, da in den entstehenden Flächen keine rechten Winkel vorliegen, sodass keine Quadrate entstehen und auf keinen Fall Würfel.

Manchmal zeigen sich zwischen den Falten Erhebungen, welche in die Nähe von punktförmigen Aufwölbungen der Haut kommen, welche auch als halbkugelförmig gedeutet werden können.

Das karoförmige Muster der Falten dehnt sich vom inneren Augenwinkel über das Unterlid, häufig auch über das Oberlid aus und erreicht nicht selten auch den äußeren Augenwinkel. Die Ausdehnung des karoförmigen Musters hat mit der Intensität des Mangels zu tun und muss entsprechend eingestuft werden.

Je feiner die karoförmig angeordneten Falten sind, desto größer ist der Mangel. Schon bei kleinen Kindern lässt sich dieses Karo beobachten, was ja auch verständlich ist, benötigen sie doch diesen wertvollen Mineralstoff dringend zum Aufbau ihres Körpers.

Ist der Mangel an diesem Mineralstoff dringend bzw. akut, so ist die Haut zwischen den Falten, also in diesen eher etwas unregelmäßigen geometrischen Flächen dynamisch, eher etwas gespannt. Je älter bzw. chronischer der Mangel ist, desto müder wird diese Hautfläche, sie wirkt schlaff und hängt manchmal ganz leicht wie ein Sack nach unten.

Hinweis: Lässt man den zu betrachtenden Menschen bei unveränderter Kopfhaltung nach oben blicken, lassen sich die Karofalten häufig wesentlich besser betrachten. Allerdings muss bei den hervortretenden Karofalten die Einfärbung der betrachteten Hautstelle exakt zugeordnet werden, weil es bei dieser auftretenden Einfärbung häufig zu falschen Zuordnungen kommt. (Es handelt sich meistens um das milchig rötliche Mangelzeichen, welches Kalium chloratum zugeordnet werden muss!)

Fächerfalten

Fehlen die Querfalten, dann breiten sich die Längsfalten ungehindert vom inneren Augenwinkel ausgehend in Richtung Wange aus. Da sie von keinen Querfalten geschnitten werden, sehen sie wie ein Fächer aus. Die Fächerfalten können nur auf dem Unterlid beobachtet werden.

Will man die Fächerfalten bei jemandem beobachten, der starke Karofalten hat, dann lässt man ihn seine Augen schließen und dann immer fester zusammendrücken. Je fester die Augen zugedrückt werden, desto mehr verschwinden die Querfalten und es sind nur noch die Längsfalten sichtbar und der gewünschte Fächer ist entstanden. Wenn die Augen *zu* fest zugedrückt werden, ist allerdings überhaupt nichts mehr zu beobachten.

Beide Anzeichen, Karofalten und Fächerfalten zeigen vor allem durch ihre Ausdehnung und ihre Feinheit, wie stark der Mangel ist.

Einfurchung

Bei einem gut aufgefüllten Speicher an Calcium fluoratum spannt sich die Haut von den Wimpern des unteren Augenlides über das Unterlid bis zur Wange ohne nennenswerte Erscheinung. In diesem Bereich liegen die genannten Karofalten. Es kommt allerdings häufig vor, dass der untere Rand der Karofalten vor allem im inneren Bereich, jenem, der dem inneren Augenwinkel näher ist, von einer Furche abgegrenzt wird. Es liegt dann insgesamt der Bereich, in dem sich die Karofalten vorfinden, etwas tiefer. Diese Furche weist auf einen relativ großen Fehlbestand im Bereich des Mineralstoffes Calcium fluoratum hin und muss speziell berücksichtigt werden.

Bräunlich schwärzliche Färbung

Ein ganz heikles Kapitel im Bereich der Augen, aber auch überhaupt in der ganzen Thematik der Antlitzanalyse, stellen die Farben dar. Hierüber gibt es viele Auseinandersetzungen, Missverständnisse, aber auch divergierende Darstellungen.

So können im Bereich der Augen jene Farben betrachtet werden, die einen Mangel an Calcium fluoratum, Kalium chloratum, Kalium sulfuricum und Natrium sulfuricum anzeigen. Es kommt auch häufig zu Vermischungen, was die Sache verkompliziert, die Sie aber nicht hindern sollen, sich mit dieser einmaligen Materie auseinander zu setzen.

Bei der bräunlich schwarzen Farbe darf man nicht nur an eine dunkle Farbe denken, das wäre verkehrt. Es geht hier um ein Braun, das Anteile von Schwarz enthält.

Jede Farbe hat ihren reinen Ton, so auch das reine Braun. Wird nun diese Farbe mit einer anderen unterlegt, so verändert sich ihr Ton grundlegend. So ist es ein großer Unterschied, ob das Braun mit einem Schwarz, mit einem Gelb oder Grün unterlegt wird. Alle drei Unterlegungen werden für uns noch von Bedeutung sein und es ist von Vorteil, sich einmal die Mühe zu machen, sich diese Mischungen mit Deckfarben selbst zuzubereiten und dann gut einzuprägen.

Das Calcium fluoratum ist nun mit dem Braun zu verbinden, das mit einem Schwarz unterlegt ist. Es ergibt einen bräunlich schwärzlichen Ton, der in jeder Intensität auftreten kann. Das kann von einem ganz hellen Braun ausgehen, in dem kaum die Verbindung mit dem Schwarz zu erkennen ist, das also kaum mit bräunlich schwärzlich in Verbindung gebracht worden wäre, hätte man von diesem Zusammenhang nichts gewusst. Das reicht aber bis zu einem dunklen, schon fast schwarzen Braun, dessen Ton wahrscheinlich der Entwicklung desselben Lidschattens zugrunde gelegen haben mag. Die Intensität der Farbe hat direkt mit der Stärke des Mangels zu tun.

Blaue Lippen

Calcium fluoratum ist der Mineralstoff für die Elastizität. Der Herzmuskel ist in seiner Fähigkeit, das Blut in den Körper zu pumpen, auf das Vorhandensein dieses Mineralstoffes angewiesen. Erreicht der Mangel eine gewisse Stärke, ist es dem Herzen nicht mehr möglich, das Blut in den feinen Äderchen an der Peripherie auszutauschen. Es bleibt dann schlackenbelastetes Blut in den äußeren Bereichen des Körpers liegen, was schließlich auch mit einem Mangel an Natrium sulfuricum in Verbindung zu bringen ist. Allerdings ist der Mangel an diesem Mineralstoff die Folge des anderen. Es wäre jetzt völlig verkehrt, bei den blauen Lippen an Natrium sulfuricum zu denken, da es nicht den zugrunde liegenden Mangel betrachtet, sondern nur die Folge eines Mangels. Es ließe sich jedoch auch an einen Mangel an Ferrum phosphoricum denken, aber auch dieser wäre nicht der ursächliche Mangel, der zu betrachten ist.

Uns sind bei einem Bekannten, von dem wir wissen, dass er herzleidend ist, die blauen Lippen aufgefallen. Er bekam den Rat, zumindest doch das Calcium fluoratum einzunehmen und damit das Herz zu entlasten. Nach einigen Tagen fragte er nach: „Wie habt ihr denn wissen können, dass der Zustand meines Herzens so schlecht ist?" Und er erzählte dann, dass anlässlich der Untersuchung beim Internisten festgestellt wurde, dass sein Herz momentan in einem äußerst belasteten Zustand ist. Er ist ganz selbstverständlich auf die ganz einfache und doch sehr wirkungsvolle Hilfe der Mineralstoffe nach Dr. Schüßler eingegangen, die wir ihm angeboten habe. Der intensive bläuliche Ton der Lippen hat dann nach einiger Zeit auch nachgelassen. Der Hinweis, auf keinen Fall die ärztliche Begleitung zu vernachlässigen, wurde von uns noch einmal sehr betont!

Die bläulichen Lippen können ganz alltäglich bei badenden Kindern beobachtet werden. Das Herz muss bei diesem Sport enorme Leistungen vollbringen. Bei den Kindern und Jugendlichen kommt aber eine gewisse Zeit das innere Wachstum mit dem äußeren nicht mit, wodurch die völlige Leistungsfähigkeit der Organe nicht gegeben ist. Somit zeigen die bläulichen Lippen eine Überforderung des Herzens an, was durch regelmäßige Gaben dieses Mineralstoffes sich relativ schnell beheben lässt.

Firnisglanz

Dieser Begriff bringt insofern eine Schwierigkeit mit sich, als der Firnis heute nicht mehr verwendet wird. Es handelt sich aber in der Anzeige des Calcium-fluoratum-Mangels um einen ganz bestimmten Glanz mit einer besonderen Eigenschaft. Es ist ein intensiver Glanz, der eher von der Seite her beobachtet werden kann und dessen glänzende Oberfläche, die das Licht reflektiert, in einer ganz feinen Schicht auf der Haut liegt. Die Haut ist wie mit einem glasklaren, wasserhellen, sehr dünnen Lack überzogen, der keine Unebenheiten bzw. Falten zudeckt, sondern sich an die Oberfläche der Haut bis in die kleinsten Poren anpasst.

Der Glanz entsteht nicht durch eine Spannung der Haut, sondern durch die feine Schicht, die auf der Haut liegt und das Licht reflektiert. Wahrscheinlich handelt es sich um einen außerordentlich dünnen Belag an Keratin, dem Hornstoff, der in der obersten Schicht der Haut vorliegt und bei einem Mangel an Calcium fluoratum vom Organismus nicht mehr in ausreichendem Maße gesteuert werden kann und deshalb abgestoßen wird.

Abschuppungen (kleine weiße)

In der Hautoberfläche, in der Epidermis, liegt eine Schicht Keratin, die der Organismus mit dem Betriebsstoff Calcium fluoratum versorgt. Kommt es jedoch zu einem größeren Mangel, kann der Hornstoff nicht mehr ausreichend gesteuert werden und wird abgestoßen. Das kann sich in Form von verstärkter Hornhaut zeigen, aber auch in Form von kleinen weißen Schuppen. Treten sie verstärkt am Körper auf, spricht man von der Fischschuppenkrankheit. Derselbe Vorgang liegt den kleinen weißen Abschuppungen zugrunde, die auch im Gesicht beobachtet werden können. Sehr häufig treten diese kleinen Schuppen auf dem Oberlid auf.

Rissige Lippen

Vor allem in der kalten Jahreszeit leiden viele Menschen unter rissigen Lippen. Diese sind ein Zeichen für einen Mangel an Calcium fluoratum, müssen aber nicht unbedingt als antlitzanalytisches Zeichen gewertet werden, da sie eine Folge des Mangels, nicht einen Hinweis auf den Mangel darstellen. Dasselbe gilt auch für die oben erwähnten kleinen weißen Schuppen.

Die Mutter eines kleinen Mädchens kam zur Beratung, um für die angeblichen Fieberblasen ihrer Tochter eine biochemische Hilfe zu bekommen. Wir konnten sie darauf hinweisen, dass es sich um keine Fieberblasen, sondern um übermäßig rissige Lippen, die demzufolge regelrecht gespalten erschienen, handelt und ihr wurde empfohlen, sofort ein Cremegel mit der Mischung Calcium fluoratum, Ferrum phosphoricum und Silicea zu verwenden. Sie war erstaunt, in welch kurzer Zeit ihrer Tochter geholfen werden konnte, denn die Schmerzen ließen sofort nach, und die Lippen schlossen sich schon nach einem Tag und waren bald verheilt.

Durchsichtige Zahnspitzen

Wenn auch der Hauptmangel, der durch durchsichtige Zahnspitzen angezeigt wird, nicht Calcium fluoratum ist, sondern Calcium phosphoricum, sollte dieser Mineralstoff nicht unbeachtet bleiben. Er ist für die äußere Hülle der Zähne, den Zahnschmelz, unerlässlich und sollte deshalb bei der Einnahme unbedingt berücksichtigt werden.

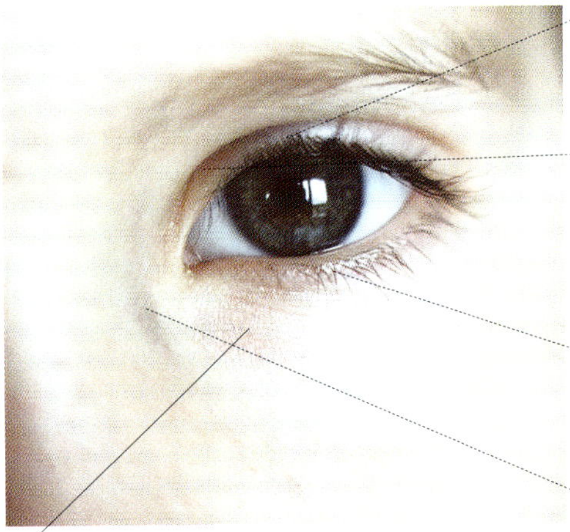

Auf dem Oberlid ist die milchig bläuliche Farbe von Kc zu sehen.

Am inneren Bogen des Oberlides zeigt sich ansatzweise der Mangel an S in einer beginnenden Lidhöhle.

Gelatineglanz am Unterlid weist auf einen Mangel an Nc hin.

An der Nasenwurzel innen kann der bläulich schwärzliche Schatten von Fp beobachtet werden.

Bei Kindern zeigen sich die Karofalten noch als ein feines Muster. Je feiner das Muster, umso größer bzw. akut ist der Mangel. Dem Mangel gebührt deshalb große Beachtung, weil der Aufbau des Skeletts und die Zahnbildung versorgt werden müssen. Dosierung: 7–10 Stück pro Tag.

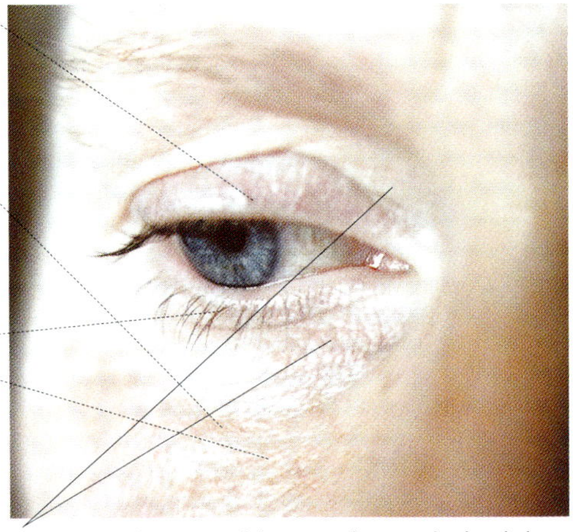

Milchig, vor allem milchig rötlich ist ein Mangel an Kc.

Gelblich bräunliche Flecken zeigen den Mangel an Ks an.

Große Poren sind eines der Zeichen, wodurch der Mangel an Nc angezeigt wird.

Das Muster dieser Karofalten ist relativ grob, deutlich ausgeprägt und zeigt sich auch auf dem Oberlid ganz innen. Es reicht bis zum ersten Drittel des Unterlidbogens, was eine Dosierung von ca. 5–7 Stück täglich verlangen würde.

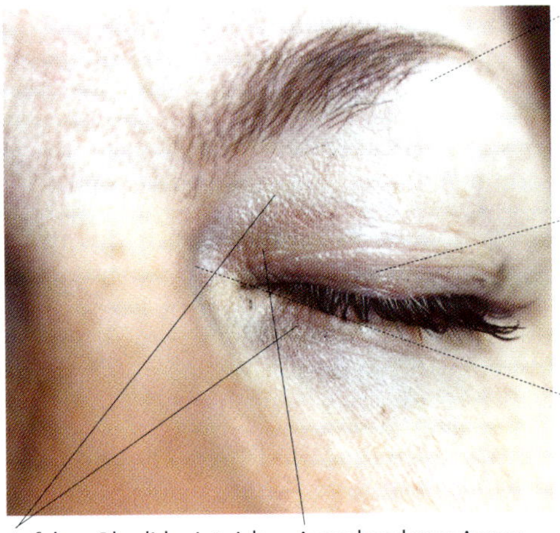

Der helle Streifen, mit dem die Brauen unterlegt sind, zeigt den Mangel an Cp an.

Der Gelatineglanz auf dem Oberlid weist auf den mangel an Nc hin.

Der Schatten an der Nasenwurzel innen läßt einen stärkeren Mangel an Fp erahnen.

Auf dem Oberlid zeigt sich ein ausgedehntes Muster von Karofalten, auf dem Unterlid Karofalten übergehend in Fächerfalten. Dosierung: 10 Stück pro Tag.

Ausgehend vom Augenwinkel über das Oberlid hin kann die bräunlich schwärzliche Verfärbung in Form eines Streifens beobachtet werden.

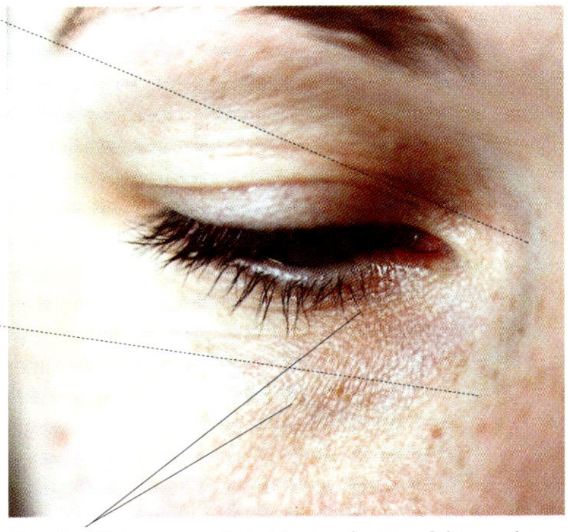

Der leichte bläulich schwärzliche Schatten an der Nasenwurzel innen ist in diesem Falle irreführend, weil er von einem Blutgefäß unterlegt ist.

Die gelblich bräunliche Verfärbung in Pigmentflecken oder Sommersprossen zeigt den Mangel an Ks an.

Das deutlich ausgeprägte Muster der Karofalten geht dann in einem kleinen Bereich in Fächerfalten über. Der bräunliche Ton rund um das Auge ist eine Mischung aus bräunlich schwärzlich und bräunlich gelblich. Die Karofalten zeigen sich auch, wenn auch nicht scharf, auf dem Oberlid. Dosierung: 10 Stück pro Tag.

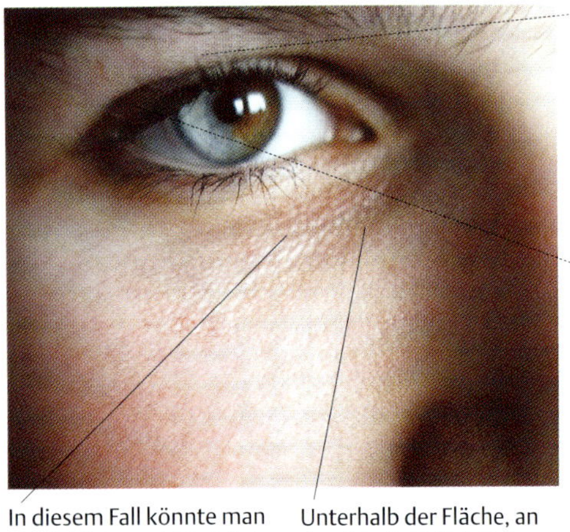

Ein leichte Andeutung eines Schlupflides weist auf einen Mangel an Cc hin.

Wäre das oben erwähnte Schlupflid nicht vorhanden, würde sich die Lidhöhle über den gesamten Oberlidbogen hinziehen. Sie weist auf einen Mangel an S hin.

In diesem Fall könnte man tatsächlich von Würfelfalten sprechen. Zwischen den Falten wölben sich kleine Erhebungen. Dosierung: 10 Stück pro Tag.

Unterhalb der Fläche, an der sich die Würfelfalten zeigen, kann eine Furche entdeckt werden. Sie zeigt den Abbau des Speichers von Cf an.

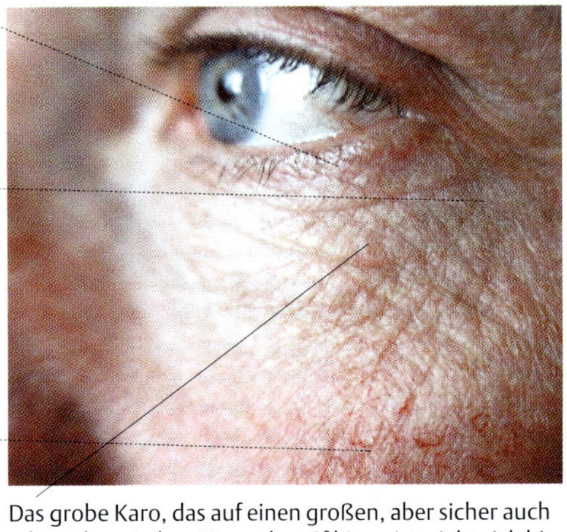

Der Gelatineglanz auf dem Unterlid zeigt den Mangel an Nc an.

Anschließend an dem äußeren Augenwinkel kann der leichte graue Hauch von Kp beobachtet werden.

Die unterhalb der starken Karofalten sichtbar werdende Couperose zeigt einen Mangel an Kc an.

Das grobe Karo, das auf einen großen, aber sicher auch schon chronischen Mangel an Cf hinweist, zieht sich bis zum Beginn der Wangen hinunter. Der starke Mangel verlangt mindestens 10 Stück pro Tag.

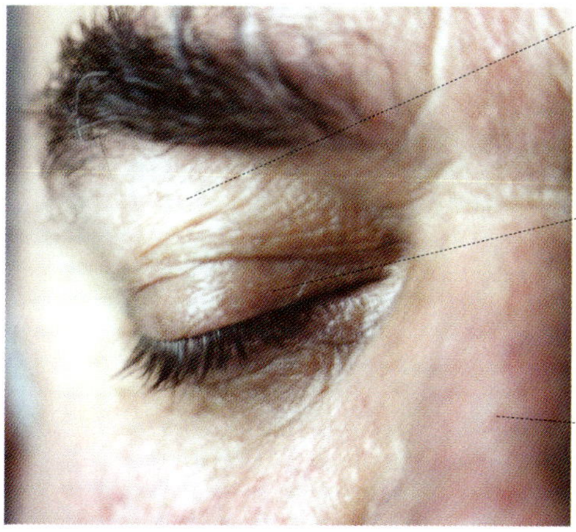

Über der bräunlich schwärzlichen Verfärbung zeigt sich die milchige Färbung von Kc.

Deutlich ist auf dem bräunlich schwärzlichen Ton der Gelatineglanz von Nc zu sehen.

Wohl sehr undeutlich ist die Nase auf dem Foto zu sehen, aber trotzdem läßt sich die bläulich rötliche Farbe von Ns beobachten.

Deutlich ist die bräunlich schwärzliche Verfärbung des gesamten Oberlides festzustellen. Außerdem sind nicht nur Karofalten auf dem Unterlid, sondern besonders deutlich auf dem Oberlid wahrzunehmen. Der Mangel ist sehr stark, deshalb 10–15 Stück pro Tag.

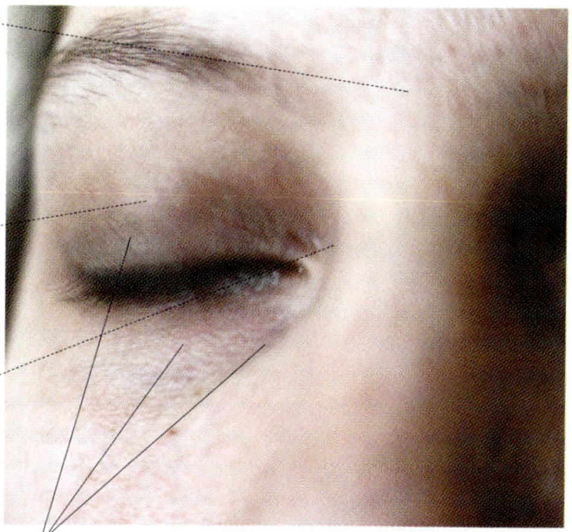

Der helle Streifen, mit dem die Brauen unterlegt sind, ist klar erkennbar, ein Mangel an Cp.

Der Glanz auf dem Oberlid zeigt den Mangel an Nc an.

Der Schatten an der Nasenwurzel innen läßt einen starken Mangel an Fp erahnen.

Vom bräunlich schwärzlichen Ton ist fast nur noch der schwärzliche übrig. Der Mutter fielen bei der Geburt dieser Frau alle Zähne aus. Außerdem sind in diesem Fall Würfelfalten gut erkennbar. Auch ist die Einfurchung des Speichers sichtbar. Der überaus große Mangel verlangt 15–20 Stück pro Tag.

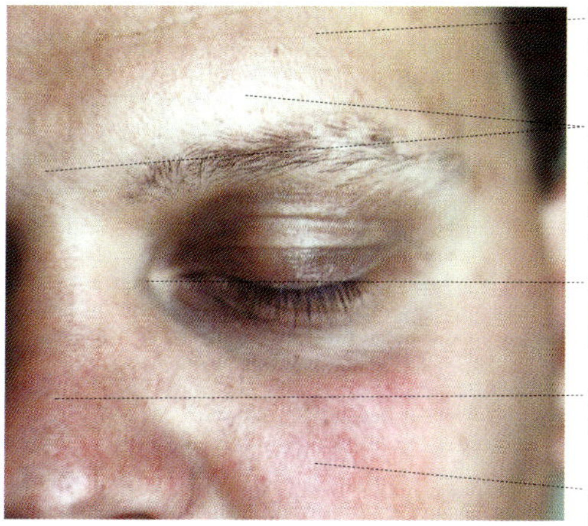

Bräunlich gelblich ist ein Mangel an Ks.

Der helle, durchgehende, wächserne Streifen weist auf einen Mangel an Cp hin.

Der „Eisenschatten" zeigt den Mangel an Fp an.

Bläulich rot ist ein Mangel an Ns.

Auf den Wangen zeigt sich der karmesinrote Hauch des Mp.

Die bräunlich schwärzliche Verfärbung umgibt das gesamte Auge. Sie hat nicht nur eine große Ausdehnung, sondern auch eine starke Intensität. Deutlich kann die bräunlich gelbliche Färbung von Ks auf der Stirn davon unterschieden werden. Der starke Mangel braucht 15 Stück pro Tag.

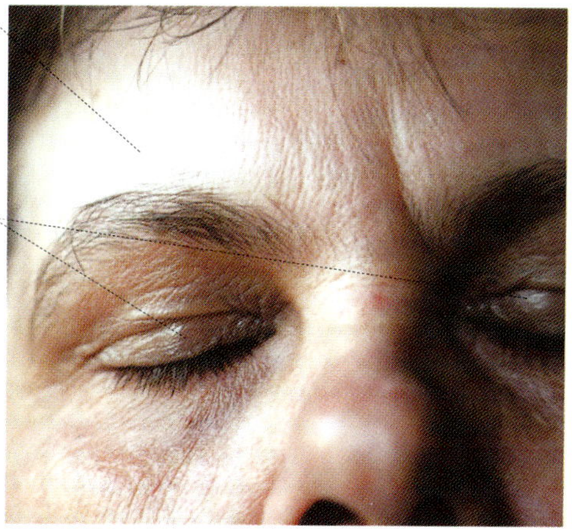

Deutlich hebt sich die helle Stirn, Cs-Mangel, vom sonst gebräunten Gesicht ab.

Auf beiden Augenlidern liegt deutlich der Gelatineglanz, der den Mangel an Nc anzeigt.

Der bräunlich schwärzliche Ton wird in diesem Fall vom bräunlich gelblichen des Kalium sulfuricum abgeschwächt, wodurch er nicht mehr so stark in Richtung schwärzlich wirkt. Allerdings weisen die Karofalten auf dem Oberlid und die Fächerfalten unterhalb des Auges ebenso auf einen schweren Mangel hin. Dosierung: 15 Stück pro Tag.

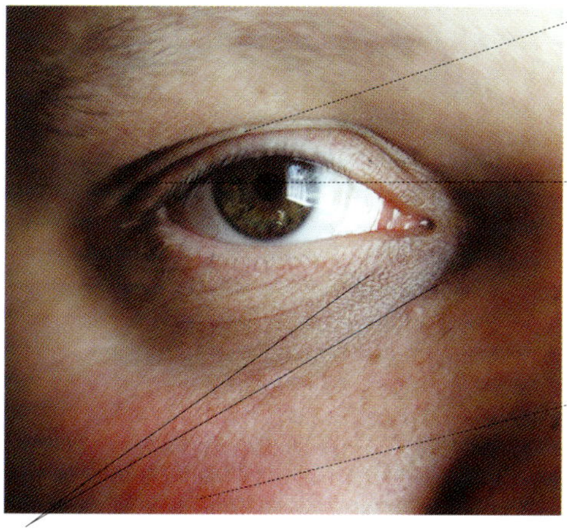

Ein Schlupflid, Mangel an Cc, bahnt sich an.

Würde das Auge noch weiter geöffnet, wäre die Lidhöhle, ein Mangel an S, noch deutlicher sichtbar.

Eine zarte Röte liegt auf der Wange, ein Zeichen für den Mangel an Mp.

Im Bild darüber hat der Mann das Auge geschlossen. Wird es geöffnet und das Objektiv noch schärfer eingestellt, kann das feine Muster der Karofalten des höchst akuten Mangels festgestellt werden. Außerdem sieht man eine Einfurchung, die einen Verlust des Mineralstoffes im Speicher anzeigt.

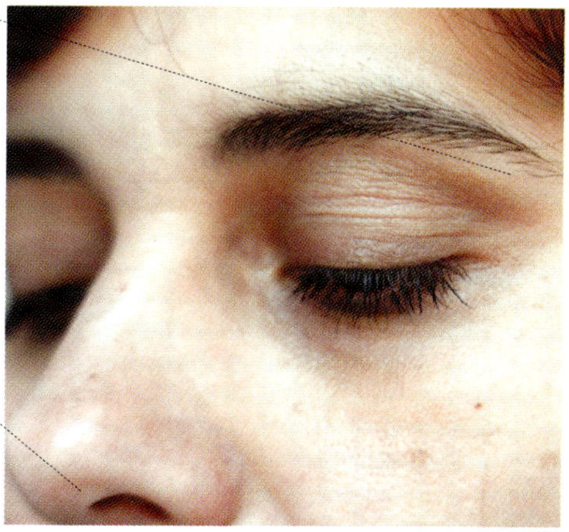

Die Grenze zwischen dem bräunlich schwärzlichen Ton und dem wächsernen von Cp zeigt sich deutlich.

Die „wächserne" Nasenunterkante zeigt den Mangel an Cp deutlich an.

Obwohl die Frau schon lange Zeit Cf eingenommen hatte, zeigte sich der Mangel in seiner bräunlich schwärzlichen Verfärbung sowie den Würfelfalten immer noch deutlich. Dosierung: 10 Stück pro Tag.

Der Firnisglanz ist im Allgemeinen dadurch gekennzeichnet, dass er die Haut mit einem Glanz überzieht, aber die Struktur der Haut bleibt dabei völlig frei erkennbar. Da der Firnis heute nicht mehr verwendet wird, ist es besser, von einem glasklaren, wasserhellen Lack zu sprechen, der die Haut überzieht. Alle drei Bilder sind durch diesen Glanz gekennzeichnet. Der Firnisglanz kann auf den Bildern nur schwer vom matten Glanz der Nr. 9 Natrium phosphoricum unterschieden werden. Das wäre nur möglich, wenn man mit dem Finger darüber streichen könnte und dieser dann einen fettigen Belag hätte. Der Glanz von Calcium fluoratum ist völlig trocken.

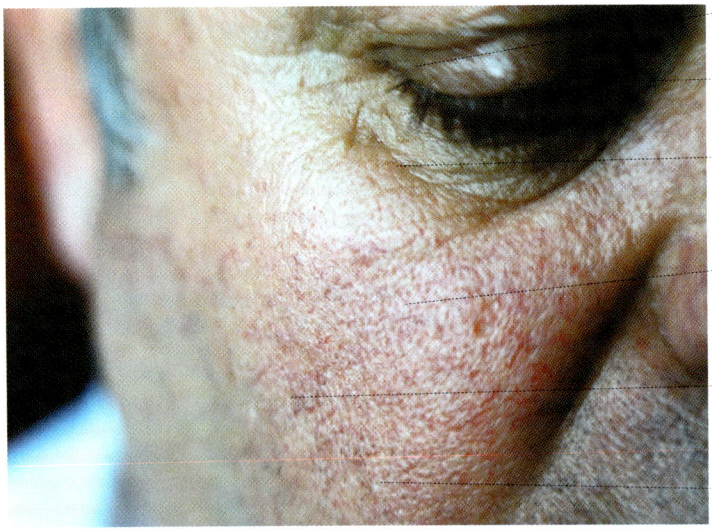

Stark ist auf diesem Bild der bräunlich schwärzliche Ton von Calcium fluoratum, vor allem auf dem Oberlid.

Deutlich zeigt sich auf dem Oberlid der Gelatineglanz von Natrium chloratum.

In den bräunlich schwärzlichen Ton von Calcium fluoratum mischt sich der gelblich bräunliche von Kalium sulfuricum und bricht den harten Ton der Nr. 1.

Zum Gelatineglanz auf dem Oberlid passen die großen Poren auf der Wange, die ebenfalls einen Mangel an Natrium chloratum anzeigen.

Am Rand des noch scharfen Bereiches dieses Bildes kann man die aufgedehnten Äderchen der Couperose erkennen, die einen Mangel an Kalium chloratum anzeigen.

Am unteren Rand des Bildes, direkt auf der Wange, zeigt sich die zarte Röte von Magnesium phosphoricum.

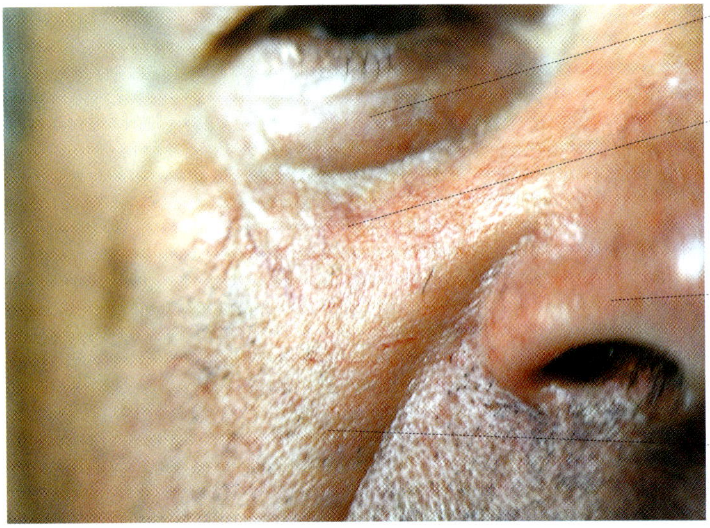

Der geschwollene Tränensack zeigt einen Überschuss an Schlacken im Körper an, welcher durch einen Mangel an Natrium sulfuricum verursacht ist.

Die aufgedehnten Adern, die in diesem Fall direkt unter den geschwollenen Tränensäcken liegen (außerdem auch auf den Nasenflügeln, was nur schwach erkennbar ist) und nicht wie bei der klassischen Couperose auf den Wangen, zeigen aber ebenso einen Mangel an Kalium chloratum an.

Obwohl die Nase nur sehr undeutlich zu erkennen ist, zeigt sie eine deutliche Verfärbung in Richtung bläulich rötlich, was einen Mangel an Natrium sulfuricum anzeigt, was mit den geschwollenen Tränensäcken übereinstimmt, weil sie denselben Mangel anzeigen.

Die großen Poren zeigen den Mangel an Natrium chloratum an.

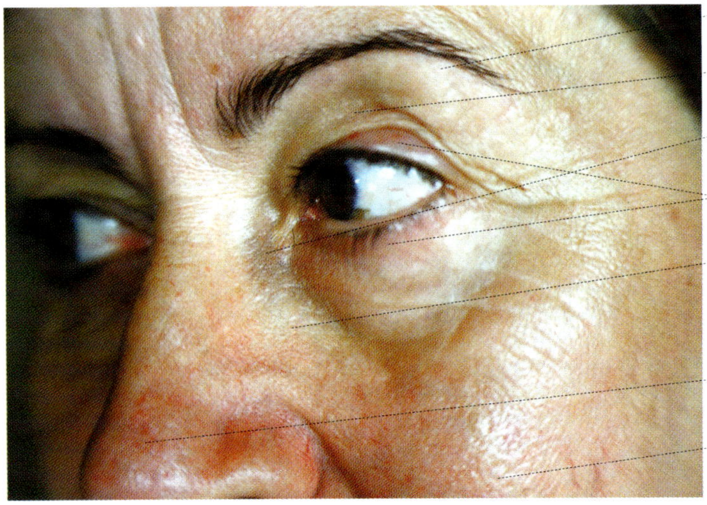

Der wächserne Streifen von Calcium phosphoricum grenzt sich nur unscharf vom bräunlich schwärzlichen von Cf ab.

Ein relativ heller bräunlich schwärzlicher Streifen von Calcium fluoratum.

Deutlich ist der bläulich schwärzliche Schatten von Ferrum phosphoricum zu sehen.

Milchig rötlich auf dem Oberlid sowie auf dem Unterlid, in weiterer Fortsetzung milchig zeigt sich der Mangel an Kalium chloratum.

Auf der Wange, aber besonders am unteren Rand des Nasenrückens, zeigt sich die bräunlich gelbliche Farbe von Kalium sulfuricum, welche sich deutlich vom bräunlich schwärzlichen Ton von Calcium fluoratum auf dem Oberlid unterscheidet.

Die bläulich rötlich verfärbte Nase weist auf einen Mangel an Natrium sulfuricum hin.

Die großen Poren weisen auf einen starken Mangel an Natrium chloratum hin; auf dem Oberlid ist der Gelatineglanz ebenfalls deutlich zu sehen.

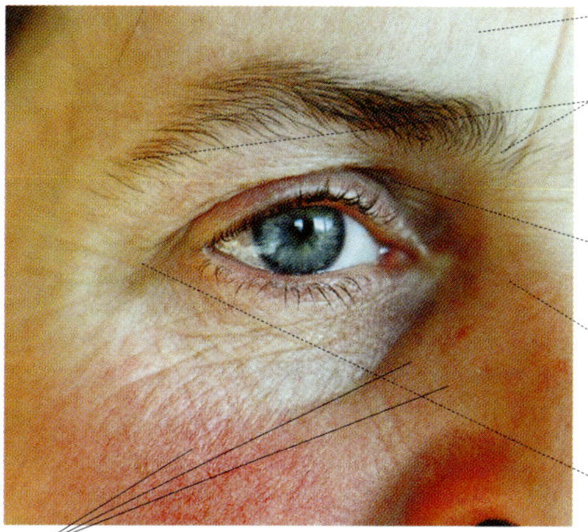

Deutlich zeigen sich auf dem Bild die Karofalten. Außerdem zeigt sich die scharfe Kante der Einfurchung dieses Mineralstoffspeichers. Am Rande der Karofalten gehen diese in Fächerfalten über. Sie umgeben die Karofalten eben wie ein Fächer.

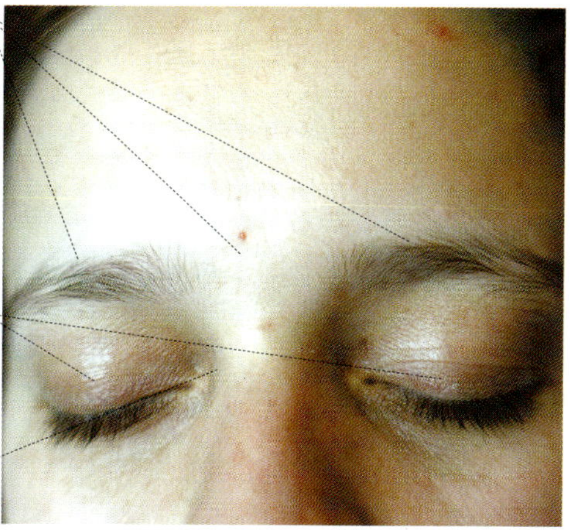

Beide Augen zeigen deutlich die bräunlich schwärzliche Verfärbung auf dem Oberlid. Ebenso sind die Karofalten sowohl auf den Oberlidern als auch auf den Unterlidern zu sehen.

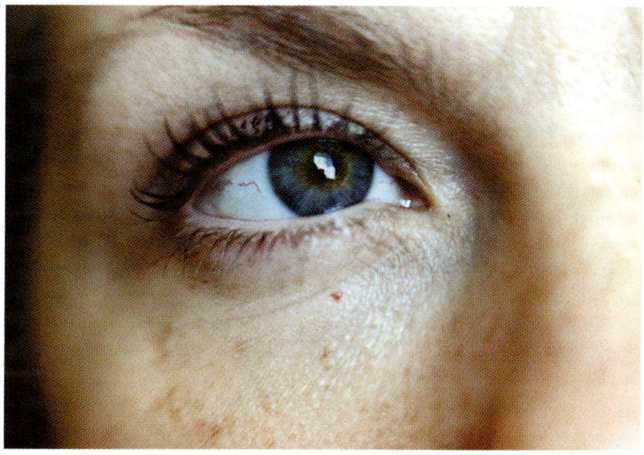

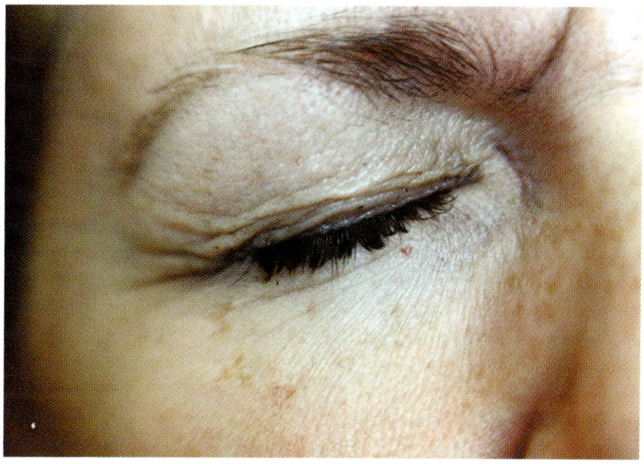

Auf dem linken Bild sind bei geöffnetem Auge die Karofalten deutlich zu erkennen. Werden die Augen geschlossen und die Lider immer fester aneinandergedrückt, wird das Karo der Karofalten verdrängt, da die Haut in eine Richtung gezogen wird. Die Falten liegen dann wie bei einem Fächer von einem Zentrum ausgehend nebeneinander. Davon sind die Karofalten auf dem Oberlid aber nicht berührt, was auf dem rechten Bild deutlich sichtbar ist.

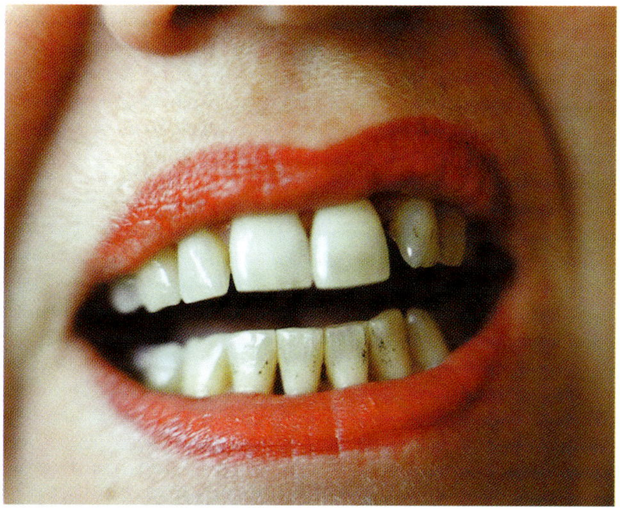

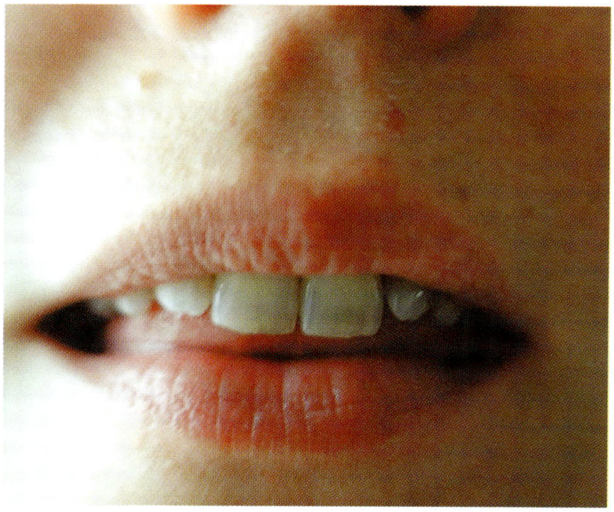

Bei einem Mangel an Calcium fluoratum werden die Zahnspitzen nicht mehr ausreichend mit Mineralstoffen versorgt. Sie werden dann durchsichtig, was bei Kindern öfter vorkommt, aber eben auch bei Erwachsenen. Bei diesem Mangelzeichen ist es nicht völlig geklärt, ob es sich um einen Mangel an Calcium fluoratum oder an Calcium phosphoricum handelt. Wahrscheinlich sind beide berührt, obwohl wir bei Calcium-phosphoricum-Mangel eher auf weiße Flecken auf den Zähnen tippen.

Ein Zeichen für einen Mangel an Calcium fluoratum sind auch blaue Lippen. Sie zeigen sich vor allem bei Kindern sehr rasch, wenn ihr Herz beim Baden überlastet ist. Dann ist eine Pause angesagt. Bei Erwachsenen ist an eine schwerwiegende Überforderung des Herzens zu denken, die eine Ruhepause verlangt.

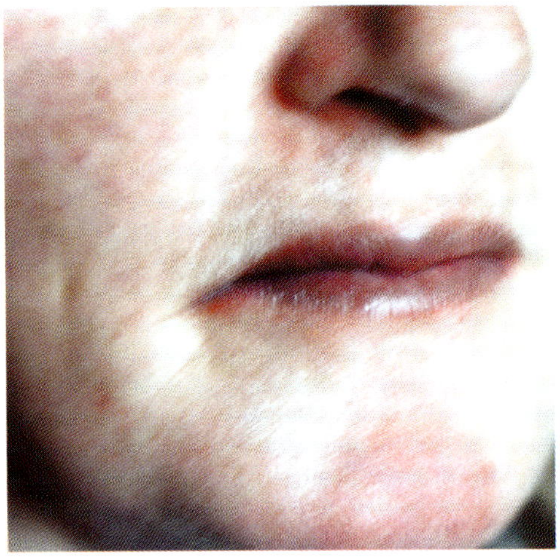

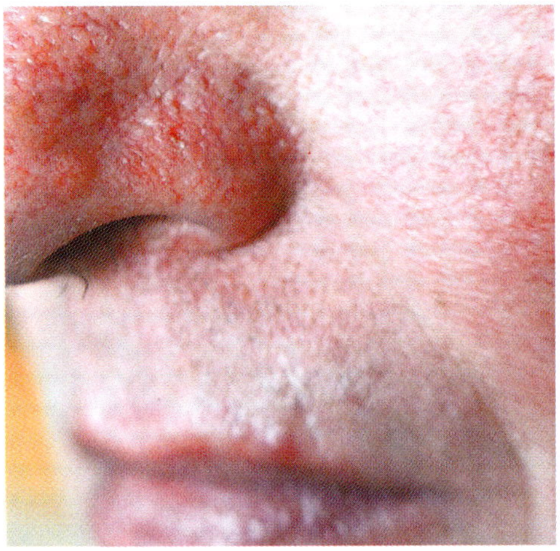

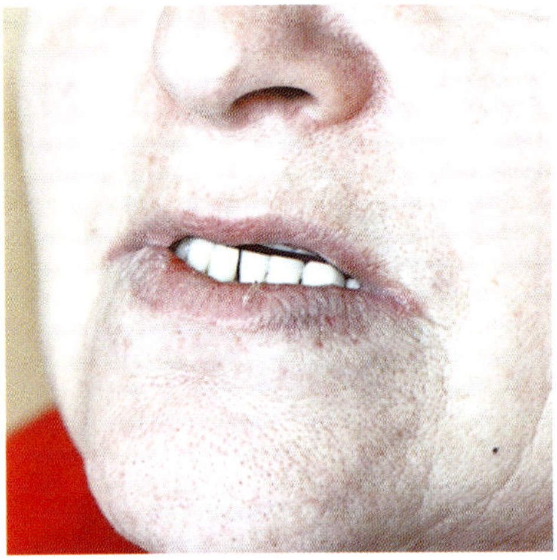

Nr. 2 Calcium phosphoricum, $CaHPO_4 \cdot 2H_2O$

Empfohlene Potenzierung: D6

Beschreibung des Mineralstoffs

Biochemischer Zusammenhang

- Nr. 2 Calcium phosphoricum bindet das Eiweiß für den organischen Aufbau. Bei einem Mangel wird das Eiweiß nicht verarbeitet, sondern es werden die Eiweißflocken im Körper angeschwemmt, wodurch es zu einer starken Gewichtszunahme kommen kann.
- Dieser Mineralstoff ist das wichtigste Knochenaufbaumittel, ferner ein Blutaufbaumittel und für den Zellaufbau zuständig – im weitesten Sinne für die „Fülle".
- Nr. 2 Calcium phosphoricum ist der Betriebsstoff für die willkürlichen Muskeln.

Reaktion

Chronisch verkrampfte, verhärtete Muskeln beginnen bei ihrer Lockerung zu schmerzen.

Anwendung

Innerlich, unterstützend auch äußerlich als Gel oder Cremegel bei allen Verspannungen der Muskulatur.

Mangelzeichen, Zusatzfragen

Empfindung von Kälte (die angespannten Muskeln binden sehr viel Energie, wodurch es zur Empfindung der Kälte kommt).

Zähneknirschen, weiße Flecken auf Zähnen und Nägeln.

Mangelursachen, Mangelverstärkung

Bei Mangel an diesem Mineralstoff kommt es zu einem Heißhunger auf pikante Speisen, besonders auf Ketchup, Senf und Geräuchertes. (Besonders Kinder sind da sehr anfällig, diese brauchen aber auch sehr viel von diesem Mineralstoff für einen gesunden Aufbau ihres Körpers.)

Antlitzanalyse

Wächsernes Aussehen

Bei der Beschreibung „wächsern" ist es zu wenig, nur von einer Farbe zu sprechen. Es ist mehr der Zustand, in dem sich das Gewebe befindet und dem diese Farbe aneignet.

Leider haben wir es nicht mehr so leicht wie Kurt Hickethier, dem Altmeister der Antlitzanalyse, der in seinem Text auf die Wachspuppen verweisen konnte, die allenthalben in den Schaufenstern zu sehen waren. Es ist auch gar nicht mehr so leicht, eine Wachskerze zu sehen, die dem Ton entspricht, um den es bei diesem Mineralstoff geht.

Eine solche Kerze ist nicht weiß, sie ist auch nicht gebrochen weiß, sondern hat einen leicht gelblich durchscheinenden Ton, wobei gelblich schon wieder zu viel gesagt ist. Denn dann ist man ja in Versuchung, sich die Farbe gelb vorzustellen, was viel zu viel Farbe in die Vorstellung für die Bezeichnung „wächsern" bringt.

Wendet man diese Beschreibung für das Antlitz des Menschen an, dann ist „blass" nicht unbedingt der richtige Ausdruck, obwohl er schon nicht mehr so verfehlt ist. Das „Wächsern" ist nicht die „vornehme Blässe der englischen Damen" und es ist auf keinen Fall „weiß wie die Wand". „Wächsern" kommt nicht umsonst von dem Wachs der Kerze und ist bei vielen Menschen zu sehen.

Der Mineralstoff Calcium phosphoricum ist ja für den Eiweißaufbau im Körper zuständig, sodass natürlich gerade solche Menschen, die darauf angewiesen sind, besonders diesen Ton im Gesicht haben. Dabei denken wir natürlich zuerst an die Säuglinge und kleinen Kinder, deren Gesicht manchmal ausschließlich wächsern erscheint. Weiters müssen wir an Menschen denken, die besonders unter dem Mangel an diesem Mineralstoff leiden, wie bei ständigen Muskelkrämpfen oder Osteoporose .

Ohren

Am besten kann das „Wächsern" an jenem Knorpel beobachtet werden, der sich aus dem Backenknochen erhebt, in die Gehörmuschel hineinragt und den Gehörgang schützt. Wenn sich jemand die Ohren zuhalten will, dann drückt er genau auf diesen Knorpel und hört nicht mehr viel von dem, wovor er sich schützen wollte. Außerdem ist meistens die Umgebung vor diesem Knorpel in Richtung Wange wächsern. Der wächserne Ton reicht häufig bis in die Ohrmuschel und nicht selten ist sogar das ganze Ohr wächsern. Häufig wird der wächserne Ton durch einen rötlichen Rand am Ohr begrenzt. Die Intensität des wächsernen Tones sowie die Ausbreitung bestimmen die Stärke des Mangels.

Nase

Ein weiterer Bereich für das „Wächsern" ist die Nasenunterkante. Die Unterkante der beiden Nasenflügel sowie des mittleren Steges sind dann wächsern und oft haarscharf gegen die übrige Färbung der Nase klar abgegrenzt. Wenn sich das wächserne Aussehen an der Nasenunterkante zeigt, ist es auf jeden Fall mit zu berücksichtigen.

Wächsern unterlegte Augenbrauen

Bei Menschen mit einem großen Mangel an Calcium phosphoricum sind sehr häufig die beiden Augenbrauen mit dem wächsernen Ton unterlegt. Die Grenze nach unten zum Oberlid ist meistens besser zu erkennen als die obere Grenze zur Stirn hin.

Hinweis: Die beiden Augenbrauen sind allerdings nicht immer wächsern unterlegt, sondern können auch von einem anderen Mineralstoff und dessen Mangelzeichen belegt werden. In diesem Zusammenhang sollte die Beschreibung zu Kalium chloratum aufmerksam gelesen werden!

Durchgehender Streifen

Wenn der Streifen, mit dem die beiden Augenbrauen unterlegt sind, sehr stark ausgeprägt ist, dann entsteht ein durchgehender Streifen, der sich quer über das ganze Gesicht hinzieht.

Stirn und das ganze Gesicht

Bei sehr starkem Mangel breitet sich der wächserne Ton auf die Stirn hin aus, kann aber auch das ganze Gesicht ergreifen.

Weiße Flecken auf Zähnen und Nägeln

Weiße Flecken auf den Zähnen, aber auch auf den Finger- und Zehennägeln, deuten auf einen Mangel an Calcium phosphoricum hin und können durch vermehrte Gaben über längere Zeit behoben werden. Es lässt sich gerade bei den Fingernägeln wunderbar nach Beginn der Einnahme der Mineralstoffe beobachten, dass die weißen Flecken schön langsam hinauswandern und die Fingernägel ohne die weißen Flecken nachwachsen.

Durchsichtige Zahnspitzen

Ebenso wie bei den weißen Flecken auf den Zähnen verhält es sich bei den durchsichtigen Zahnspitzen. Bei diesem Problem muss allerdings beachtet werden, dass dem Organismus zu wenig Calcium phosphoricum zur Verfügung steht – aber dies nicht nur in der feinen Verteilung, wie sie durch Dr. Schüßler angeboten wird, sondern auch als Baustoff im so genannten „grobstofflichen" Bereich, dem **„Makrobereich"** (wenn wir den Mineralstoffen nach Dr. Schüßler den **„Mikrobereich"** zuteilen wollen).

Angespannte Backenmuskulatur

Eine hohe Muskelspannung, also ein insgesamt hoher Tonus, verbraucht sehr viel vom Betriebsstoff Calcium phosphoricum. Sehr häufig kann bei Menschen mit einer sehr angespannten Backenmuskulatur ein großer Mangel an Calcium phosphoricum festgestellt werden.

Häufig sind es Menschen, die sich durch das Leben „durchbeißen" müssen. Ich würde jede einseitige Deutung, dass es sich gar nur um „verbissene" Menschen handeln könnte, strikt ablehnen, weil ich viel zu oft gesehen habe, wie sensible Menschen mit äußerster Kraft und Anstrengung versuchen, mit der Härte und Kälte des Lebens, mit der sie sich auseinander setzen müssen, zurechtzukommen. Und da müssen oft die Zähne zusammengebissen werden.

Schmallippiger Mund

Menschen mit einer gewissen Härte bzw. Strenge haben sehr häufig einen sehr schmallippigen Mund. Ihnen ist die Spannung, mit der sie leben, förmlich in das Gesicht geschrieben. Es kann auch sein, dass sie beim Sprechen die Zähne nicht weit auseinanderbringen und eher zwischen geschlossenen Zahnreihen heraussprechen, wobei die Zischlaute dann besonders betont sind.

Käsiges Aussehen

Ein Wort, das bei diesem Mineralstoff häufig verwendet wird, ist käsig. Bei dem Wort „käsig" muss aber unbedingt darauf hingewiesen werden, dass dieses Wort in den verschiedenen Ländern unterschiedlich verstanden wird: In Deutschland wird es mit dem Quark (österr. Topfen) in Verbindung gebracht, es gibt da auch den Käsekuchen, der mit Quark (Topfen) gemacht wird. In Österreich wird „käsig" eher mit dem tatsächlichen Käse verbunden, was dann mit dem „weiß wie die Wand" nicht mehr zusammenpasst.

Wir vermeiden dieses Wort nicht nur deshalb, weil es missverständlich ist, sondern weil für uns das „weiß wie die Wand" mit dem Mineralstoff Nr. 12 Calcium sulfuricum zusammenhängt und nicht mit Calcium phosphoricum .

Hinweis: Wenn man sich das Wächsern als Mangelzeichen für Calcium phosphoricum einprägen will, ist es ganz wichtig, sich diesen Ton zuerst mehr aus der Entfernung zum Menschen einzuprägen. Es ist ganz leicht möglich, dass Sie, wenn Sie dann an den zu betrachtenden Menschen unmittelbar herantreten, die Mangelzeichen kaum oder gar nicht mehr erkennen können. Lassen Sie sich bitte Zeit bei der Einprägung der einzelnen Mangelzeichen und haben Sie viel Geduld mit sich selbst. Für die Antlitzanalyse ist letztlich doch eine längere Zeit der Übung notwendig, v. a. wenn es dann auch um die Feststellung der genauen Menge der einzunehmenden Mineralstoffe geht.

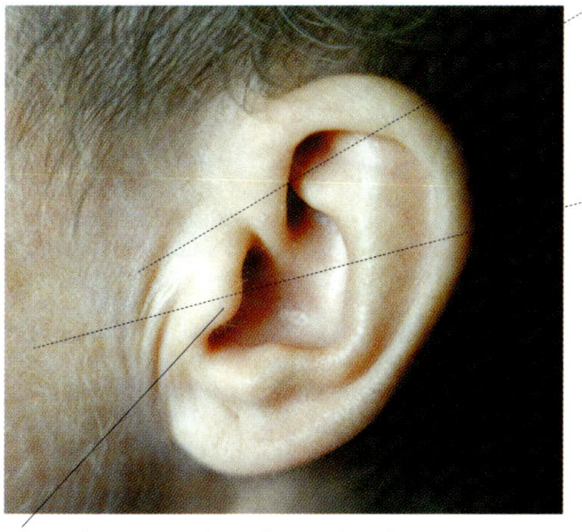

Die Falten vor dem Ohr zeigen den Mangel an Silicea an.

Vor dem Ohr auf der Wange und im äußeren Teil des Ohres selbst erscheint der warme bräunlich gelbliche Ton von Kalium sulfuricum.

Der wächserne Ton des Calcium phosphoricum zeigt sich bei diesem Bild besonders gut. Allerdings ist er ausschließlich auf das Ohr beschränkt, denn schon am Rand des Ohres zur Wange hin erscheint die bräunlich gelbliche Farbe von Kalium sulfuricum. Wegen der starken Ausprägung: 10 Stück pro Tag.

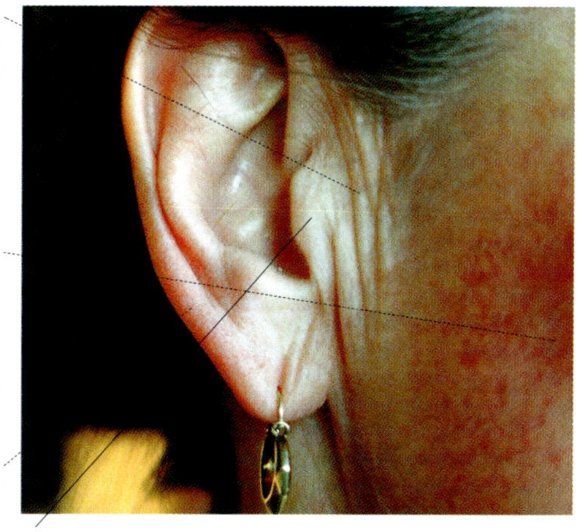

Die Falten vor dem Ohr zeigen einen deutlichen Mangel an Bindegewebe im Gesicht an, einen Mangel an Silicea.

Auf der Wange eine Mischung von Couperose (Kc), bläulich rot (Ns) und dem dynamischen Rot von Mp.

Am äußeren Rand des Ohres zeigt sich die milchige Röte von Kalium chloratum.

Der wächsern erscheinende Bereich ist in diesem Fall nicht nur auf das Ohr beschränkt, sondern erscheint auch vor dem Ohr zur Wange hin. Der Mangel ist nicht so stark ausgeprägt, deshalb 5–7 Stück täglich.

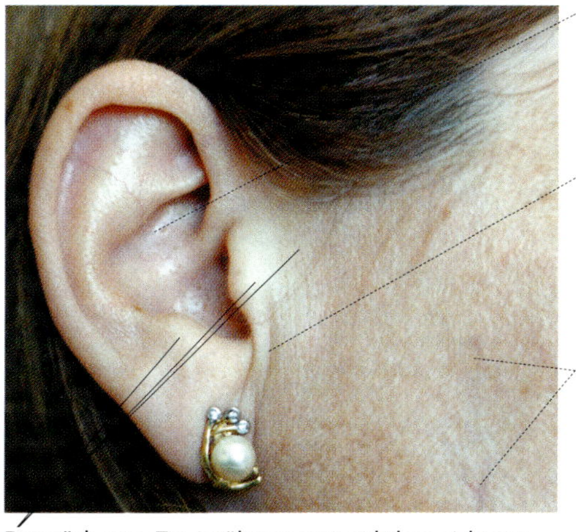

In der Ohrmuschel der milchig rötliche Ton von Kalium chloratum.

Vor dem Ohr beginnt sich der Mangel an S in Form von feinen Fältchen abzuzeichnen.

Die aufgedehnten bläulich wirkenden Adern sind ein Mangel an Kalium chloratum.

Der wächserne Ton ist überaus gut sichtbar, nicht nur auf dem Knorpel, sondern in der gesamten Umgebung, auch vor dem Ohr zur Wange hin. 10 Stück täglich erscheinen angebracht.

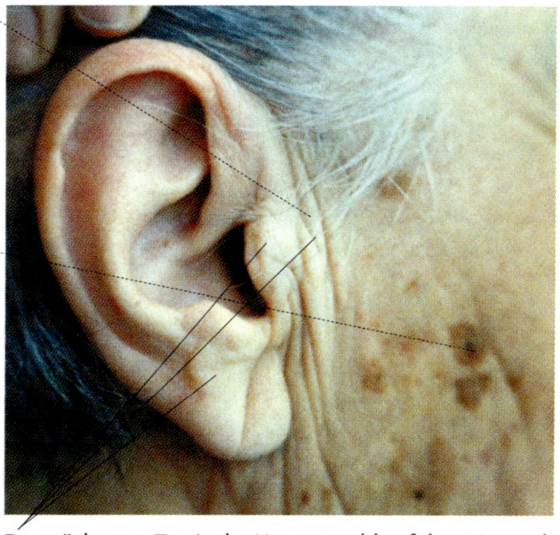

Die Falten vor dem Ohr sind stark ausgeprägt, ein Mangel an Silicea.

Das Gesicht ist von Pigmentflecken übersät, was ein weiterer Hinweis auf den starken Mangel an Ks ist.

Der wächserne Ton in der Haut sowohl auf dem Knorpel als auch auf dem Ohrläppchen und vor dem Ohr in Richtung Wange ist von dem gelblich bräunlichen Ton durchsetzt, der das gesamte Gesicht dieser Frau prägt. Trotzdem ein starker Mangel: 7 Stück pro Tag.

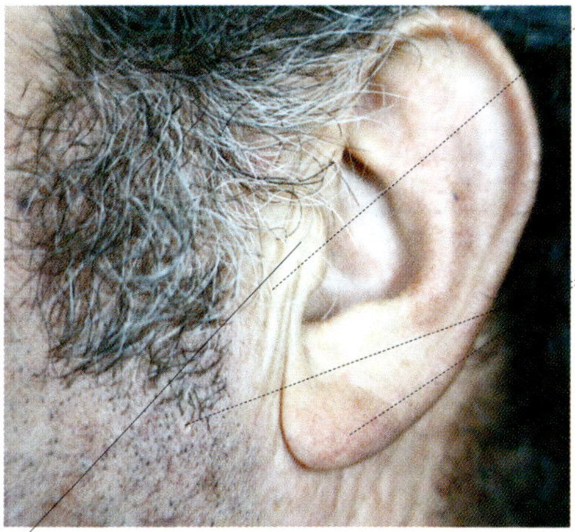

Die Falten vor dem Ohr, ein Zeichen für den Mangel an Silicea.

Auf dem Ohr sowie auf der Gesichtshaut erscheint der milchig rötliche Ton von Kalium chloratum vermischt mit dem bläulich rötlichen von Natrium sulfuricum.

Deutlich und klar abgegrenzt ist der Bereich, in dem der wächserne Ton erscheint. Es ist sozusagen das klassische Erscheinungsbild dieses Mangels. 7 Stück täglich sind notwendig.

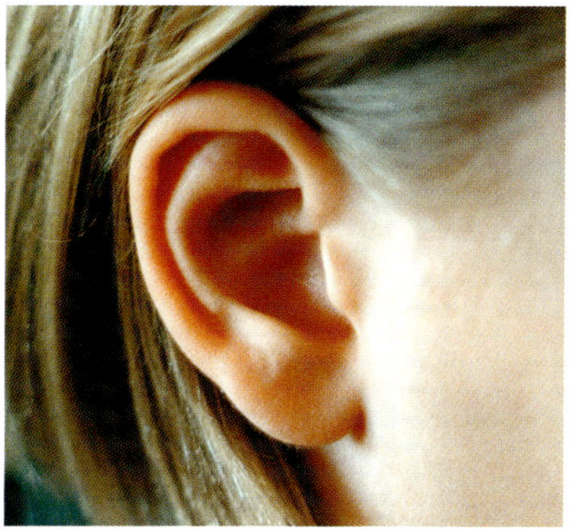

Das gesamte Ohr hinterlässt einen wächsernen Eindruck, was auf eine hohe Spannung in dem jungen Menschen schließen läßt. Wegen der großen Ausbreitung und starken Intensität 15 Stück pro Tag.

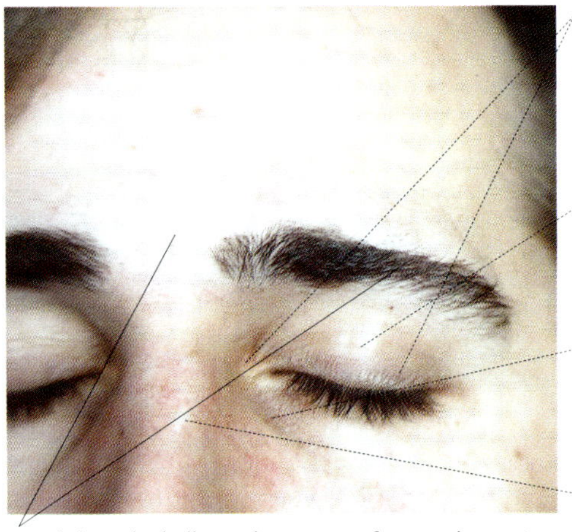

Der leichte bräunlich schwärzliche Ton von Cf umgibt das Auge.

Auf dem Oberlid liegt der Gelatineglanz von Nc.

Die Würfelfalten von Cf sind nicht sehr ausgeprägt.

Die Nase hat schon einen leichten Einschlag in Richtung bläulich rot von Ns.

Deutlich ist der helle wächserne Streifen zu sehen, mit dem nicht nur die Augenbrauen unterlegt sind, sondern der sich auch durchgehend über die Stirn hinzieht. Der starke Mangel verlangt mindestens 10 Stück täglich.

Die beiden Oberlider sind leicht bräunlich schwärzlich vom Cf-Mangel.

Der Mangel an Fp ist deutlich wahrzunehmen.

Auf dem Nasenrücken und der Stirn ist eine leichte gelblich bräunliche Verfärbung festzustellen.

Auf der Wange ist ein deutlicher Mangel an Cs zu erkennen, er unterscheidet sich deutlich vom wächsernen von Cp auf der Stirn.

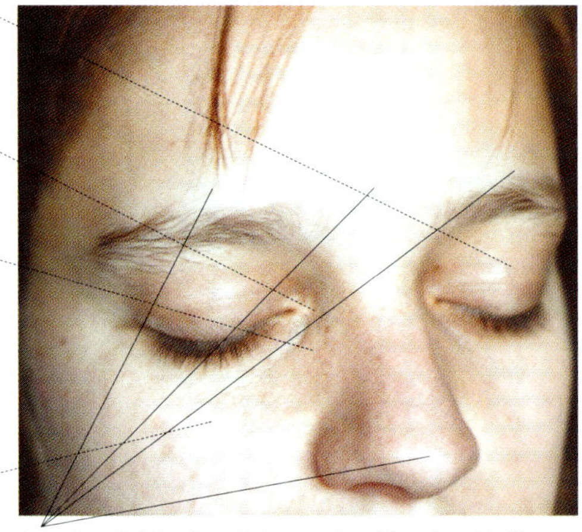

Sehr deutlich ist der wächserne Streifen, der sich über die Stirn hinzieht und mit dem die beiden Augenbrauen unterlegt sind. Außerdem hat die Nasenunterkante den gleichen wächsernen Ton. Der Mangel ist sehr ausgeprägt und verlangt mindestens 10 Stück täglich.

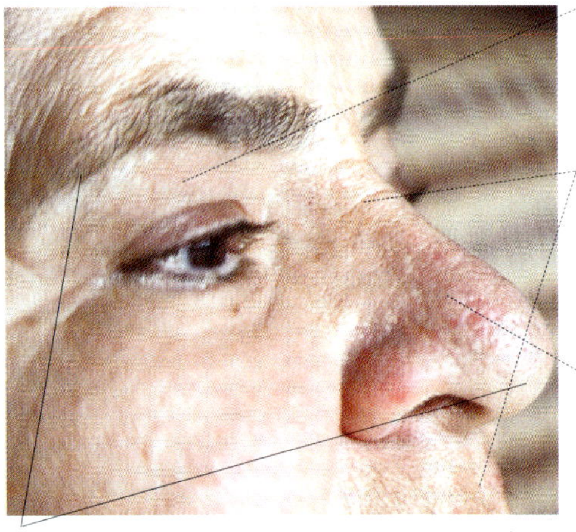

Auf dem Oberlid liegt der bräunlich schwärzliche Ton von Cf.

Auf dem Nasenrücken und über der Oberlippe zeigt sich der bräunlich gelbliche Ton von Ks.

Die Nase hat die deutlich rötlich bläuliche Farbe, die den Mangel an Natrium sulfuricum anzeigt.

Auf der Nasenunterkante ist ganz klar abgegrenzt der wächserne Ton erkennbar. Er zeigt sich auch im hellen wächsernen Ton, mit dem die Augenbraue unterlegt ist. Der Mangel ist nicht besonders ausgeprägt, 5–7 Stück sind ausreichend.

Auf der Wange zeigt sich eine leichte Röte, die den Mangel an Mp anzeigt.

Der Hautgrieß auf der Wange hängt mit einem Mangel an Kc zusammen.

Über der Oberlippe und ein wenig schwächer auf dem Kinn der milchige Ton des Kc.

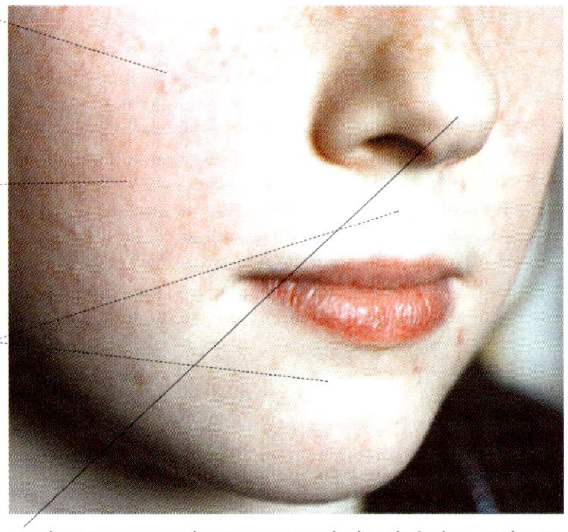

An der Nasenunterkante zeigt sich deutlich der wächserne Ton, der den Mangel an Calcium phosphoricum anzeigt. Er ist klar zu unterscheiden von dem milchigen Ton des Kc, der sich über der Oberlippe ausbreitet. Eine tägliche Einnahme von 7–10 Stück erscheint angebracht.

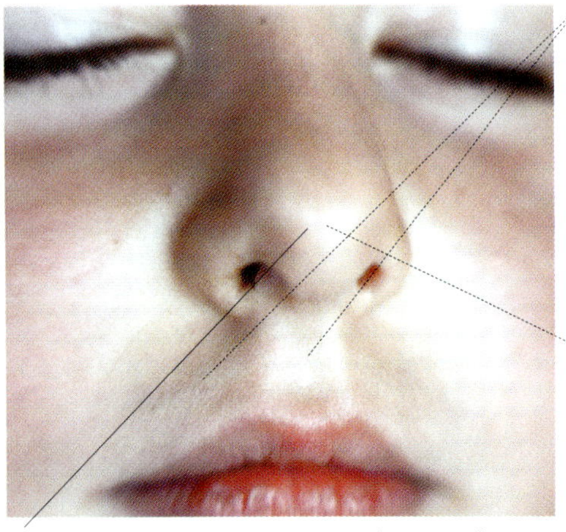

Über der Oberlippe zeigt sich der milchige Ton, der den Mangel an Kalium chloratum anzeigt.

Die Politur auf der Nasenspitze, welche Glasurglanz genannt wird, weist auf den Mangel an S hin.

Die Nasenspitze zeigt in hervorragender Weise den Mangel an Cp im wächsernen Ton, der sich deutlich vom so genannten „Milchbart" abhebt, der zu Kc gehört. Der starke Mangel verlangt 10 Stück täglich.

Deutlich erkennbar die Einfurchung vom Cf-Speicher.

Der Politurglanz der Nasenspitze weist auf den Mangel an Silicea.

Das Ekzem auf der Wange hat mit einem Mangel an Natrium sulfuricum etwas zu tun.

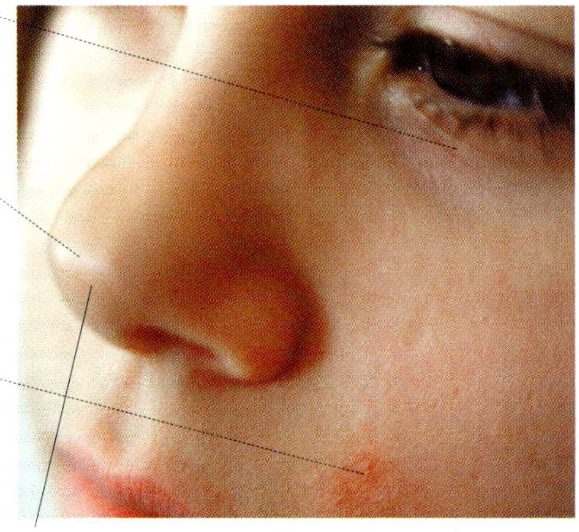

Die gesamte Nase ist von dem weichen wächsernen Ton von Calcium phosphoricum geprägt, was zum Alter dieses Kindes passt. Es ist im Aufbau begriffen und benötigt dringend diesen Mineralstoff, ungefähr 10 Stück pro Tag.

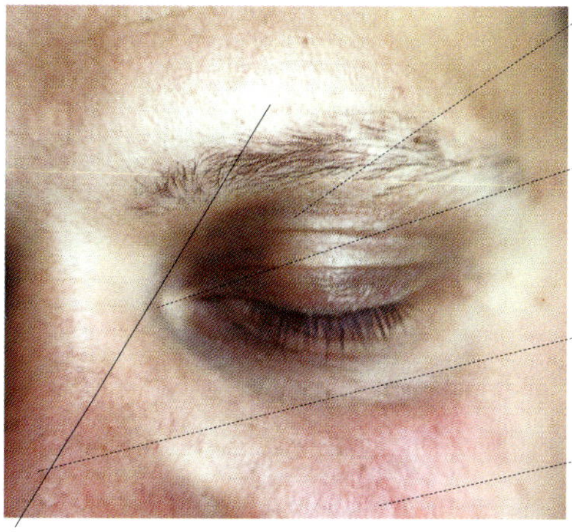

Deutlich erkennbar ist der wächserne Streifen, mit dem die Augenbraue unterlegt ist und der auf den Mangel an Calcium phosphoricum hinweist. Täglich 7 Stück sind hier notwendig, um eine Auffüllung des Mangels zu erreichen.

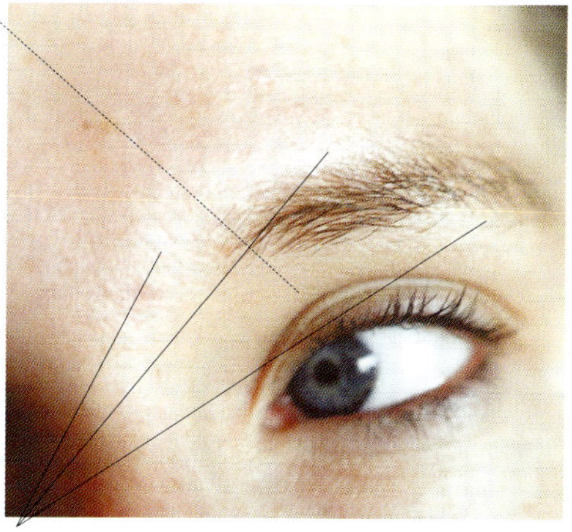

Von der Mitte der Stirn über der Nasenwurzel ausgehend zieht sich der wächserne Streifen nach außen. Er ist nur schwach erkennbar, da das Gesicht grundsätzlich sehr hell ist. 5–7 Stück täglich wären anzuraten.

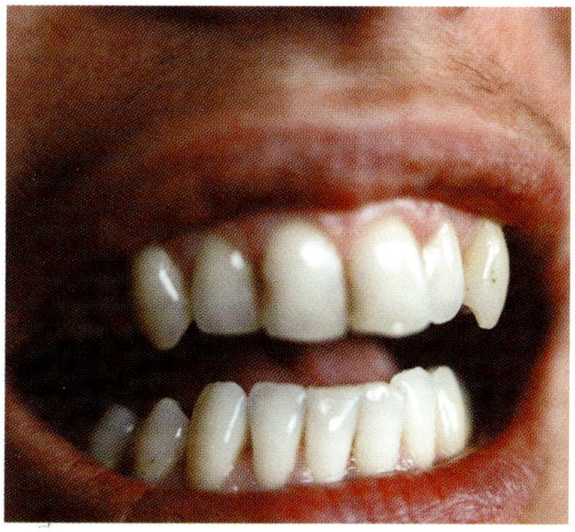

Auch bei Calcium phosphoricum ist die Demineralisierung der Zähne zu beachten, die sich in durchsichtigen Zahnspitzen zeigt, in diesem Falle vorwiegend unten.

Nr. 3 Ferrum phosphoricum, $FePO_4 \cdot 4H_2O$

Empfohlene Potenzierung: D12

Beschreibung des Mineralstoffs

Biochemischer Zusammenhang

- bindet in den roten Blutkörperchen den Sauerstoff, wodurch dieser bis zu den Zellen gelangen kann
- ist ein wichtiges Transportmittel im Körper
- für den Energiehaushalt von großer Bedeutung
- das Mittel für das erste Stadium einer Krankheit

Reaktion

Es kann anfänglich zu einer leichten Verstärkung der Krankheitszeichen kommen.

Anwendung

Vorbeugend: Muskelkater, Stärkung der Widerstandskraft

Fördert die Konzentrationsfähigkeit, Schmerzmittel allgemein, blutstillend.

Wunden heilen rasch ohne Narbenbildung.

Mangelzeichen, Zusatzfragen

Ermüden Sie sehr leicht, haben Sie Konzentrationsschwierigkeiten, wie gut oder schlecht vertragen Sie die Sonne, haben Sie ein schwaches Immunsystem bzw. verkühlen Sie sich leicht, sind Sie sehr leicht krank, fangen Sie alles gleich auf?

Mangelursachen, Mangelverstärkung

Kaffee, schwarzer Tee und das Theobromin im Kakao verbrauchen im Körper sehr viel Eisen.

Antlitzanalyse

Übernächtigtes Aussehen

Der Ferrum-phosphoricum-Haushalt ist für den Organismus von außerordentlicher Bedeutung, er ermöglicht einen ausgeglichenen Sauerstoffhaushalt. Das Ferrum phosphoricum besorgt den Transport von Sauerstoff von der Lunge bis in die Zelle und ist außerdem bedeutend als Transportmittel. Nun braucht aber der Organismus für die Aufnahme von Ferrum phosphoricum einen Ruhezustand. Es muss ferner in der zweiwertigen Form vorliegen, damit es überhaupt resorbiert werden kann, was über den Darm erfolgt. Hat der Mensch zu wenig Ruhe, dann steht auch für den Organismus zu wenig Zeit zur Verfügung, um genügend Ferrum phosphoricum in den Betrieb einzubauen. Wir haben auch einen Begriff für diesen Zustand und sagen, dass der Mensch „übernächtigt" ist.

Das heißt, er hat einfach zu wenig geschlafen, ganz gleich aus welchem Grund, obwohl der Besuch eines Lokals durch den Zigarettenrauch und die u.U. belastenden Getränke den Körper naturgemäß mehr belastet als wenn die Nachtzeit für Arbeit verwendet wurde.

In einem solchen übernächtigten Zustand erscheint die Augenpartie dunkel, wie mit einem schwarzen Schleier überzogen. Es ist kein Belag auf der Haut, sondern ein Hauch, der über der Haut liegt. Häufig wird diese Erscheinung als „Hohläugigkeit" beschrieben, was aber den wirklichen Tatbestand nicht trifft. In Folge des Fehlbestandes an Ferrum phosphoricum im Körper muss der Organismus auf Notbetrieb umschalten und verbraucht für den nötigen Einsatz das Kalium phosphoricum, wobei in der Augenpartie Fettpolster aufgelöst werden. Diese sind u.a. die Speicher für das wertvolle Lezithin, das aber in Kombination mit dem eingelagerten Kalium phosphoricum im Notbetrieb verbraucht wird. Dadurch kommt die Kugel des Augapfels mehr zum Vorschein, was den Menschen irgendwie krank aussehen lässt. Auf Dauer wird er es auch, wenn der Ferrum-phosphoricum-Haushalt nicht über kurz oder lang ausgeglichen wird.

Wichtig: Auch hier ist es wie bei manchen anderen Mineralstoffen unbedingt nötig, den Eindruck aus einer gewissen Entfernung zu gewinnen. Betrachtet man dieses Phänomen aus einer zu geringen Entfernung, löst es sich auf, es ist kaum oder gar nicht mehr zu sehen. Das hängt damit zusammen, dass die Pigmente, jene Punkte, die den Eindruck des schwärzlichen Hauches erwecken, bei der zu geringen Entfernung für das Auge zu weit auseinander rücken. Tatsächlich haben sich diese Punkte nicht auseinander bewegt, sondern das Auge ist näher gekommen. Nimmt die Entfernung zu, kann das Auge ab einem gewissen Abstand, die Punkte nicht mehr trennen und der Eindruck verdichtet sich, wodurch er gut erkennbar wird.

Eisenschatten

An der Nasenwurzel, auf der Fläche, die sich bis zum inneren Augenwinkel hinzieht, wird der Eisenmangel sichtbar. Auch hier ist es notwendig, vorerst einen gewissen Abstand einzuhalten.

Ich habe es auf vielen Seminaren erlebt, dass die Teilnehmer – im Kreis sitzend – bestätigen konnten, dass sie den Eisenmangel sehen, dies allerdings bei einem Abstand von 2–3 Metern. Als sie jedoch dann aufstanden und auf den zu betrachtenden Menschen zugingen, hat sich der Eindruck vom Eisenschatten immer mehr aufgelöst, bis fast nichts mehr sichtbar war!

Auf der steilen Fläche zum inneren Augenwinkel hin, sodass man das Gesicht zur Seite drehen muss, um sie genau betrachten zu können, bildet sich der Eisenschatten ab. Er ist häufig annähernd ellipsenförmig und kann sich auch bis unter das beginnende Auge am inneren Augenwinkel hinunterziehen. Es handelt sich hierbei um eine bläulich schwärzliche Farbe, wobei eigentlich das Schwarz überwiegt. Es ist aber ein ganz anderes Schwarz als beim Calcium fluoratum, wo es sich um ein bräunliches Schwarz handelte, das Schwarz kommt beim Mangel an Calcium fluoratum allein nur äußerst selten vor, hat aber dann immer noch den Eindruck vom Bräunlichen. Das Schwarz von Ferrum phosphoricum ist von einer eindringlichen Schwärze. Es kann am besten mit dem dunklen Blau des Himmels in Verbindung gebracht werden, bevor dieser in die schwärzliche Färbung übergeht.

Betrachtet man die Fläche des Eisenschattens aus der Nähe, so ist sie klar umrissen. Geht man auf einige Distanz, kann man auch die umliegende Schwärze feststellen, die noch vorhanden ist, und die Fläche des Schattens vergrößert sich.

Einfurchung

Wenn der Mangel an Ferrum phosphoricum längere Zeit andauert, muss der Organismus die Speicher abbauen. Das wird im Falle des Ferrum phosphoricum dadurch sichtbar, dass die bläulichschwärzliche Einfärbung nicht auf einer Fläche mit der umgebenden Haut liegt, sondern in einer Vertiefung, die genau die Fläche der Einfärbung ausmacht. Eine solche Einfurchung des Mangels muss unbedingt beachtet werden und verlangt die Einnahme über längere Zeit, wobei die Notwendigkeit der Entspannung und Ruhe nicht umgangen werden kann!

Achtung: Bei der Betrachtung der bläulich schwärzlichen Einfärbung der Haut im Falle des Eisenmangels muss unbedingt darauf geachtet werden, dass eine darunter liegende Vene den Eindruck des Mangelzeichens entscheidend verändern kann. Es ist dann unbedingt die zweite Seite zu betrachten. In diesem Zusammenhang möchte ich überhaupt darauf hinweisen, dass bei der Antlitzanalyse immer beide Seiten des Gesichtes betrachtet werden müssen. Sie können voneinander sehr stark abweichen. Dann ist ein ungefähres Mittel der beiden Meldungen des Organismus zu nehmen, um ihm gerecht zu werden.

Ferrum-Röte

Bei der abschließenden Gegenüberstellung der verschiedenen Möglichkeiten von Rot im Rahmen der Antlitzanalyse wird diese Farbe noch einmal besonders betrachtet.

Sie ist eine besonders intensive tiefe Röte, wie das gesunde Blut, wenn es aus der Nase rinnt beim Nasenbluten oder aus einer Wunde austritt bei einer Verletzung. Es ist ein reines intensives Rot ohne jede Vermischung, Verdünnung oder Verdickung.

Tritt genau diese Röte im Antlitz des Menschen auf, ist sie immer mit einer Wärme begleitet, die von der Intensität der Färbung abhängt. Je intensiver die Röte ist, umso wärmer wird die entsprechende Stelle im Gesicht.

Hinweis: Soll die Wärme an einer Stelle des Körpers erfühlt werden, so werden weder die Fingerkuppen noch die Handinnenfläche dazu benützt. Am sensibelsten ist der Handrücken im Bereich zwischen den vorletzten und letzten Fingergliedern. (Hierbei handelt es sich nicht um den Rücken der Mittelhand, sondern um den Rücken der Hand, der von jener Fläche gebildet wird, die hinter den äußersten Gliedern der Finger beginnt, wenn man von der Fingerkuppe in Richtung Knöchel nach innen geht, und bei den nächsten, den zweiten Gliedern der Finger endet.) Außerdem ist es notwendig, diese Stelle des Handrückens einige Sekunden auf der zu befühlenden Stelle verweilen zu lassen. Sehr bald kann exakt festgestellt werden, ob die Temperatur erhöht ist.

Geht es bei Ferrum phosphoricum um die erhöhte Körpertemperatur, so kann zum Unterschied bei Calcium phosphoricum die kühle kalte Körperstelle z. B. an der Stirn erfühlt werden.

Warme rote Ohren

Eine Stelle, an der sich sehr häufig sowohl die Ferrum-Röte zeigt und die auch die dem Mangel entsprechende Wärme aufweist, sind die Ohren.

Wenn die Kinder im Winter nach dem Herumtollen im frisch gefallenen Schnee in die warme Stube kommen, ist man eigentlich der Meinung, dass der Körper abgekühlt sei und das müsste eigentlich auch die Ohren betreffen. Aber wie erstaunt ist man, wenn diese befühlt werden, dass sie richtiggehend heiß sind und eine tiefe Röte aufweisen. Sie weisen im wahrsten Sinne eine glühende Röte auf.

Die warmen roten Ohren treten sehr häufig bei Schlafmangel auf; bei Menschen, die im Schichtbetrieb arbeiten oder, wie einleitend beschrieben, bei übernächtigten Menschen grundsätzlich.

Anmerkung: In diesem Zusammenhang möchte ich noch darauf hinweisen, dass Menschen, die einen Gehörsturz erleiden, einen überaus starken Mangel an Ferrum phosphoricum haben. Diesen konnte ich häufig beobachten, wenn sich Patienten mit diesem Leiden an mich wandten und durch die Mineralstoffe nach Dr. Schüßler ihr Leiden lindern wollten. Ferrum phosphoricum ist nämlich ein außerordentlich gut durchblutendes Mittel, was in diesem Fall besonders hilfreich ist.

Hinweis: Die Ohren können, wie auch andere Stellen im Antlitz des Menschen, ohne die normalerweise begleitende Röte erwärmt sein. Diese Wärme ist unbedingt ein Hinweis auf das fehlende Ferrum phosphoricum, das unbedingt ausreichend gegeben werden sollte.

Achtung: Schon vorausschauend auf den nächsten Mineralstoff, nämlich das Kalium chloratum, muss darauf hingewiesen werden, dass die bläulich schwärzliche Einfärbung der Haut nicht mit dem milchig bläulichen Belag verwechselt werden darf, der u.U. bei einem Mangel an Kalium chloratum sich über die Stelle hinzieht, an der auch Ferrum phosphoricum angezeigt wird.

Entzündete Hautstellen

Sehr häufig sind unreine Hautstellen, Mitesser oder Pickel von einem roten Hof umgeben. Diese Stellen zeigen an, dass der Ferrum-phosphoricum-Haushalt im Körper belastet ist, denn der Organismus hat offensichtlich Probleme, sich mit den an diesen Stellen, wo das Immunsystem der Haut geschwächt ist, eindringenden Krankheitserregern bzw. Verschmutzungen ausreichend und zufriedenstellend auseinander zu setzen. Es haben nämlich nicht alle Menschen an den belasteten Hautstellen diese Röte.

Dauert die Auseinandersetzung des Organismus mit den eindringenden Problemstoffen zu lange und hat er zusätzlich Schwierigkeiten mit dem Abtransport der dabei anfallenden Schlacken, wechselt die tiefrote Farbe, welche den Ferrum-phosphoricum-Mangel anzeigt, in eine bläuliche Röte über, die dann den Mangel an Natrium sulfuricum meldet. Doch mehr darüber bei dem betreffenden Mineralstoff (s. S. 91).

Bei einem Mangel an Ferrum phosphoricum hat der Mensch grundsätzlich Probleme mit dem Immunsystem und es werden sich an belasteten Stellen fast immer Entzündungen bilden, die im ersten Stadium von der schon ausreichend beschriebenen Ferrum-Röte begleitet sind.

Gerade aber bei diesem Beispiel eines Mangelzeichens von Ferrum phosphoricum ist es unerlässlich, darauf hinzuweisen, dass die moderne Kosmetik solche „Meldungen" des Organismus unterdrückt, sodass sie häufig an anderen Stellen des Körpers gesucht werden müssen, wie z. B. am Haaransatz im Nacken. Sehr verbreitet sind Hautunreinheiten auch am Rücken.

Grundsätzlich muss bei intensiv betriebener Kosmetik davon ausgegangen werden, dass der Organismus erst längere Zeit nach Beendigung dieser „Hauttorturen" in der Lage ist, Mangelzeichen auf natürlichem Wege über das Antlitz wieder zu melden.

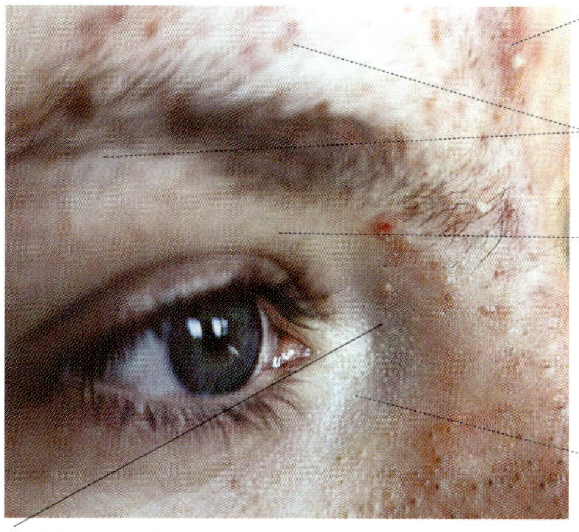

Pickel und Akne, ein Mangel an Np.

Deutlich der wächserne Ton des Cp.

Ein deutlicher bräunlich gelblicher Ton liegt auf dem Oberlid: Ks-Mangel.

Würfelfalten bzw. Karofalten: Mangel an Cf.

Der bläulich schwärzliche Schatten an der Nasenwurzel innen ist außerordentlich stark ausgeprägt. Der starke Eisenmangel dürfte mit den vielen Entzündungen in der Haut zusammenhängen. Dosierung: 10–15 Stück täglich.

Auf der Nasenwurzel breitet sich der gelblich bräunliche Ton aus, der den Mangel an Ks anzeigt.

Karofalten weisen auf den Mangel an Cf hin.

Bräunlich schwärzlich: Mangel an Cf.

Die großen Poren zeigen den Mangel an Nc an.

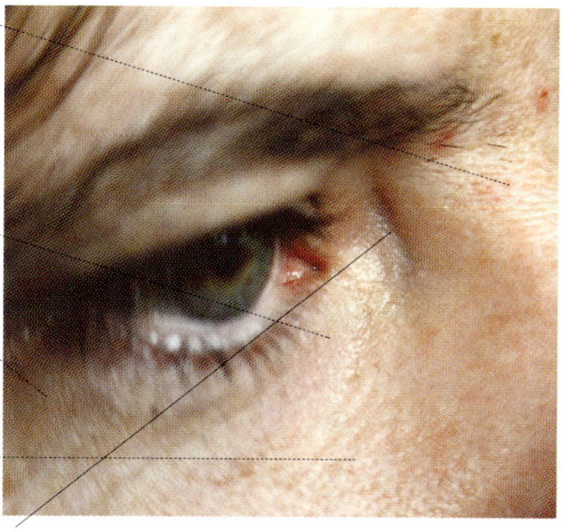

Der Eisenmangel zeigt sich in diesem Fall nicht nur als bläulich schwärzlicher Schatten, sondern er ist regelrecht eingegraben bzw. eingefurcht. Die Färbung ist beschränkt, aber durch den angegriffenen Speicher der Mangel stark: 10 Stück pro Tag.

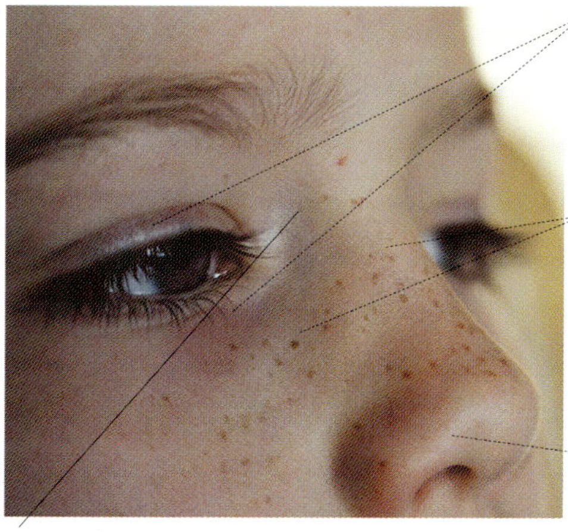

Milchig bläulich auf dem Oberlid und milchig rötlich auf dem Unterlid.

Gelblich bräunlich und Sommersprossen bzw. Pigmentflecken: Mangel an Ks.

Die Unterkante der Nase ist wächsern: Cp.

Der großflächige bläulich schwärzliche Schatten weist auf einen starken Mangel an Ferrum phosphoricum hin, welcher eine tägliche Einnahme von mindestens 10 Stück verlangt.

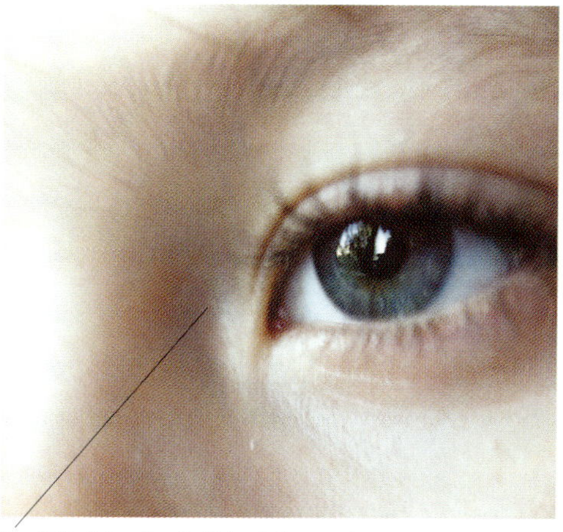

Der bläulich schwärzliche Schatten liegt in einer Vertiefung, die den Verlust im Speicher anzeigt. Eine tägliche Einnahme von 7 Stück ist empfehlenswert.

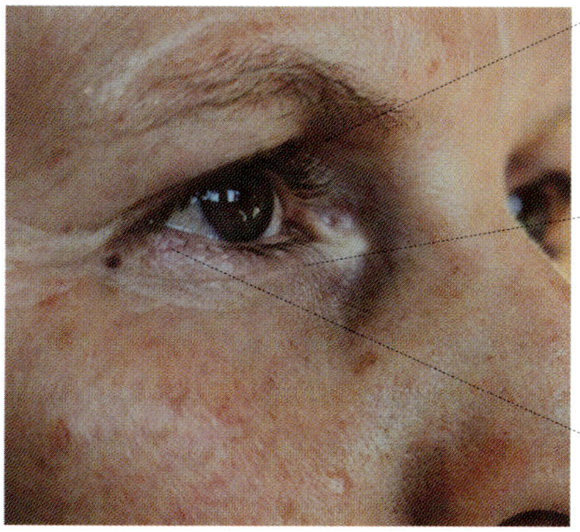

Lidhöhle: Mangel an Silicea.

Fächerfalten zeigen den Mangel an Cf an.

Milchig rötlich: Mangel an Kc. Gelatineglanz: Mangel an Nc.

Auf dem etwas zu dunkel geratenen Bild ist der bläulich schwärzliche Schatten trotzdem sehr gut zu sehen. Auch hier ist der Speicher schon „angeknabbert“, was eine tägliche Dosis von 15 Stück rechtfertigt.

Der weiße Schimmer ist ein Zeichen für den Cs-Mangel.

Rund um das Auge bis über die Wange zeigt sich der milchige Ton von Kc.

Im Augenwinkel zeigen sich die Fächerfalten von Cf.

Auf der Wange zeigen sich die großen Poren von Nc.

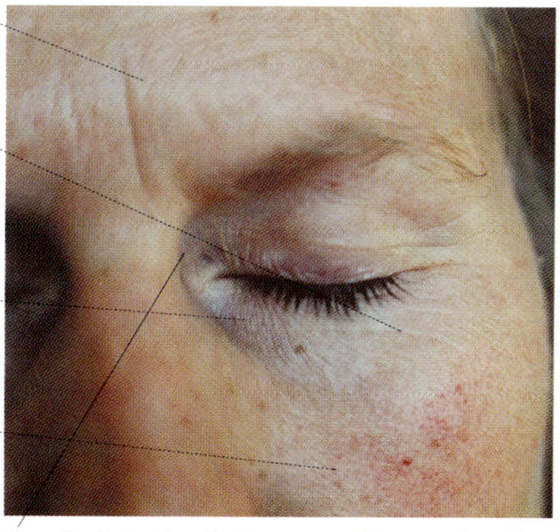

Der scharfe Rand an der Nasenwurzel innen weist auf den großen Mangel an Fp hin, weil der Speicher ausgehöhlt erscheint. Dosierung: 10 Stück täglich.

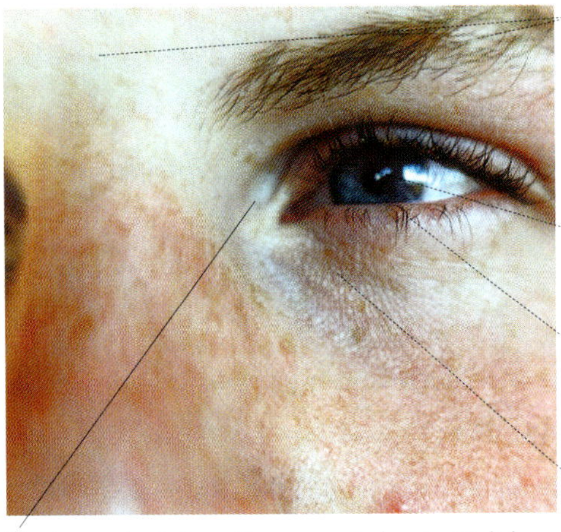

Wächsern über der Nasenwurzel und Augenbraue unterlegt: Cp.

Lidhöhle: Silicea.

Gelatineglanz: Nc.

Würfel, Karo, Fächer: Cf.

Ein etwas schwächerer Eisenmangel, der eine tägliche Einnahmemenge von 5 Stück verlangt.

Nicht nur das Oberlid, sondern über den äußeren Augenwinkel hinaus und unter dem Auge ist die milchige Einfärbung von Kc zu sehen.

Der Nasenrücken ist in Richtung bläulich rötlich verfärbt, was auf einen Mangel an Ns hinweist.

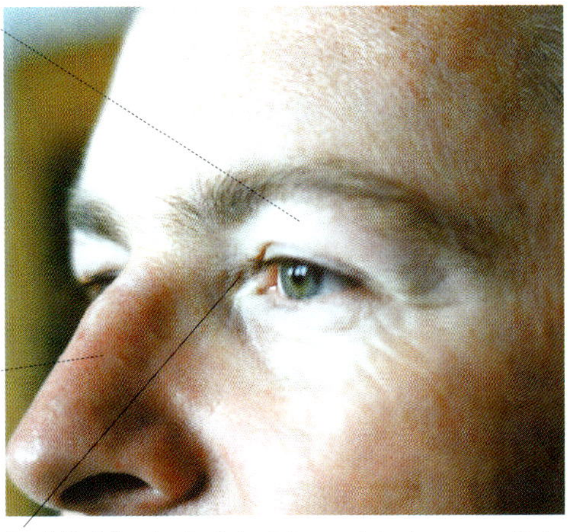

Der bläulich schwärzliche Schatten ist sehr ausgeprägt und verlangt eine tägliche Einnahme von mindestens 10–15 Stück.

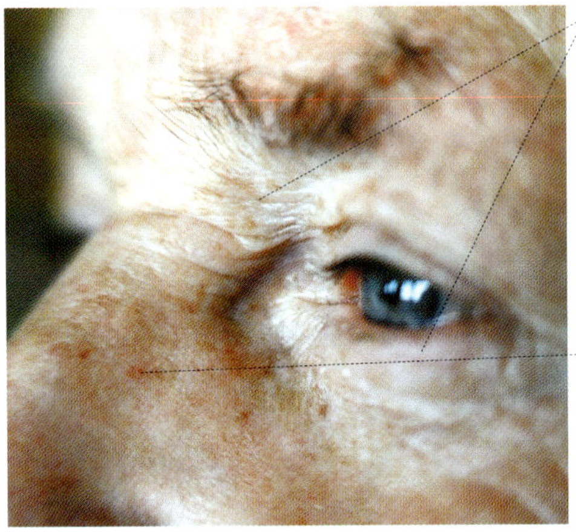

Das Auge ist rundherum von einem milchigen Rand umgeben, der den Kc-Mangel angibt.

Auf dem Nasenrücken, aber auch sonst im Gesicht zeigt sich die gelblich bräunliche Einfärbung von Ks.

An der Stelle, wo man üblicherweise den bläulich schwärzlichen Schatten sucht, findet man hier eine tiefe Aushöhlung des Eisenspeichers, der vor allem eine Einnahme über lange Zeit verlangt, verbunden mit viel Ruhe und Entspannung. Die Dosierung liegt hier bei etwa 15–20 Stück pro Tag.

Der helle wächserne Streifen, mit dem die Braue unterlegt ist, kann deutlich festgestellt werden: Cp.

Das gesamte Gesicht wird von den gelblich bräunlichen Pigmentstörungen von Ks dominiert.

Unterhalb des äußeren Unterlides zeigen sich Karofalten: Cf.

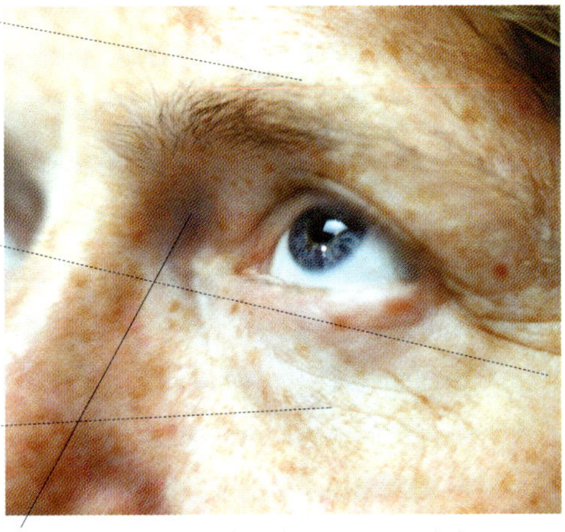

Halb im Schatten liegt hier der Eisenmangel, der einen mittleren Mangel anzeigt, welcher mit einer Dosierung von 7 Stück ausreichend berücksichtigt ist.

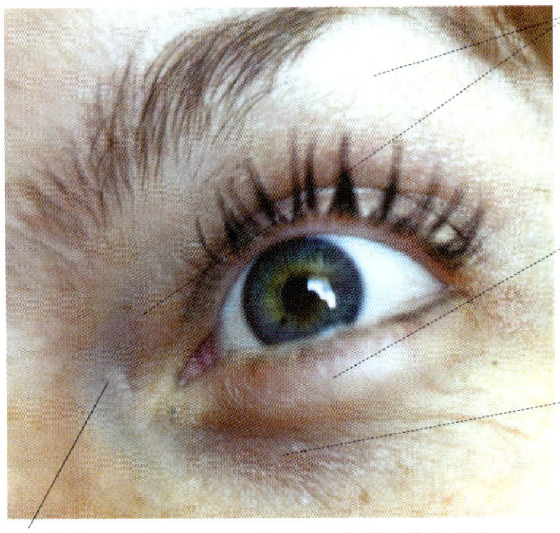

Das Karo von Cf zieht sich vom inneren Augenwinkel bis über das gesamte Oberlid.

Milchig rötlich: Kc.

Das Karo auf dem Unterlid wird durch einige Würfel bereichert: Cf.

Durch den starken Mangel an Kc wird der bläulich schwärzliche Schatten von Fp milchig aufgehellt, wodurch er etwas von seiner Deutlichkeit einbüßt. Trotzdem erscheint eine tägliche Einnahmemenge von 7 Stück gerechtfertigt.

Auf dem Oberlid liegt ein feiner milchig bläulicher Streifen, der unmittelbar an den Wimpern am stärksten ist.

Der milchig bläuliche Streifen wird durch den gelblich bräunlichen Streifen des Ks unterbrochen.

Auf der Nasenwurzel sowie auf der Wange befinden sich die großen Poren, die den Mangel an Nc anzeigen.

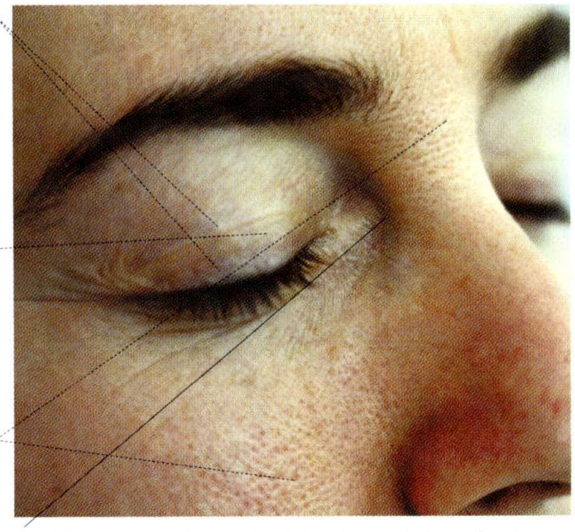

Der überaus deutliche bläulich schwärzliche Schatten liegt wieder auf einer Einfurchung des Eisenspeichers und weist auf einen schon längere Zeit chronisch andauernden Mangel an Fp hin. Dosierung: 15 Stück täglich.

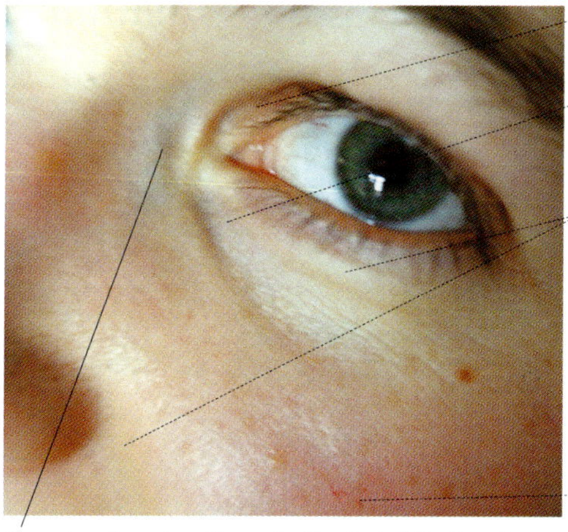

Der sehr schwache „Eisenschatten" wird hier in seiner Erscheinungsform durch ein Gefäß stark verfälscht. Das direkt unter der Haut liegende Gefäß täuscht eine stärkere Verfärbung der Haut vor, als sie tatsächlich ist. Dosierung: 3 Stück täglich.

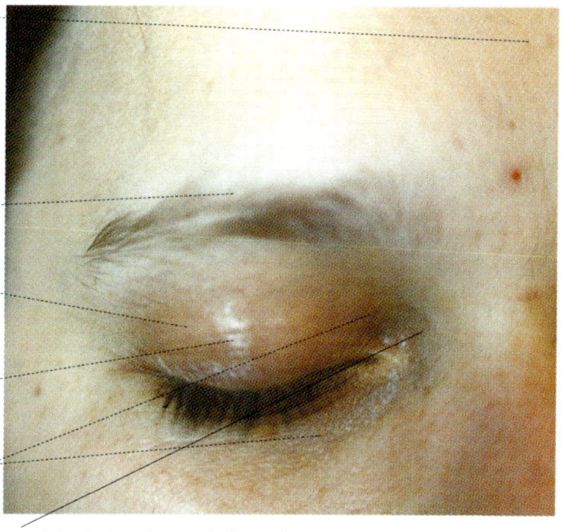

Der bläulich schwärzliche Schatten ist nicht sehr ausgeprägt, deshalb reichen 5-7 Stück täglich.

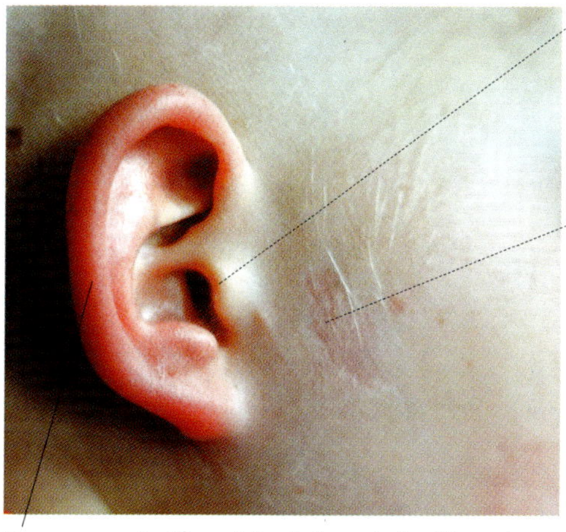

Das warme rote Ohr weist auf einen akuten Mangel an Ferrum phosphoricum hin, der mit einer einmaligen raschen Gabe von 30–40 Stück wahrscheinlich abgedeckt werden kann. Weiteren Aufschluss gibt dann die Betrachtung des Eisenmangels an der Nasenwurzel innen: Eisenschatten!

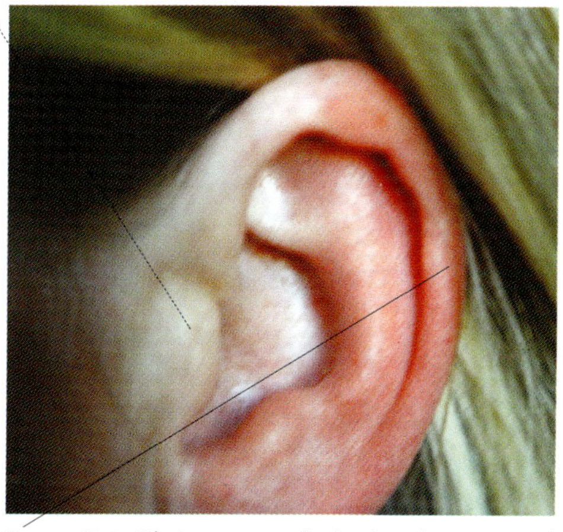

Das gerötete Ohr ist warm und zeigt den akuten Mangel an Ferrum phosphoricum an, der mit einer größeren Gabe von 30–50 Stück (es handelt sich um einen Erwachsenen) vermutlich abgedeckt werden kann. Für die weitere Begleitung muss der „Eisenschatten" betrachtet werden.

Nr. 4 Kalium chloratum, KCl

Empfohlene Potenzierung: D6

Beschreibung des Mineralstoffs

Biochemischer Zusammenhang

- bildet den Faserstoff, indem die Eiweißbausteine, die durch die Nr. 2 Calcium phosphoricum gebildet wurden, zu Fasern zusammengefügt werden
- ist ein bedeutender Betriebsstoff für die Drüsen im Körper
- bindet chemische Gifte
- ist das Mittel für das zweite Stadium einer Krankheit, wenn Gefahr besteht, dass sie sich im Körper festsetzt.

Speicher im Körper

Bronchien, Schleimhäute, Drüsen

Wirkung, Wirkungsweise

- mittel- bis langfristig.

Es ist der Drüsenbetriebsstoff. Er sollte bei Entzündungen im fortgeschrittenen Stadium eingesetzt werden, wenn die Gefahr besteht, dass eine Erkrankung sich festsetzt und womöglich chronisch wird.

Betriebsstörungen, Krankheiten, Symptome

Blutverdickung (reguliert die Fließfähigkeit des Blutes, indem es den Faserstoff bindet), Schwerhörigkeit, Neigung zu Übergewicht, Drüsenschwellungen, schleimiger Husten, Bronchitis, weißer Zungenbelag, weiche Schwellungen, weißer Schleim, Speichel zieht Fäden, Couperose (Äderchen im Gesicht), Besenreiser (Äderchen auf den Beinen).

Reaktion

Es ist eine schnelle Reaktion als kurzfristige Verstärkung der Symptome möglich.

Anwendung

Im Mund zergehen lassen, Umschlag, Salben, Wickel, Inhalation.

Mangelzeichen, Zusatzfragen

Liegt eine Allergie oder Stoffwechselprobleme vor? Haben Sie Besenreiser, leicht einen schleimigen Husten, leiden Sie unter Hautgrieß? Haben Sie Drüsenprobleme?

Mangelursachen, Mangelverstärkung

Alkohol, Milchprodukte und Strombelastung verbrauchen sehr viel von diesem Mineralstoff im Körper.

Antlitzanalyse

Milchiges Aussehen

Bei der Bezeichnung „Milchgesicht" denken die meisten an einen jungen unerfahrenen Menschen, bei dem es noch „grün" hinter den Ohren ist und der noch wenig Lebenserfahrung hat. Ob dieser Tatbestand nun tatsächlich auftritt oder nicht, es gibt eben Menschen, in deren Gesicht der Eindruck entsteht, als wäre es von einer Schicht Milch überzogen. Allerdings tritt dieser „Idealfall" nur noch äußerst selten auf, da die Nahrung heutzutage im Zeitalter des Milchüberschusses genügend Milch enthält. Was aber der reichliche Überschuss von Milch im Körper erzeugt, das ist ein Calcium-phosphoricum-Mangel, der sich dann im wächsernen Aussehen zum Ausdruck bringt.

Doch zurück zum milchigen Eindruck, welcher durch einen Mangel an Kalium chloratum entsteht. Dieser erstreckt sich also, wie angemerkt, nicht mehr über das ganze Gesicht, sondern ist in den allermeisten Fällen seines Auftretens, auf die Stelle rund um die Augen beschränkt. Der milchige Belag, der auf der Haut erscheint, kann so rund um die Augen verteilt sein, dass der Eindruck einer milchigen Brille entsteht.

Der milchige Auftrag auf der Haut kann sich auch bis in jene Stellen ausdehnen, die üblicherweise als Bereich für den Calcium-phosphoricum-Mangel angegeben werden, nämlich bis unter die Augenbrauen. So erscheint dieser Bereich dann nicht, wie bei einem Calcium-phosphoricum-Mangel als wächsern, sondern milchig, mit einer gewissen Einfärbung, die weiter unten nachgelesen werden kann.

Ist dieser milchige Belag nicht zu beobachten, sollte zur Kontrolle der Blick des zu betrachtenden Menschen nach oben geleitet werden, wodurch das Unterlid besonders hervortritt und häufig der auf diesem befindliche milchige Belag, der sich auch bis auf die Wangen hinunter ausbreiten kann, sichtbar wird.

Die Mangelzeichen von Kalium chloratum, soweit es um Farben geht, sind nicht in der Haut zu sehen, sondern bilden sich wie ein Belag ab, der auf der Haut aufgebracht ist, ganz anders wie z. B. bei Ferrum phosphoricum, bei dem die bläulich schwärzliche Einfärbung direkt in der Haut erscheint, als ob die Haut selbst verfärbt worden wäre oder eben tatsächlich eingefärbt ist.

„Milchbart"

Ein weiterer Bereich, auf dem sich das milchige Mangelzeichen zeigt, ist der Bereich über der Oberlippe, sodass man, wenn es sehr ausgeprägt vorhanden ist, ohne weiteres von einem Milchbart sprechen kann. Der milchige Bereich dehnt sich manchmal auch bis unter die Unterlippe aus, jedoch meistens nur als schmaler Streifen.

Die milchige Farbe beschränkt sich hauptsächlich auf die beschriebenen Bereiche, kann sich aber auch auf das ganze Gesicht ausdehnen, wobei noch die Wangen als bevorzugter Bereich genannt werden können.

Milchig rötliche Färbung

Ich würde jedem, der sich mit der Antlitzanalyse auseinandersetzt, empfehlen, sich mit einem Kasten Deckfarben einzudecken und selbst Farbexperimente anzustellen. Es ist dabei unbedingt notwendig, dass eine Tube Deckweiß enthalten ist.

Um die Farbe „milchig rötlich" richtig zu erfassen, geht es wie bei Calcium fluoratum nicht um die Intensität der Farbe, sondern um ihren Charakter. Diese Farbe milchig rötlich kann nämlich sehr zart und hell aber genauso stark und intensiv auftreten. Es geht in jedem Fall um die Beimengung von dem Weiß, das den Charakter des Milchigen ausmacht.

Es wäre also zu empfehlen, neben einem roten Farbklecks dieselbe Farbe noch einmal zu verwenden, aber dabei ein wenig Deckweiß darunter zu mischen und sich diese Farbe im Vergleich dazu gut einzuprägen. Vielleicht wäre es gut, dieselbe Farbe noch einmal mit Deckweiß zu vermischen, aber diesmal ein wenig mehr, damit der Charakter des Milchigen noch mehr hervortritt.

Hat man sich diese Farbe verinnerlicht, sodass sie zur Verfügung steht, kann begonnen werden, dieselbe im Antlitz des Menschen zu suchen. Sie befindet sich, wenn der Blick des zu betrachtenden Menschen nach oben gerichtet ist, am unteren Lidrand von den Wimpern ausgehend nach unten in einer Breite von 2–3 Millimetern, meist durchgehend, sie kann sich aber auch flächenmäßig ausdehnen. Das kann häufig im Bereich der Karofalten beobachtet werden. Dies tritt so häufig auf, dass von manchen Vertretern der Antlitzanalyse behauptet wird, diese beiden Erscheinungen gehörten zusammen. Allerdings bräuchten sie nur bei Kurt Hickethier nachlesen, wo von der milchig rötlichen Verfärbung in Bezug auf Kalium chloratum ausdrücklich gesprochen wird.

Der milchig rötliche Belag befindet sich sehr häufig auch auf dem Oberlid. Allerdings wird hier die Betrachtung etwas kompliziert. Es vermischt sich dieser Belag sehr häufig mit dem Mangelzeichen von Calcium fluoratum, der bräunlich schwärzlichen Einfärbung der Haut auf dem Oberlid. Außerdem tritt hier eine weitere Farbe in den Mangelzeichen für Kalium chloratum auf, nämlich milchig bläulich.

Milchig bläuliche Färbung

Im Rahmen der Mode, sich Lidschatten aufzutragen, konnte ich im Laufe der Zeit alle Mangelzeichen beobachten, die die Natur des menschlichen Körpers anzubieten imstande ist.

Eine der Farben, die immer noch häufig verwendet wird, ist das Blau. Es wird auf dem oberen Lid aufgetragen, ganz genau so, wie es die Natur des Menschen bei einem Mangel an Kalium chloratum zustande bringt. Der milchig blaue Belag ist ab den Wimpern nach oben 2–3 Millimeter breit, kann sich auch weiter ausdehnen, bleibt aber meistens auf einen Streifen beschränkt. Häufig geht er dann in die milchig rötliche Einfärbung über.

Die milchig rötliche Färbung ergibt, wenn sie sich mit der bräunlich schwärzlichen Einfärbung des Calcium fluoratum vermischt, jenen rötlich bräunlich schwärzlichen Charakter, der häufig für Calcium fluoratum angegeben wird. Ich habe jedoch die Erfahrung gemacht, dass das Auseinanderhalten dieser beiden Einfärbungen eher der Realität entspricht und die tatsächlichen Mangelzustände angibt.

Milchig lila Färbung

Es wäre ja leicht, die antlitzanalytischen Zeichen zu lernen, würden sie immer rein, ohne Verfälschung auftreten. Aber leider kommt es immer wieder zu Vermischungen der einzelnen Zeichen desselben und Überschneidungen mit anderen Mineralstoffen. So auch bei Kalium chloratum.

Wenn sich die milchig rötliche Verfärbung mit der milchig bläulichen vermischt, entsteht eine neue Farbe, die ich gerne mit milchig lila beschreiben würde. Sie kann auf dem Unter- wie auf dem Oberlid auftreten, jeweils gleich am Beginn unmittelbar nach den Wimpern mehr oder weniger breit, von einem schmalen Streifen angefangen bis zu einer fast flächenhaften Ausdehnung.

Bläuliche Färbung

Eine sehr bekannte Beschreibung für ein Mangelzeichen an Kalium chloratum besteht in der Beschreibung von Magermilch, die in einer leicht durchscheinenden, fast bläulichen Einfärbung auf dem Gesicht liegt. Allerdings ist diese auf dem Gesicht selbst weniger häufig anzutreffen als auf den Augäpfeln, was ein Hinweis darauf ist, dass auch die Einfärbung des Augapfels in Verbindung mit der Antlitzanalyse beachtet werden sollte.

Couperose

Durch einen Mangel an Kalium chloratum wird das Blut mit Faserstoffen belastet, wodurch die Viskosität (Fließfähigkeit) beeinträchtigt wird, weil es dickflüssiger wird. Durch diese Eigenschaft werden die oberflächlichen Adern aufgedehnt, infolgedessen sie deutlich sichtbar werden. Das kann bei der so gefürchteten Couperose beobachtet werden, bei der die Äderchen auf der Wange sichtbar werden. Allerdings können diese aufgedehnten Äderchen sehr häufig auch an den Nasenflügeln und auf dem Nasenrücken bzw. -sattel beobachtet werden. Je stärker die Ausbreitung dieser Äderchen im Gesicht Platz greift, umso höher kann der Mangel an Kalium chloratum eingestuft werden.

Bei diesem wie auch dem nächsten antlitzanalytischen Zeichen stellt sich wieder die Frage, ob man die Folgen eines Mangels als ein solches gelten lassen kann. Bei der Diskussion dieses Punktes führe ich immer wieder an, dass

Kurt Hickethier selbst beim Mineralstoff Silicea die reichliche Faltenbildung als Zeichen für einen Mangel gelten ließ. Letztlich wird sich diese Frage als akademisch erweisen, als rein für den Verstand von Bedeutung, denn hauptsächlich soll die Antlitzanalyse dazu dienen, die Anzeichen für die Mängel an den verschiedenen Mineralstoffen aufzufinden. Das ist die Hauptsache.

Hautgrieß

Bei einem Mangel an Kalium chloratum wird der Körper mit Faserstoffen überschüttet, mit denen er kaum zu Rande kommt. Einerseits wird, wie oben beschrieben, das Blut verdickt. Andererseits wird der Faserstoff häufig in der Form eines schleimigen Hustens abgestoßen. Es gibt für den Organismus allerdings noch eine Möglichkeit, die Faserstoffe los zu werden bzw. sie in einer Deponie abzulagern. Das sind dann die kleinen lästigen Körnchen, die sich unter der Hautoberfläche bilden und die sich nicht wie die Mitesser ausdrücken lassen. Es handelt sich dabei um den Hautgrieß, der in der Kosmetik mit Nadeln entfernt wird. Tritt der Hautgrieß sehr stark im Antlitz des Menschen auf, muss er entsprechend bei der Dosierung dieses Mineralstoffes berücksichtigt werden. Ich möchte aber darauf verweisen, dass sowohl die aufgedehnten Äderchen als Besenreiser und der Hautgrieß am Körper auftreten können, ohne dass sich die gleichen Erscheinungen im Antlitz zeigen. Sehr wohl zeigt sich aber der Mangel an Kalium chloratum in den anderen Zeichen.

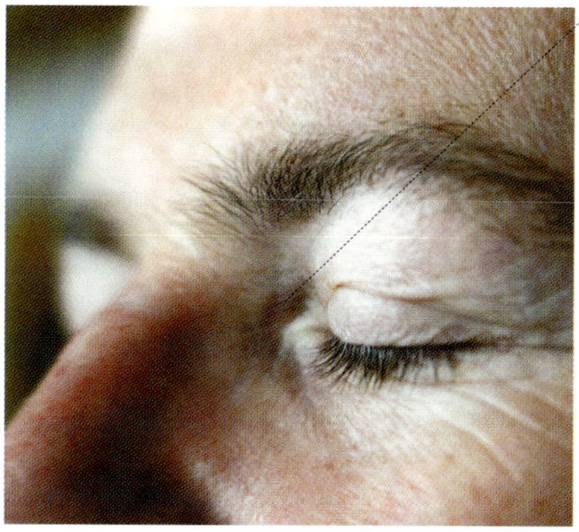

Der Eisenschatten liegt in einer sehr deutlichen Ausführung an der Nasenwurzel innen.

Deutlich kann die milchige Einfärbung rund um das Auge festgestellt werden. Es handelt sich dabei um einen sehr starken Mangel an Kalium chloratum, weshalb 10–15 Stück täglich als notwendig erscheinen.

Auf der Schläfe zeigt ein grauer Hauch, der über der Haut liegt, den Mangel an Kp an.

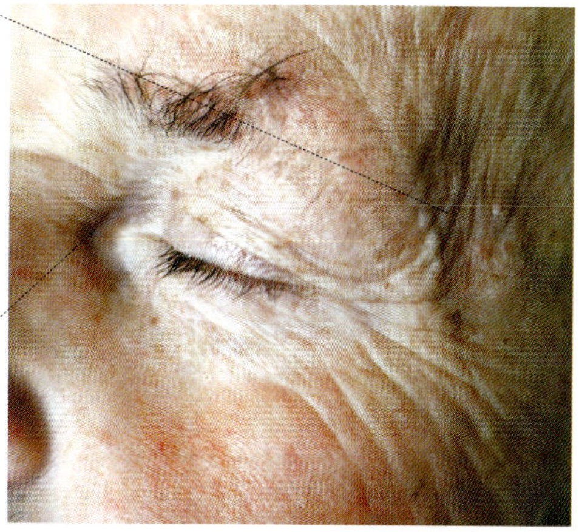

Ein starker Eisenmangel mit deutlichem Defizit auch im Speicher, angezeigt durch die Einfurchung an der Nasenwurzel innen.

Auf dem bräunlich gelblichen Hintergrund des Ks tritt die milchige Einfärbung rund um das Auge besonders stark hervor. Der Mangel ist relativ stark und verlangt 10 Stück täglich. Auf dem Oberlid zeigt sich unmittelbar an die Wimpern anschließend eine schwache milchig rötliche Einfärbung.

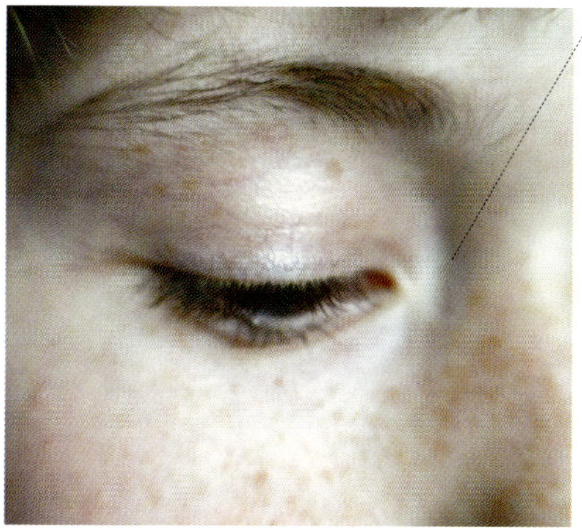

Deutlich zu sehen, obwohl unscharf, der Mangel an Ferrum phosphoricum, ersichtlich am bläulich schwärzlichen Schatten an der Nasenwurzel innen.

Auf diesem Bild überwiegt grundsätzlich die milchige Einfärbung des Gesichtes, auf dem Oberlid unmittelbar an die Wimpern anschließend zeigt sich ein milchig bläulicher Ton. Dosierung: 10 Stück täglich.

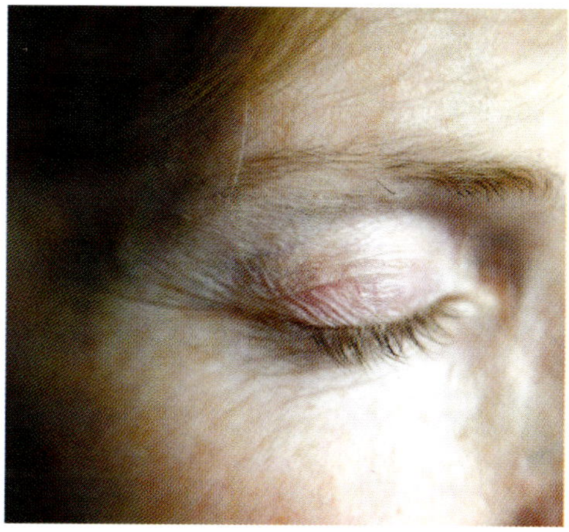

Deutlich überwiegt der milchige Ton im Gesicht, allerdings haben die Oberlider mit ihrer milchig rötlichen Einfärbung ein eigenes Gewicht. Der Mangel ist sehr stark: 10-15 Stück pro Tag.

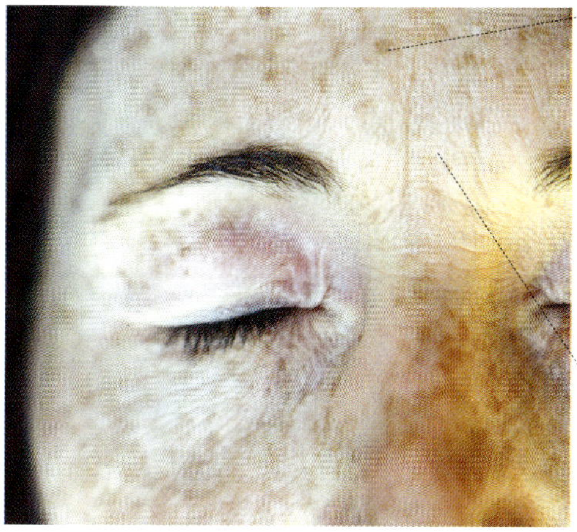

Die vielen Pigmentflecken zeigen den Mangel an Ks ziemlich deutlich an.

Deutlich kann der warme wächserne Ton des Cp vom milchigen des Kc unterschieden werden.

Ein weicher milchiger bis milchig rötlicher Ton speziell auf dem Oberlid beherrscht das Bild. Dosierung: mindestens 10 Stück pro Tag.

Der wächserne Ton des Cp unterscheidet sich wiederum sehr deutlich vom milchigen des Kc.

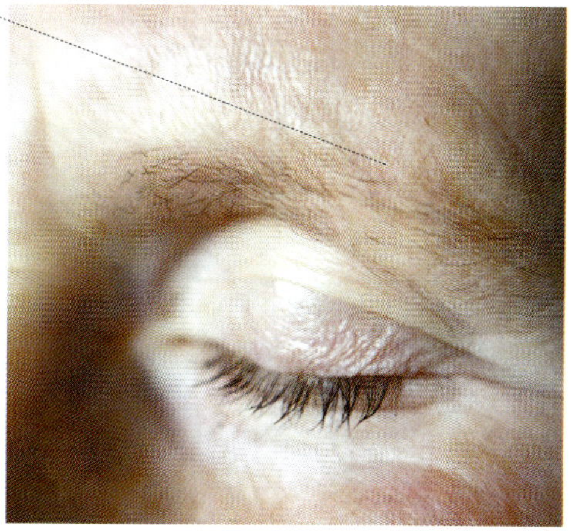

Der milchige Ton rund um das Auge wird durch den milchig rötlichen bis bläulichen Ton auf dem Oberlid noch verstärkt. Die Mischung kann am besten mit lila beschrieben werden. Dosierung: 10-15 Stück täglich

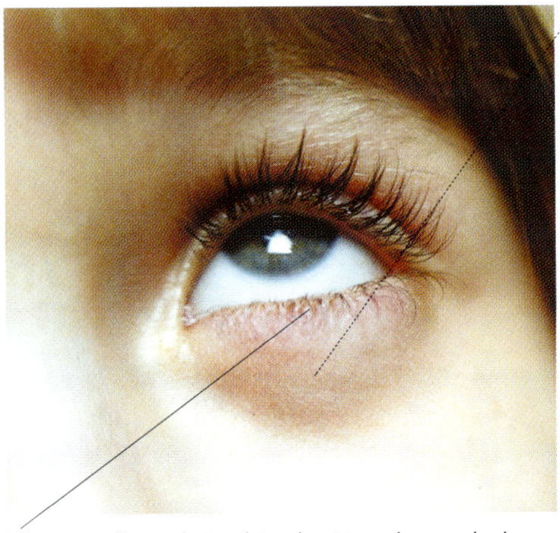

Unter dem milchig rötlichen Streifen tritt ganz klar die bräunlich schwärzliche Farbe von Cf in Erscheinung.

Lässt man den zu betrachtenden Menschen nach oben blicken, tritt die milchig rötliche Farbe besonders stark in den Vordergrund. In diesem Fall als schmaler Streifen. Sie kann sich bis zu den Wangen und über sie hin ausbreiten. Dosierung: 5 Stück täglich.

Die wenigen Fächerfalten, die im Augenwinkel sichtbar werden, sind als erkennbarer bis leichter Mangel einzuordnen und würden mit höchstens 3 Tabletten pro Tag eingestuft.

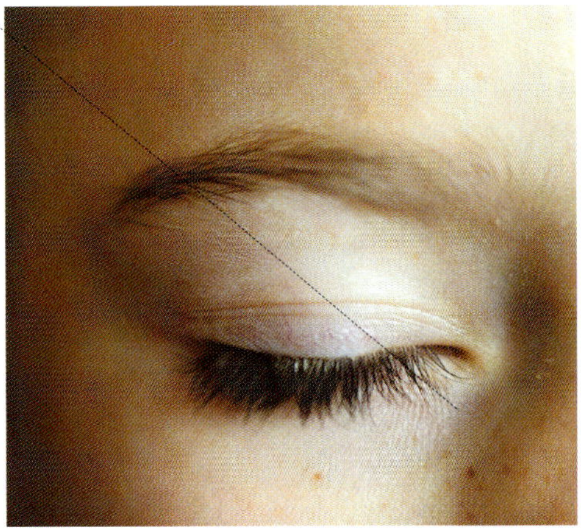

Auf einem milchigen Hintergrund tritt hier besonders der schmale lila Streifen in Erscheinung, welcher eine Mischung von milchig rötlich und milchig bläulich darstellt. Dosierung: 7 Stück pro Tag.

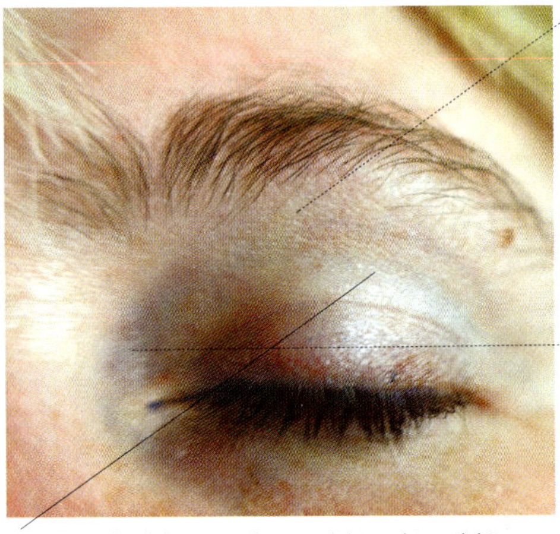

Karofalten auf dem Oberlid zeigen einen Mangel an Cf an.

Der bläulich schwärzliche Schatten des Fp-Mangels ist flächenmäßig sehr ausgedehnt.

Auf dem Oberlid zeigt sich ein milchiger bis milchig bläulicher Streifen, der eine Dosierung von 5–7 Stück rechtfertigen würde.

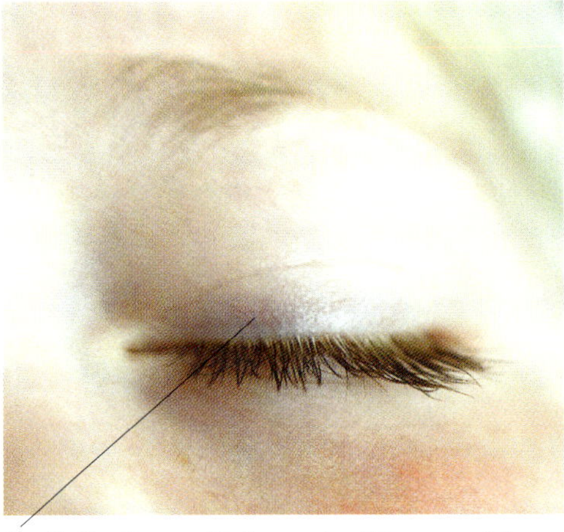

Der lila Streifen unmittelbar an den Wimpern auf dem Oberlid geht über in einen milchigen Ton. Dosierung: 5 Stück pro Tag.

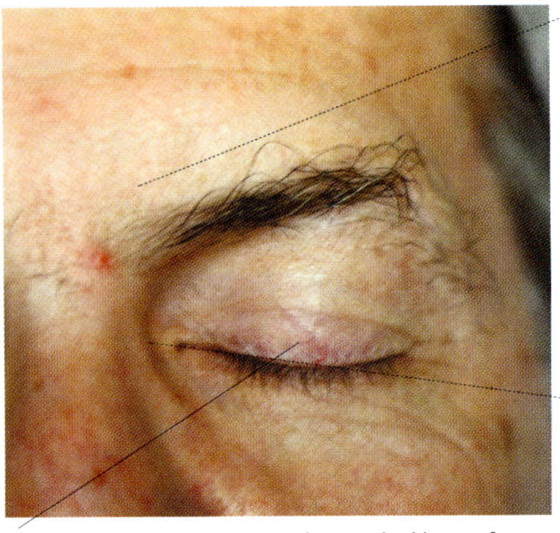

Auf der Stirn zeigt sich trotz der starken Bräunung der wächserne Ton des Calcium phosphoricum.

Ein schwacher Eisenmangel liegt an der Nasenwurzel innen.

Auf dem gut gebräunten Gesicht tritt der lila Streifen, der den Mangel an Kalium chloratum anzeigt, besonders deutlich hervor, obwohl es sich nur um einen geringen Mangel handelt, der mit 5 Stück pro Tag abgedeckt werden kann.

Die hell unterlegte Augenbraue weist auf den Mangel an Cp hin.

Der bläulich schwärzliche Schatten des Fp liegt deutlich erkennbar an der Nasenwurzel innen.

Die wenigen Fächerfalten sind höchstens als erkennbarer Mangel an Cf einzustufen.

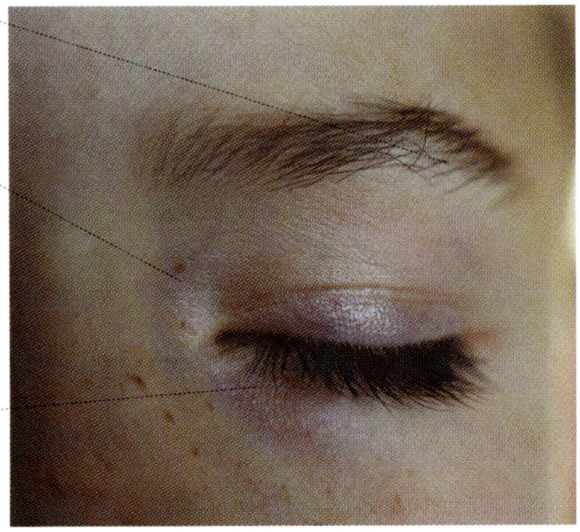

Der lila Ton zeigt sich in diesem Fall nicht nur auf dem Oberlid, sondern auch auf dem Unterlid. Dosierung: 7 Stück pro Tag.

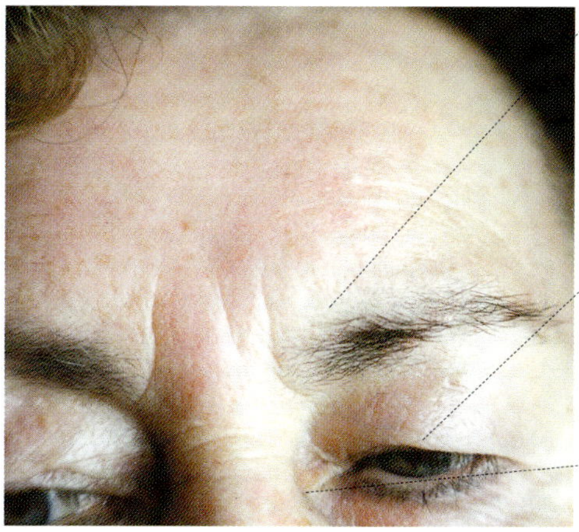

Der milchig rötliche Ton zieht sich über die ganze Stirn. Milchig bis milchig rötlich ebenfalls die Oberlider. Der Mangel ist relativ stark: 10 Stück pro Tag.

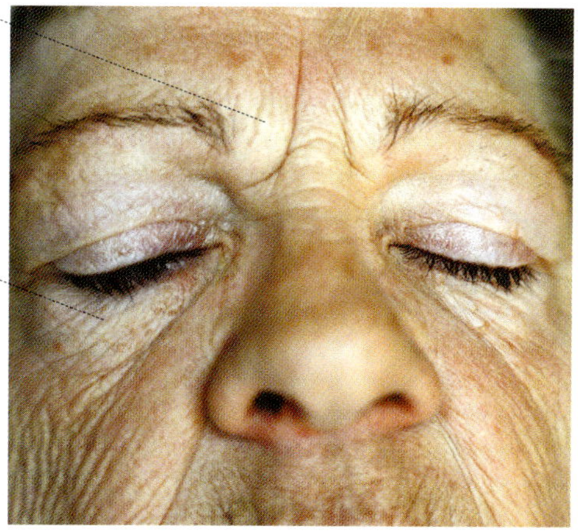

Der Kalium-chloratum-Mangel zeigt sich auf diesem besonders gelblich bräunlich eingefärbten Gesicht als milchige Brille. Beide Augen sind vom milchigen Ton rundherum umgeben. Dosierung: 7 Stück pro Tag.

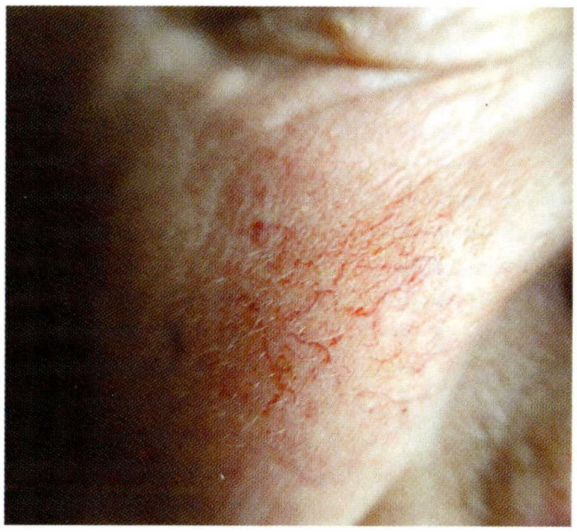

Die Couperose ist mit ihren durch zu dickes Blut aufgedehnten Adern ein eindeutiges Zeichen für einen Mangel an Kalium chloratum, allerdings gehört die Dosierung in das Gesamtbild, das sich bietet, eingebettet.

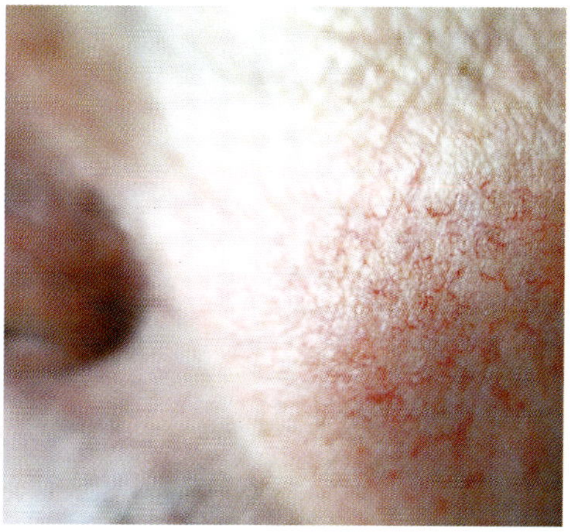

Couperose auf deutlich milchig rötlichem Hintergrund.

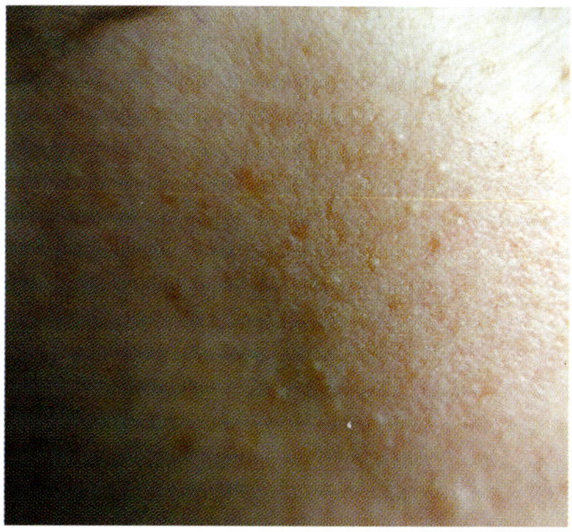

Hautgrieß in einer sehr einfachen Ausführung als einzelne über die Wange verstreute Körnchen.

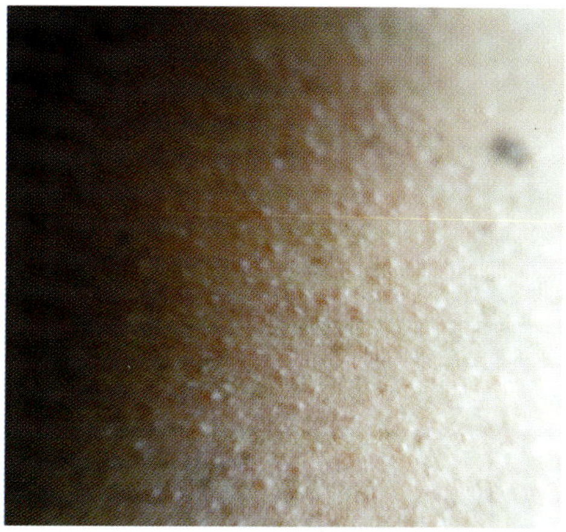

Hautgrieß in einer sehr intensiven Ausführung auf dem Oberarm eines Mannes. Auch der Hautgrieß gehört wie die Couperose in ein Gesamtbild des Kalium-chloratum-Mangels eingebettet, um angemessen dosieren zu können. Der Hautgrieß beeinflusst jedoch die Dosierung entscheidend.

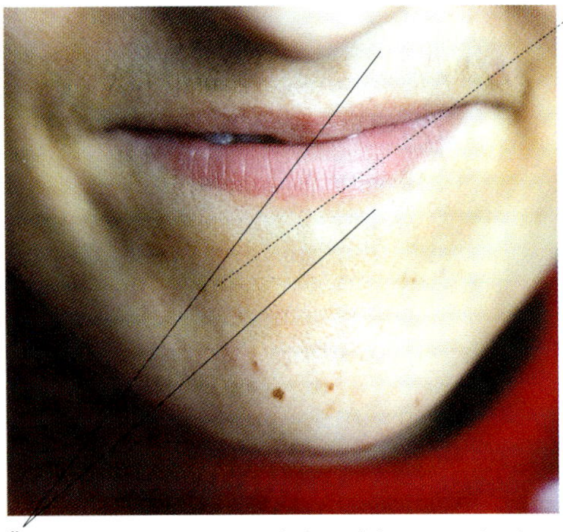

Die Einfärbung rund um das Kinn ist nicht eindeutig, weil sich gelblich grünlich und gelblich bräunlich in Form von oliv (wie die Farbe einer Olive) vermischt.

Über der Oberlippe zeigt sich der milchige Ton, der den Mangel an Kalium chloratum anzeigt. Der Mangel ist so stark, dass er sogar die gelblich bräunliche Einfärbung von Ks in Form eines schmalen Streifens verdrängt.

Politurglanz auf der Nasenspitze: Silicea.

Leichte Röte auf der Wange: Mp.

Der wächserne Ton des Cp ist gut vom milchigen des Kc zu unterscheiden.

Auf dem Kinn ist ein leichter grauer Hauch zu erkennen, welcher auf einen Mangel an Kp hinweist.

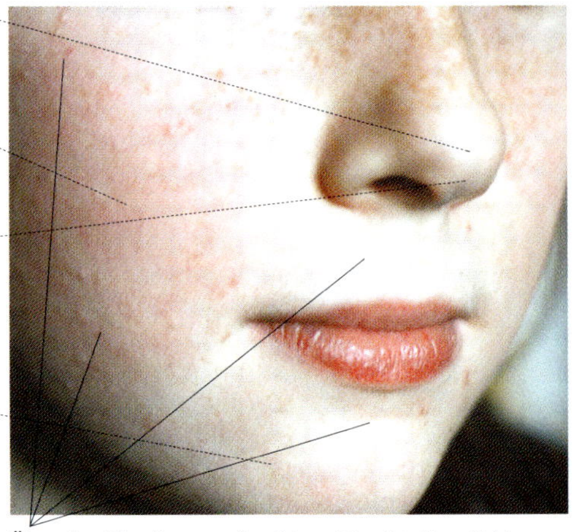

Über der Oberlippe und auf dem Kinn ist die milchige Farbe deutlich zu erkennen. Der Hautgrieß auf der Wange unterstreicht diesen Mangel. Für die Dosierung ist jedoch ein Gesamtbild, vor allem wie sich der Mangel um die Augen zeigt, notwendig.

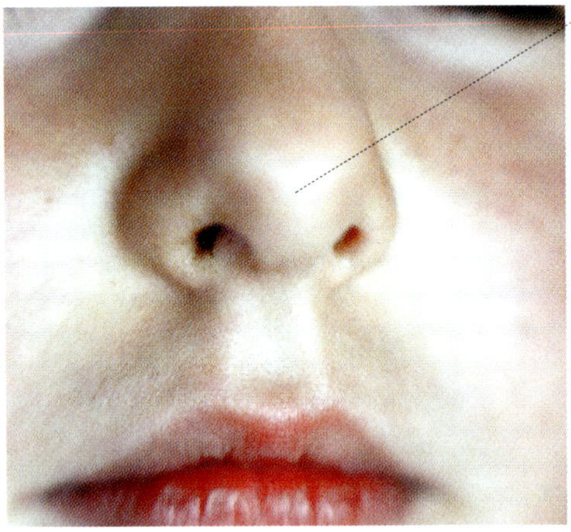

Politurglanz auf der Nasenspitze: Silicea.

Deutlich kann auch hier der milchige Ton des Kalium chloratum, der sich über der Oberlippe zeigt, vom wächsernen des Calcium phosphoricum, der auf der Unterseite bzw. Unterkante der Nase zu erkennen ist, unterschieden werden.

Das Schlupflid weist auf den Mangel an Cc hin.

Die bläulich rötliche Verfärbung zeigt den Mangel an Ns an.

Politurglanz auf der Nase: Silicea.

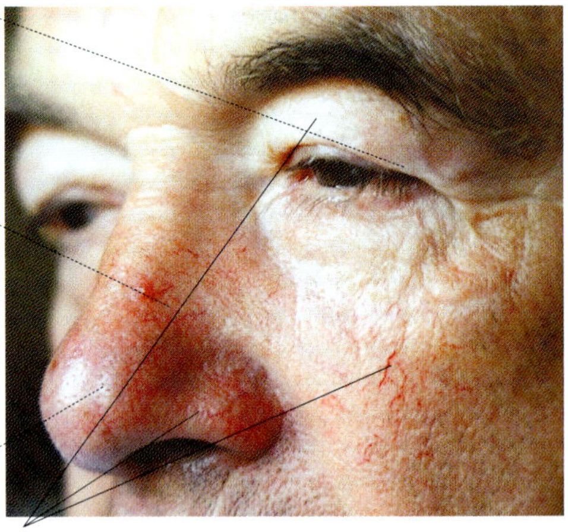

Der Mangel an Kalium chloratum, der sich auf dem gut gebräunten Gesicht im milchigen Ton rund um das Auge zeigt, wird verstärkt durch die ausgeprägte Couperose, die sich sowohl auf der Wange als auch auf dem Nasenflügel und gesamten Nasenrücken zeigt. Dosierung: 15 Stück täglich.

Nr. 5 Kalium phosphoricum, $KH_2 PO_4$

Empfohlene Potenzierung: D6

Beschreibung des Mineralstoffs

Biochemischer Zusammenhang

- baut mit Hilfe der Nr. 8 Natrium chloratum Gewebe auf
- ist für das hohe Fieber zuständig
- ist das biochemische Antiseptikum
- ist für die Leistung, den Einsatz im Leben zuständig

Speicher im Körper

Schläfen, Milz, Nerven

Wirkung, Wirkungsweise

- schnell bei hohem Fieber
- rasch bei üblem Mundgeruch
- langsam, wenn es sich um den Aufbau von Gewebe handelt

Betriebsstörungen, Krankheiten, Symptome

Es ist das „Generalmittel" bei allen Erschöpfungszuständen seelischer und körperlicher Natur. Der Mineralstoff kommt in allen Gehirn- und Nervenzellen, im Blut und in den Muskeln vor.

Platzangst, Lähmungserscheinungen, schlechte Nerven, Mundgeruch (der nicht vom Zähneputzen weggeht), Zahnfleischbluten, Zahnfleischschwund, ständiges Hungergefühl nach dem Essen, hohes Fieber (über 38,5 °C).

Reaktion

Wenn das hohe Fieber nicht sinkt, kann der zusätzliche Einsatz von Nr. 2 Calcium phosphoricum notwendig sein.

Bei hohem Fieber ernsthaft überlegen, wie lange es dem Patienten zugemutet werden darf.

Anwendung

Im Mund zergehen lassen; bei Mundfäule tropfenweise eingeben; zur Stärkung der Muskeln und anderer Gewebe auch äußerlich anwenden.

Mangelzeichen, Zusatzfragen

Wie geht es Ihrem Zahnfleisch? Leiden sie unter Erschöpfungszuständen? Sind Sie eher verzagt, vielleicht sogar weinerlich, niedergeschlagen?

Hier lässt sich auch der Hinweis auf den Schlafplatz anbringen: Wie die Zähne im Zahnfleisch gebettet sind, ist meistens auch der Mensch in seinem Bett gebettet. Diese Behauptung stimmt mit einer großen Wahrscheinlichkeit. Ein schlechter Schlafplatz kostet enorm viel Energie, wodurch der Mangel an Mineralstoff Nr. 5 sofort wieder verständlich wird.

Bei Verdacht stellt man die Frage: *Wie geht es Ihnen mit dem Mundgeruch, der auch mit dem Zähneputzen nicht weggeht?* Wenn der Partner dabei ist, ist es günstig ihn zu fragen, aber auch sofort das Verständnis für diesen Mundgeruch aufzubauen!

Mangelursachen, Mangelverstärkung

Vor, bei oder nach besonderer Anstrengung zur Auffüllung der angegriffenen Speicher ausgiebig nehmen.

Antlitzanalyse

Aschgraues Aussehen

Bei Ferrum phosphoricum habe ich den schwärzlichen Schatten beschrieben, der sich in den inneren Augenwinkeln verdichtet darstellt und nach außen immer dünner wird. Er kann auch als schwarzer Hauch gesehen werden, der über der Haut liegt.

Bei Kalium phosphoricum geht es auch um einen Hauch über der Haut, aber diesmal von anderer Beschaffenheit und an anderem Ort. Wenn Sie ein wenig Zigarrenasche nehmen und sie auf ein weißes Papier verteilen, bleiben winzige Aschenteile in den winzigen Vertiefungen des Papiers hängen. Lassen Sie dann die Asche vom schräg gehaltenen Papier herunterfallen und betrachten die Reste der Asche auf dem Papier aus einiger Entfernung. Das ist dann genau das „aschgrau" um das es bei diesem Mineralstoff geht. Der Unterschied liegt allein im Papier, weil die Gesichtshaut nicht von der gleichen weißen Beschaffenheit ist. Allerdings lässt sich aus diesem Versuch schon ableiten, dass dieser aschgraue Hauch auf einem blassen Gesicht besser zu sehen ist als auf einem dunklen bzw. gebräunten Gesicht.

Es gibt noch einen zweiten Hinweis, um sich diese Farbe einprägen zu können. Lehm hat eine schmutzig graue Farbe. Wenn ein wenig Lehm in Wasser aufgelöst und davon ein leichter Belag auf der Haut erzeugt wird, sodass kein Lehm mehr sichtbar ist, aber ein Rest von dieser schmutzig grauen Farbe, dann haben Sie auch einen Eindruck, wie die Farbe „aschgrau" beschaffen ist.

Hauptsächlich ist sie um das Kinn zu beobachten und ist immer ein Hinweis auf eine große Erschöpfung, an der ein Mensch leidet.

Die aschgraue Farbe, die beim Menschen einen fahlen Eindruck erzeugt, kommt auch im Bereich der Schläfen sehr häufig vor, ebenso im Bereich des unteren Augenlides, mehr dem äußeren Augenwinkel zu.

Eingefallene Schläfen

Wenn der Organismus in seiner Leistungsfähigkeit besonders herausgefordert wird, dann wird Kalium phosphoricum in Verbindung mit Lezithin, einer hochwertigen Fettverbindung, im Körper verbraucht. Darauf habe ich schon in Verbindung mit Ferrum phosphoricum hingewiesen. Dort wird es missverständlicherweise von manchen Interpreten der Antlitzanalyse als Mangel an Ferrum phosphoricum gesehen. Tatsächlich muss aber der Organismus wegen Mangels an dem Betriebsstoff Ferrum phosphoricum auf einen Notbetrieb umstellen und verbraucht anstatt dessen Kalium phosphoricum, wobei die Fettpolster rund um das Auge, welche das hochwertige Lezithin enthalten, aufgebraucht werden. Es wird dann häufig der Ausdruck „Hohläugigkeit" verwendet, an dessen Stelle ich lieber die Formulierung „übernächtigt" sehe.

Reichen nun diese Reserven nicht, dann werden weitere Speicher angegriffen und diese befinden sich an den Schläfen. Sie sind der größte Speicher an diesem wertvollen Betriebsstoff. Wird er abgebaut, dann wölbt sich die Haut, wenn der Abbau schon ein gewisses Stadium erreicht hat, mit der Zeit nach innen.

Bevor es allerdings so weit kommt, spannt sich die Haut über die schon vorhandene Höhlung. Sie ist nur feststellbar, wenn man mit dem Zeigefinger sacht neben dem äußeren Stirnbeinknochen unmittelbar über dem äußeren Augenwinkel in einer Entfernung von ungefähr 2–3 Zentimeter in Richtung Ohr abtastet. Ist der Abbau des Lezithins schon vorangeschritten, bleibt unmittelbar nach dem Entfernen des Zeigefingers der Eindruck kurze Zeit erhalten.

Ist die Vertiefung der eingefallenen Schläfe bereits vorhanden, kann man mit Hilfe eines Bleistiftes feststellen, ob es denn tatsächlich schon eine Vertiefung im Sinne eines Kalium-phosphoricum-Mangels ist, oder ob die Kopfform einen entsprechenden Mangel einsuggeriert. Der Bleistift muss nun in allen Richtungen über der vermeintlichen Vertiefung angelegt werden. Wird dann tatsächlich in allen diesen Richtungen ein Abstand zwischen Bleistift und Haut an der tiefsten Stelle festgestellt, dann handelt es sich auch um einen Kalium-phosphoricum-Mangel.

Anmerkung: Bevor der Abbau vom Kalium phosphoricum als Vertiefung in Form einer eingefallenen Schläfe sichtbar wird, beginnt sich die Hautbeschaffenheit an dieser Stelle zu verändern, was bei der Durchführung der Antlitzanalyse eine Hilfe darstellt, wenn sie beachtet wird.

Hauptsächlich handelt es sich um vergrößerte Poren, die mit dem Mangel an Natrium chloratum in Verbindung stehen. Das hängt insofern wieder biochemisch damit zusammen, dass Natrium chloratum und Kalium phosphoricum viele gemeinsame Aufgaben erfüllen und deshalb sehr häufig gemeinsam auftreten.

Matter Glanz der Augen

In der Betrachtung des Menschen anlässlich einer Antlitzanalyse werden mit der Zeit immer mehr Faktoren einfließen, die die Einstufung der Mängel bestimmen. Manche davon fließen auf Ebenen, die nicht über die Bewusstseinsebene ihren Kanal finden. Dazu gehört auch der Gesamteindruck, die insgesamte Befindlichkeit, die der Mensch ausstrahlt.

Anfänglich wird es aber von großer Hilfe sein, Hinweise zu haben, die diese Wahrnehmung fördern. Dazu gehört auch,

- dass beobachtet wird, welchen Tonus die Haut im Antlitz des Menschen hat,
- wie die Beschaffenheit der Haare ist,
- wie die Aufmerksamkeit ist,
- wie der Klang der Stimme ankommt,
- ob der Mensch eine gewisse Ausdünstung hat (das ist gewiss keine Bewertung des Gegenübers, sondern eine äußerst wertvolle Hilfe, bestimmte Mängel genauer festzustellen),
- ob ihre/seine Anspannung schon nachgelassen hat und sie/er sich auf die Antlitzanalyse einstellen kann.

Eine ganz wichtige Beobachtung, was den Mangel an Kalium phosphoricum betrifft, ist der Glanz der Augen. Sie sind nämlich direkter Ausdruck dafür, was die energetische Situation des Menschen anlangt. Sind sie strahlend, frisch, aufgeweckt, dann wird es kaum Probleme in Hinblick auf diesen Mineralstoff geben. Haben sie hingegen einen eher müden, matten Glanz oder ist er kaum noch festzustellen, ist der Mensch also schon ziemlich abwesend, dann wird es höchste Zeit, vor allem die Einnahme gerade dieses Mineralstoffes zu verlangen, damit die verloren gegangene Lebenskraft sich möglichst bald wieder einstellt. Kalium phosphoricum ist nämlich der Mineralstoff für schwindende Lebenskraft und das drückt sich sehr über die Strahlkraft der Augen aus.

Mundgeruch

Es gibt ein Problem, unter dem die betroffenen Menschen außerordentlich leiden und manchmal wissen sie gar nicht, ob es gerade vorhanden ist oder nicht. Das ist der unangenehme Mundgeruch, von dem viele behaupten, er käme aus dem schlechten Magen, was aber überhaupt nicht der Fall ist. Der äußerst unangenehme Geruch, der an Fäulnis erinnert, kommt eben gerade von einem Gewebszerfall, durch den der Organismus an das dringend benötigte Kalium phosphoricum herankommt. Wenn Sie nun in der Beratung feststellen, dass ihr Gegenüber Probleme hat, frei herauszureden, sich von Ihnen entfernt hält, weil die Person von ihrem Problem weiß, dann sprechen Sie dieses ruhig in einer Form an, die auch annehmbar ist. Haben Sie den Geruch selbst festgestellt, dürfen Sie auf keinen Fall dieses Problem übergehen. Leiten Sie das Thema behutsam, aber konsequent ein. Ihr Gegenüber wird entlastet sein, wenn endlich in einer Atmosphäre darüber gesprochen werden kann, wo das Problem nicht nur angesehen wird, sondern wo auch Hilfe angeboten wird. Hier hilft Kalium phosphoricum garantiert.

Eine Mutter kam voller Sorge zu mir: Ihr 12-jähriger Sohn sei so verzweifelt, weil er wegen starken Mundgeruchs von allen verspottet wird. Nach 14 Tagen der intensiven Einnahme von Kalium phosphoricum gehörte dieses für den Jungen so schwerwiegende Problem der Vergangenheit an.

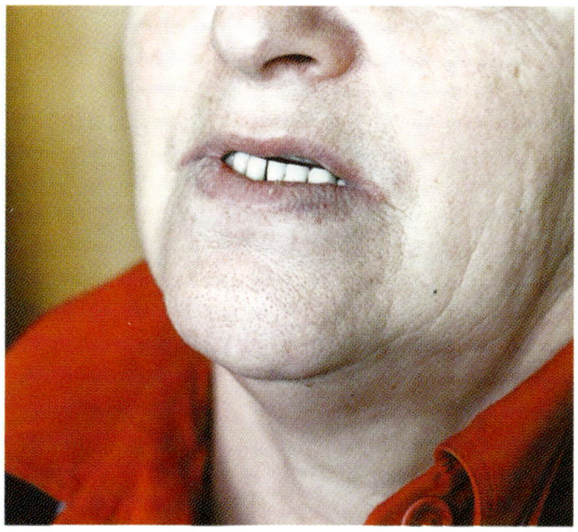

Wenn Sie das Bild in einiger Entfernung von sich halten, werden Sie den leichten grauen Hauch feststellen können, der das Kinn überzieht und einen schmalen Streifen über der Oberlippe bildet. Dosierung: 10 Stück täglich. Insgesamt ist das Gesicht vom Mineralstoff Nr. 12 Calcium sulfuricum geprägt.

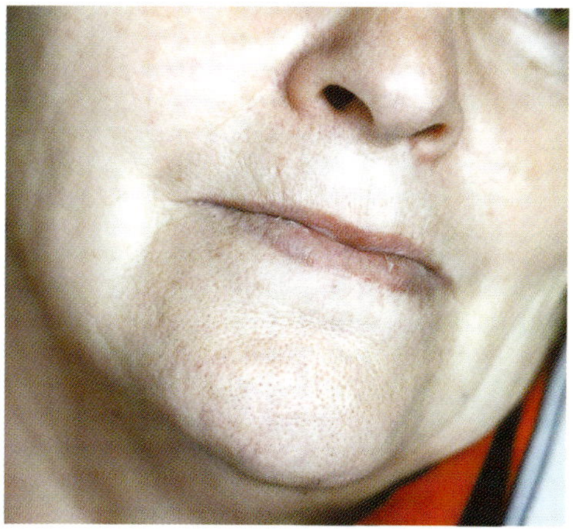

Dasselbe Kinn noch einmal aus einer anderen Sicht. Auch dieses Bild sollte in einiger Entfernung gehalten werden, damit der leichte graue Hauch gesehen werden kann. Durch die Entfernung rücken die Farbpunkte näher zusammen, wodurch dieser Farbton leichter festgestellt werden kann.

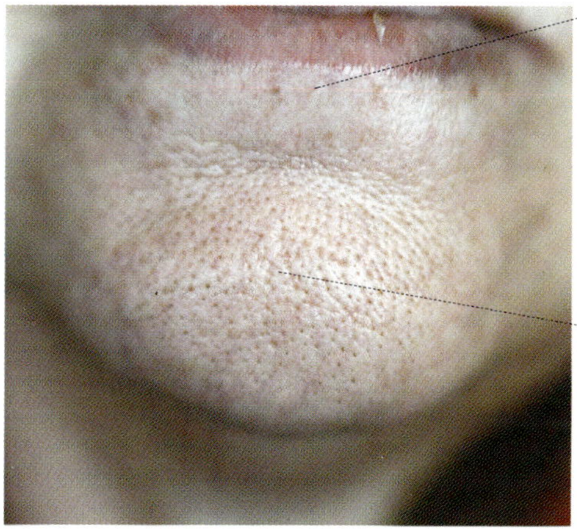

Der graue Hauch auf dem Kinn kann deutlich festgestellt werden und verlangt mindestens 10 Stück täglich. Er zeigt eine akute Belastung bzw. einen dadurch bedingten akuten Mangel an. Dosierung: 10–15 Stück pro Tag.

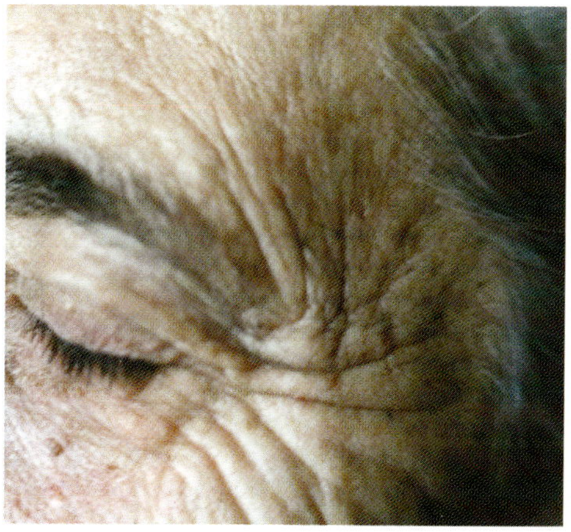

Auf der Schläfe liegt der graue Hauch des Kalium phosphoricum deutlich ausgeprägt. Er wird einem aufmerksamen Betrachter nicht entgehen. Der Mangel wird durch eine tägliche Gabe von 10 Stück abgedeckt.

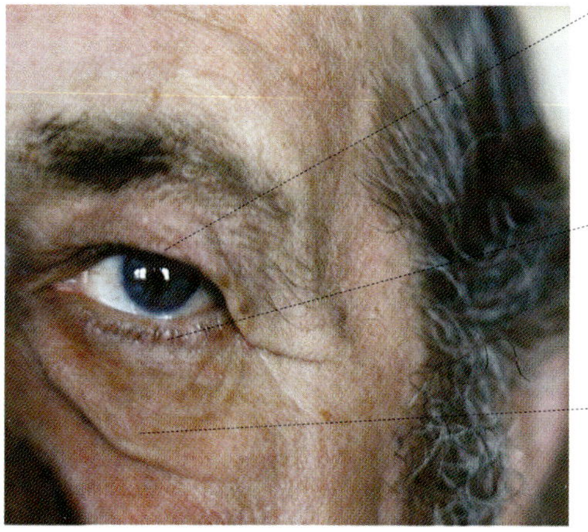

Auf der Schläfe kann deutlich der Abbau des Lezithinspeichers als eingefallene Schläfe wahrgenommen werden. 7–10 Stück müssen auf lange Sicht eingenommen werden.

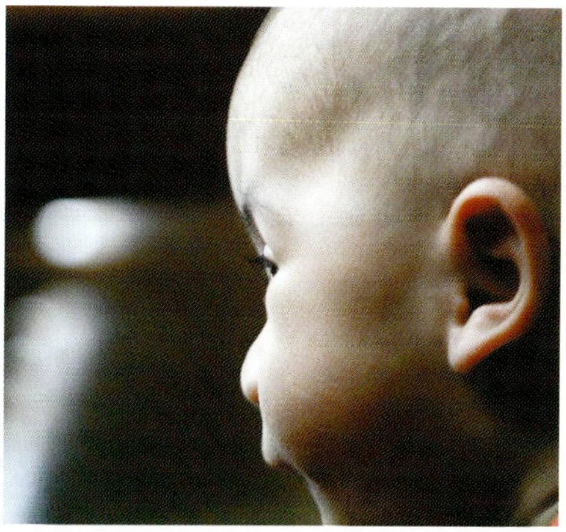

Auf der Schläfe des kleinen Kindes ist der in diesem Fall extreme Mangel an Kalium phosphoricum zu sehen, der sich nach der Einnahme von 30 Stück täglich über mehrere Monate (im Fläschchen) so stark reduziert hat, dass die Delle nur noch unmerklich war.

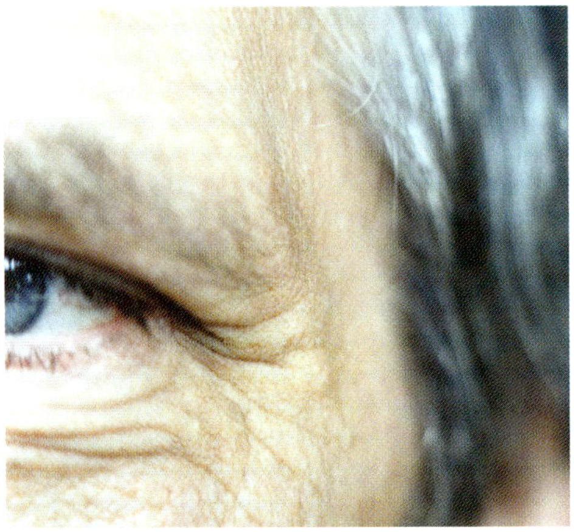

Obwohl die Kopfform durch das starke Stirnbein sehr leicht zur Feststellung eines Mangels an Kp verführt, ist in diesem Fall auch der Mangel vorhanden. Zur Feststellung muss ein Bleistift kreuz und quer über die Vertiefung gehalten werden. Ist in jeder Richtung eine Vertiefung feststellbar, ist der Mangel vorhanden.

Der weiße Schimmer auf der Stirn ist keine Pigmentstörung, sondern weist auf den Mangel an Calcium sulfuricum hin.

Die vielen Pigmentflecken sind ein Hinweis auf den starken Mangel an Ks, welcher sich in diesem Fall auch an Störungen der Bauchspeicheldrüse gezeigt hat.

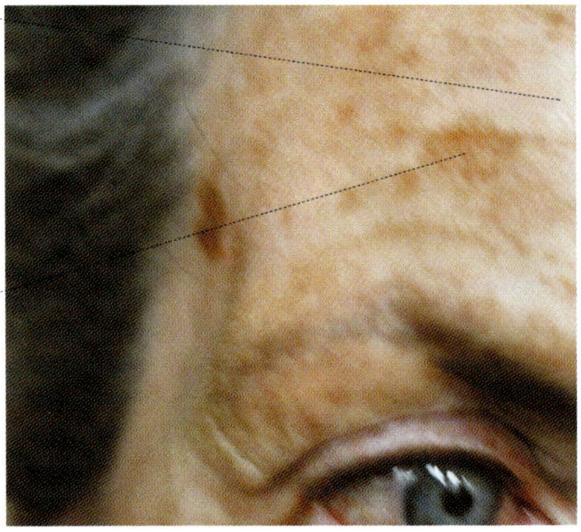

Die Schläfe ist nur sehr unscharf abgebildet, aber die Vertiefung an dieser Stelle ist deutlich zu erkennen. Sie zeigt den Mangel an Kalium phosphoricum an, der in diesem Fall ziemlich ausgeprägt ist. 10–15 Stück täglich werden den starken Mangel in vielen Monaten, wenn nicht in Jahren, aufgefüllt haben.

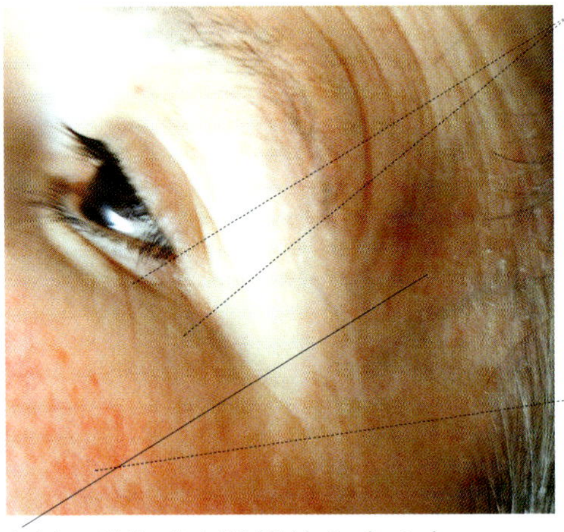

Der bräunlich schwärzliche Ton des Cf geht langsam in den gelblich bräunlichen des Ks über.

Auf der Wange liegt die leichte weiche Röte, die den Mangel an Mp anzeigt.

Auf dem Bild ist die in Wirklichkeit sehr stark ausgeprägte eingefallene Schläfe nicht gut sichtbar geworden. Bei genauerer Betrachtung ist auch ein leichter grauer Hauch (aus einer gewissen Entfernung) erkennbar.

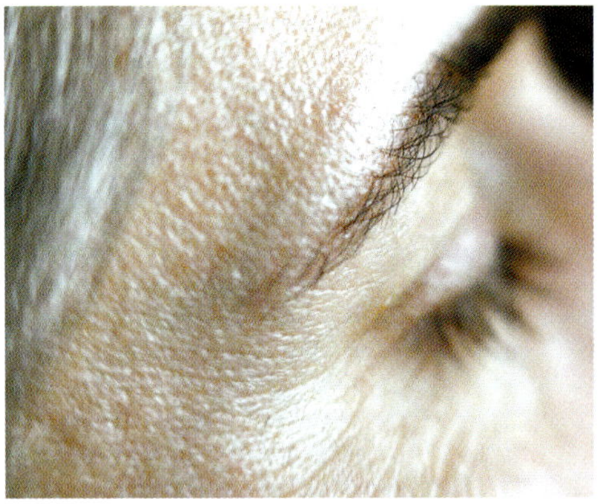

Ein Mangel an Kalium phosphoricum geht meistens mit einem gleichzeitigen Mangel an Natrium chloratum einher. Es zeigen sich nun beide Mängel an der gleichen Stelle: Kp durch die Hautveränderung und beginnende Vertiefung an der Schläfe, Nc durch die großen Poren.

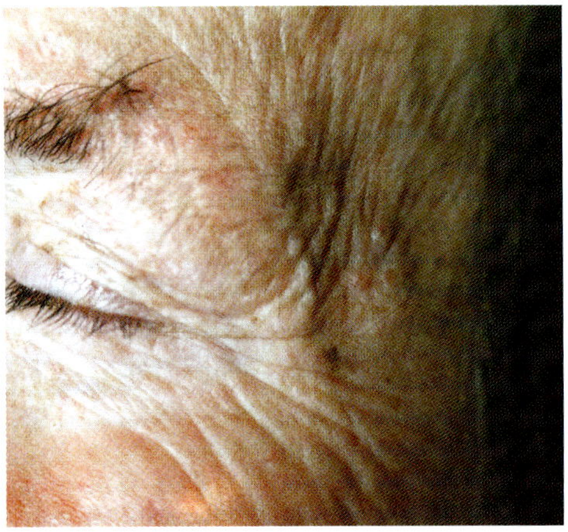

Dieses Bild wurde beim Mineralstoff Nr. 4 Kalium chloratum besprochen.

Auf der Schläfe sind nicht nur der graue Hauch über der Haut, sondern auch eine Veränderung der Hautbeschaffenheit sowie die beginnende Vertiefung der eingefallenen Schläfe zu beobachten. Der starke Mangel wird durch 15 Stück täglich, über eine längere Zeit eingenommen, gedeckt werden können.

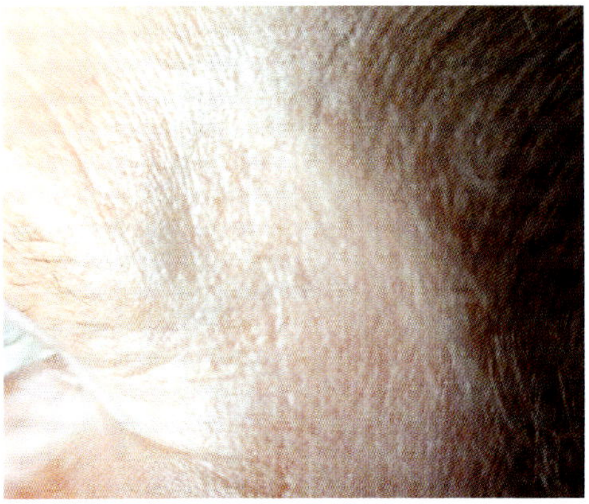

Die leichte Einbuchtung der beginnenden eingefallenen Schläfe, die den Mangel an Kp anzeigt, und die großen Poren speziell an dieser Stelle, zeigen jenen Nc-Mangel an, der mit Kp verknüpft ist, also mit ihm irgendeinen Zusammenhang hat.

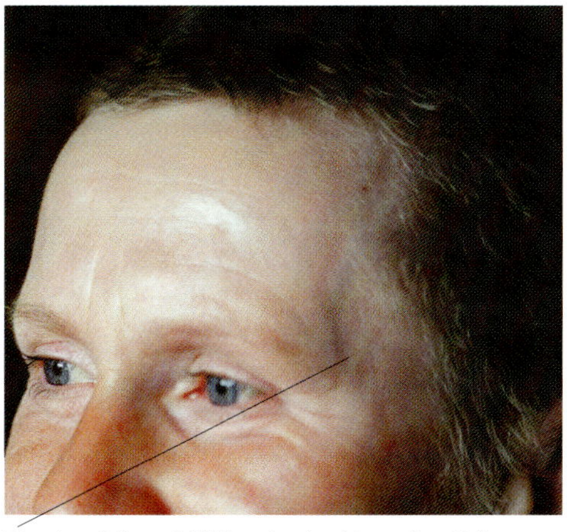

Die eingefallene Schläfe zeigt den Mangel an Kalium phosphoricum an, der sich nach einer schweren gesundheitlichen Belastung eingestellt hat.

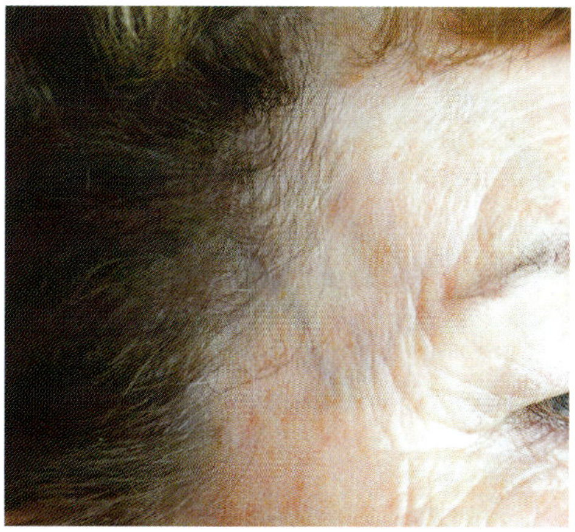

Auf der Schläfe ist ein feiner grauer Hauch zu sehen, der den Mangel an Kalium phosphoricum anzeigt.

Nr. 6 Kalium sulfuricum, K_2SO_4

Empfohlene Potenzierung: D6

Beschreibung des Mineralstoffs

Biochemischer Zusammenhang

- Sauerstoffübermittlung in die Zelle hinein
- Betriebsstoff der Bauchspeicheldrüse – wichtig für die Langerhans'schen Inseln wegen der Produktion des Insulins
- Pigmentierung der Haut
- das Mittel für das dritte Stadium einer Krankheit, wenn sie sich schon im Körper festgesetzt hat, also chronisch ist.

Speicher im Körper

Bauchspeicheldrüse

Wirkung, Wirkungsweise

Entschlackung aus der Zelle, bei chronischen Krankheiten, die sich schon bis in die Zelle abgelagert haben

Betriebsstörungen, Krankheiten, Symptome

Dieser Schüßler-Mineralstoff ist – neben der Nr. 3 – ein unentbehrlicher Sauerstoffüberträger und sorgt dadurch für regelmäßige Zellerneuerung. Außerdem führt dieser Mineralstoff die Schlacken aus dem Körper. Er wird deshalb überall dort eingesetzt, wo der Stoffwechsel behindert oder träge geworden ist, besonders bei „hartnäckigen" Fällen. Aber auch bei Gesundheitsstörungen oder Krankheiten, die nicht so recht herauswollen, nicht heilen wollen.

Während die Nr. 3 Ferrum phosphoricum für den Sauerstofftransport im Blut zuständig ist, bringt die Nr. 6 den Sauerstoff in die Zelle. Wenn von diesem Mineralstoff wenig vorhanden ist, entsteht ein übergroßer Bedarf an frischer Luft, um das Manko, den Fehlbestand an Sauerstoff, ununterbrochen auszugleichen. Der Organismus braucht dann nicht so viel in der Zelle festzuhalten, weil ihm immer genug zugeführt wird.

Ein Mensch, der an einem solchen Mangel leidet, meidet auch Situationen, in denen unter Umständen wenig „Luft" zur Verfügung steht, wie große Menschenansammlungen, kleine Räume usw. Mit der Zeit verlegt sich das Vermeidungsbestreben auch in den seelischen Bereich. Es wird dann zwischen engem Raum und wenig „Luft" nicht mehr unterschieden. Dadurch entsteht auch Angst vor einem Tunnel, obwohl in ihm genug „Luft" zur Verfügung steht. Die Gefühlslage des Menschen ist unbedingt ernst zu nehmen.

Lufthunger, Klaustrophobie (= Angst vor engen Räumen wegen „Luft"mangel wie z. B. Lift- und Seilbahnkabinen, Tunnelfahrten), Schuppen auf der Haut, Hautkrankheiten, wenn man keine Feuchtigkeit verträgt. (Es gibt die Angst vor engen Räumen auch noch aus einem anderen Grund, wobei Mineralstoff Nr. 2 eine gute Hilfe bietet.) Asthma, Pigmentflecken (Ablagerungen in der Haut), Muttermale, Muskelkater, Schuppenflechte, Neurodermitis, Darmpilz, Völlegefühl nach dem Essen, Übelkeit durch Aufregung, Schuppen auf klebrigem Untergrund.

Reaktion

Wenn durch die Einnahme der Nr. 6 Kalium sulfuricum im Körper Schlacken aus den Zellen frei werden und dadurch als bewegte Schlacken vorliegen, muss unbedingt die Nr. 10 Natrium sulfuricum dazu gegeben werden, damit die Schlacken auch aus dem Körper ausgeführt werden. Es kann sonst zu Vergiftungserscheinungen kommen.

Anwendung

Innerlich, bei Hautkrankheiten und zur Bräunung der Haut, auch äußerlich, bei Gefahr einer Schlackenflut wenig.

Mangelzeichen, Zusatzfragen

Haben Sie Lufthunger, Bedürfnis nach frischer Luft, muss bei Ihnen das Fenster offen sein, vor allem auch in der Nacht?

Wenn dann die Antwort heißt: „Ich bin sowieso den ganzen Tag draußen", sollte dieser Mangel aufmerksam beobachtet werden.

Mangelursachen, Mangelverstärkung

Menschen, die für die Schilddrüse Medikamente einnehmen müssen, haben meistens großen Lufthunger. Die Mittel scheinen die Leber und die Bauchspeicheldrüse insofern zu belasten, dass sehr viel vom Betriebsstoff Nr. 6 verbraucht wird. – Hektik.

Schilddrüsenmittel erzeugen einen großen Mangel am Mineralstoff Nr. 6, außerdem alles Verbrannte wie Bohnenkaffee durch die darin enthaltenen Röststoffe, Gegrilltes durch die Verbrennungsstoffe und eben auch Zigaretten durch die Glimmstoffe.

Antlitzanalyse

Hinweis: Der Anfänger in der Antlitzanalyse wird noch sehr auf die einzelnen Stellen angewiesen sein, die für die Mangelzeichen bei den jeweiligen Mineralstoffen angegeben sind. Das ist auch verständlich, geht es doch auch um das Einprägen, das Verinnerlichen, ja das förmliche Direkt-nach-innen-Arbeiten dieser eigenen Welt, die zu Beginn überraschend ist. Sie ist tatsächlich faszinierend.

Im Laufe der Zeit stellt der Übende fest, dass es im Wechselspiel der Mangelzeichen nicht nur um die verschiedene Intensität (Farben) bzw. Ausformung (Falten) der einzelnen Anzeichen geht, sondern dass es auch zu einer gegenseitigen Verdrängung kommen kann. Wenn also ein bestimmter Mangel sehr stark ist, überlagert er dadurch einen anderen Mangel, der üblicherweise ebenso an dieser Stelle sein Ausbreitungsgebiet hat. Deswegen wird er hier vergeblich gesucht werden. Es ist aber dann von besonderer Bedeutung, diesen Mangel an anderer Stelle, vielleicht sogar ungewöhnlicher, zu suchen.

Auf dieses besondere Problem wird dann noch bei der Gegenüberstellung der einzelnen Mängel eingegangen. Auch bei den einzelnen Kombinationen, in denen Mängel gerne zusammen auftreten, wird dieses Thema noch ausführlicher zu behandeln sein.

Doch warum gerade jetzt auf dieses Thema eingegangen wird, hat mit dem zu besprechenden Mineralstoff zu tun, weil das oben genannte Problem der Verlagerung bzw. Verdrängung der Anzeichen bei ihm besonders häufig vorkommt.

Bräunlich gelbes, braungelbes, ockerfarbenes Aussehen

Schon bei Calcium fluoratum, der Nr. 1 der Mineralstoffe nach Dr. Schüßler, habe ich auf die Notwendigkeit hingewiesen, sich zwei Farben besonders intensiv einzuprägen, damit sie gut auseinander gehalten werden können. Es handelt sich um die bräunlich schwärzliche Farbe, die für das Calcium fluoratum zuständig ist, und um die bräunlich gelbliche, welche nun für das Kalium sulfuricum die kennzeichnende Farbe ist. Doch auch beim Kalium sulfuricum trifft zu, worauf auch schon bei anderen Mineralstoffen hingewiesen wurde, nämlich dass diese bräunlich gelbe Farbe sehr häufig wie ein Belag auf der Haut erscheint, wie ein Make-up.

Es passiert immer wieder, dass ich Klienten, vornehmlich aber Klientinnen, befrage, ob sie ein Make-up aufgetragen hätten. Der Eindruck sei genau so. Manchmal wird das bejaht, worauf ich sie ersuchen muss, das Make-up zu entfernen, weil es eine Antlitzanalyse unmöglich macht, weil die Farben kaum, aber meistens nicht mehr festgestellt werden können.

Es ereignet sich jedoch mindestens ebenso häufig, dass die Befragten verneinen und festgestellt werden muss, dass der leicht bräunliche Belag, der sich ins Gelbliche hinein richtet, kein Make-up ist, sondern die echte Farbe, die eben den starken Mangel anzeigt.

Die A-Form

In der klassischen Form zeigt sich die bräunlich gelbliche Farbe von der Nasenwurzel ausgehend in Richtung Kinn wie in einem A sich ausbreitend bis zum Kinnrand unten. Manchmal wird dieses A über der Oberlippe von der milchigen Farbe (Milchbart) des Kalium chloratum unterbrochen, und es zeigen sich auf dem Nasenrücken eventuell auch andere Mangelzeichen. Aber im Großen und Ganzen kann das A des Kalium sulfuricum häufig nachvollzogen werden.

Bräunlich gelbliches Antlitz

Die bräunlich gelbliche Einfärbung der Haut bzw. der leicht gelblich bräunliche Belag auf der Haut kann sich sonst noch im ganzen Gesicht zeigen. Sehr häufig tritt diese Farbe rund um die Augen auf, wobei es dann doppelt wichtig ist, zwischen den Mangelzeichen von Calcium fluoratum und Kalium sulfuricum gut unterscheiden zu können.

Bei genauer Beobachtung wird auch häufig festgestellt, dass das bräunlich schwärzliche Feld von einem bräunlich gelblichen umrandet ist. Wenn die Färbung nicht rundherum um das Anzeichen von Calcium fluoratum geht, dann sehr häufig als Rand auf dem oberen Augenlid oder als Weiterführung am äußeren Augenwinkel.

Sehr häufig liegt bei einem Mangel an Kalium sulfuricum ein leichter bräunlich gelblicher Hauch auf der ganzen Stirn wie ein großer breiter Streifen. Auf den Wangen bevorzugt dieser Mineralstoff mehr den zurückliegenden Teil, die seitlichen Teile der Stirn, die darunter liegenden Teile der Wangen vor dem Ohr und den hinteren Kieferbereich.

Anmerkung: Der gelblich bräunliche Ton lässt sich in jenen Monaten, in denen die Bräunung der Haut nicht so häufig ist, eben in der Zeit vom Herbst bis ins Frühjahr, ohne weiteres gut beobachten. Bei ausgeprägter Sonnenbräunung ist es notwendig, den Unterschied zwischen der Sonnenbräune und dem bräunlich gelblichen Ton im gleichen gebräunten Gesicht genau zu studieren. Nach entsprechender Übung wird die Unterscheidung nicht mehr schwerfallen und die Einstufung des Kalium-sulfuricum-Mangels einwandfrei durchführbar sein.

Pigmentflecken

Bei einem stärkeren Mangel an Kalium sulfuricum kann der Organismus die Pigmente in der Haut (Melanine) nicht mehr ausreichend steuern und lagert sie in Deponien ab, die wir Pigmentflecken nennen. Es sind mehr oder weniger große, meist runde bis unregelmäßige, eher dunkelbraune Flecken auf der Haut, die auch als Mangelzeichen für diesen Mineralstoff gewertet werden können.

Wenn diese Flecken allerdings mehr in den bräunlich schwärzlichen Ton übergehen, dann kommt der Calcium-fluoratum-Mangel hinzu und ist entsprechend zu bewerten.

Sommersprossen

Die Sommersprossen haben natürlich auch mit diesem Mineralstoff zu tun. Es können die Pigmentierungsstoffe nicht ausreichend gesteuert werden. Allerdings hängt es jeweils von der Ausbreitung ab, wie sehr sie belastend sein können.

In so manchem Gesicht sind sie ein reizender Schmuck und man möchte sie auf keinen Fall missen. Wenn sie aber über und über den Körper bedecken, dann könnte es schon sein, dass man etwas zur Linderung unternehmen möchte. Kalium chloratum und vor allem Kalium sulfuricum sind hier die Mittel der Wahl, innerlich und äußerlich angewendet.

In der Bewertung als Mangel hängt es vom insgesamten Erscheinungsbild des Antlitzes ab, wie sehr sie die Einstufung des Mangels an Kalium sulfuricum mitbestimmen. Als antlitzanalytisches Kennzeichen weisen sie auf den Mangel an Kalium sulfuricum hin.

Altersflecken

Bei den Altersflecken handelt es sich meistens um die oben beschriebenen Pigmentflecken. Häufig kommt bei diesen Erscheinungen der Calcium-fluoratum-Mangel hinzu und werden daraus die Alterswarzen, dann erscheint die dem Calcium fluoratum eigene Verhärtung einer Hautstelle, was speziell das Calcium fluoratum in reichlichen Gaben innerlich und äußerlich angewendet verlangt.

Bei den Pigmentflecken und den Altersflecken ist darauf zu achten, dass sie nicht nur im Gesicht, sondern am ganzen Körper auftreten können, was dann bei den Fragen nach den jeweiligen Mineralstoffen berücksichtigt werden muss!

Schwangerschaftsflecken

In Zeiten der Schwangerschaft, aber nicht nur in diesen, kann es zu regelrechten Ansammlungen von Pigmentierungsstoffen in der Haut kommen, die dann als Schwangerschaftsflecken bekannt sind und häufig nicht mehr weggehen.

Solche Flecken entstehen sehr häufig auch bei übermäßigem Genuss von **Kaffee.** Sie bedecken den seitlichen Bereich des Halses direkt unter der Kinnkante beginnend und haben die Form von unregelmäßigen häufig unterbrochenen bräunlichen kaum gelblichen (Milchkaffee) Flecken. Sie treten manchmal auch auf den Wangen im Bereich vor den Ohren auf.

Ebenso wird durch das Rauchen von **Zigaretten** der Sauerstoffhaushalt des Körpers außerordentlich belastet und in diesem Zusammenhang vor allem der Speicher an Kalium sulfuricum. Deshalb werden Sie, wenn Sie sich mit der Antlitzanalyse beschäftigen werden, bei Rauchern den Mangel an Kalium sulfuricum immer als sehr ausgeprägt betrachten können.

Veränderungen des Mangels

Der Mangel an Kalium sulfuricum verstärkt sich meistens im Sommer, da der Organismus den Betriebsstoff Kalium sulfuricum für die Bräunung bzw. Pigmentierung der Haut benötigt und die Sauerstoffversorgung der Zellen nicht vernachlässigt werden darf.

Ebenso kann beobachtet werden, wie der Bedarf an diesem Mineralstoff in der Sauna verstärkt wird. Die Kinnpartie der Menschen kann sich dabei regelrecht intensiv gelblich bräunlich einfärben! Diese Verstärkung des Mangels hat mit der Intensivierung des körperlichen Reinigungsprozesses zu tun, der in der Sauna erfolgt. Es werden vom Organismus die Deponien ausgeräumt, das sind hauptsächlich die Zellen und für den Abtransport der belastenden Stoffe aus der Zelle wird das Kalium sulfuricum benötigt.

Derselbe Prozess ist, wenn auch abgeschwächt, in den Sommermonaten im Gange, wie schon oben beschrieben wurde. Dieser Entschlackungsprozess ist für den Körper überlebensnotwendig, weil ja in den Herbst-, Winter- und den ersten Frühjahrsmonaten die Ausscheidung der Schlacken nicht ausreichend erfolgt.

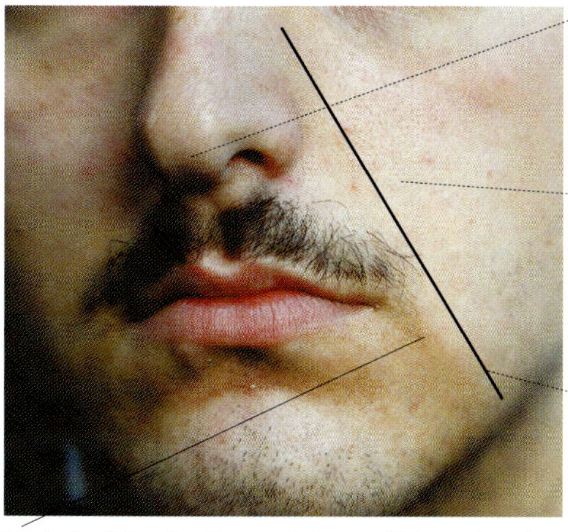

An der Nasenunterkante erkennt man den wächsernen Ton von Calcium phosphoricum.

Auf der Wange liegt der blasse Ton von Calcium sulfuricum, das schimmernde Weiß, das von innen her kommt.

Von oben nach unten ist die Hälfte der A-Form zu beobachten, in der der Mangel an Ks häufig erscheint. Die Nasenwurzel ist der Beginn des A, das bis zum äußeren unteren Kinn reicht.

Der bräunlich gelbe Ton von Kalium sulfuricum ist sehr deutlich zu sehen. In diesem Fall erscheint er, als wäre das Gesicht nach einem Kaffeegenuss ungewaschen geblieben. Der Mangel ist überaus stark und es sind mindestens 20 Stück täglich notwendig.

Auf dem bräunlich gelblichen Ton liegen die Würfelfalten bzw. Karofalten von Cf.

Unter dem rechten Augenwinkel liegt der geschwollene Tränensack von Ns.

Die Pickel sind ein Zeichen eines Mangels an Natrium phosphoricum.

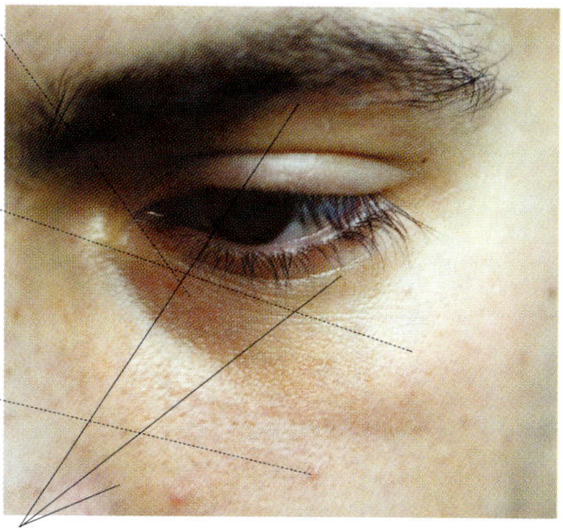

Das Auge ist in diesem Fall von dem deutlich ausgeprägten bräunlich gelblichen Ton des Kalium sulfuricum umgeben. Am Nasenrücken zeigt sich der bräunlich gelbliche Streifen, der den Beginn der A-Form anzeigt und sich im nebenstehenden Bild dann fortsetzt.

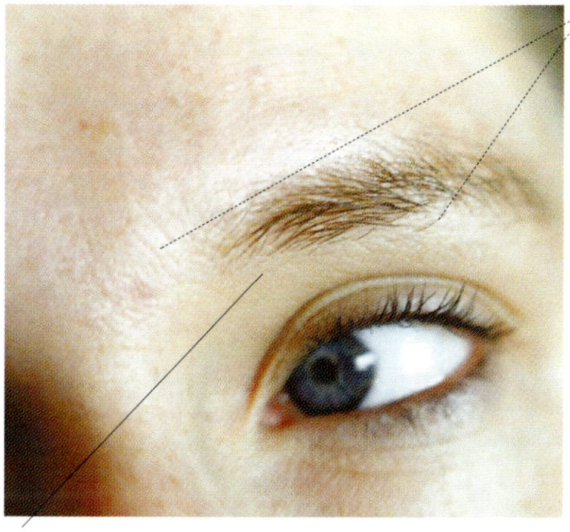

Deutlich ausgeprägt ist der wächserne Streifen des Calcium phosphoricum, mit dem die Augenbraue unterlegt ist und sich über die Stirne hinwegzieht.

Auf dem Oberlid liegt in Form eines gelblich bräunlichen Bogens von innen nach außen immer schmäler werdend der Kalium-sulfuricum-Mangel. Der Mangel ist nicht sehr intensiv, 10 Stück täglich werden genügen.

Auf der Nasenunterkante zeigt sich der wächserne Ton von Cp.

Der leichte rötliche Hauch weist auf den Mangel an Mp hin.

Die A-Form zeigt sich auch in diesem Fall.

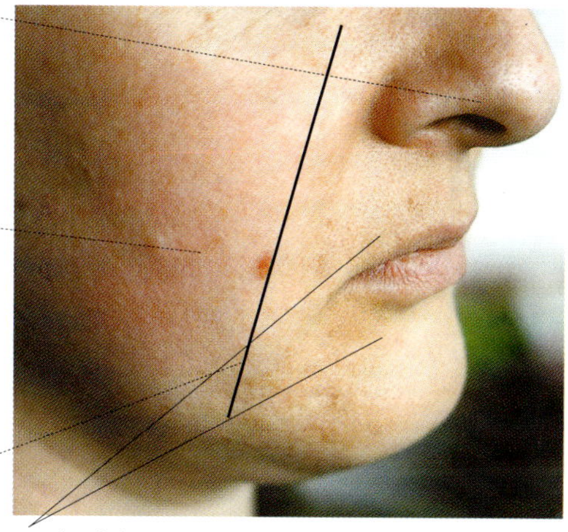

Der deutlich ausgeprägte Kalium-sulfuricum-Mangel zeigt sich hier sowohl über der Oberlippe als auch auf dem ganzen Kinn. Eine Dosierung von 15 Stück täglich ist in diesem Fall angebracht.

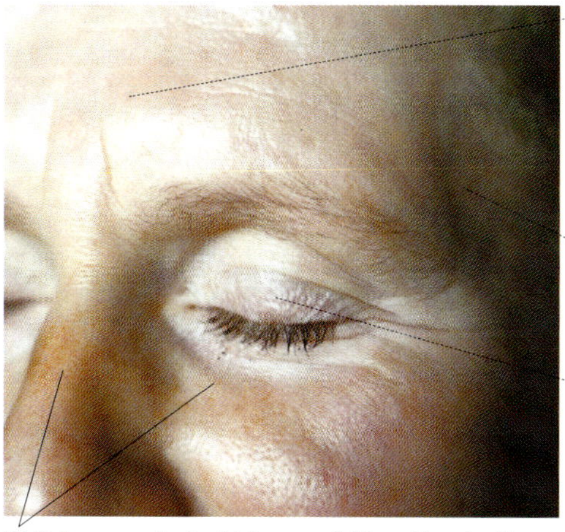

Auf der Stirn zeigt sich der weiß schimmernde Ton des Calcium sufuricum, vermischt mit dem milchigen des Kc.

Die eingefallene Schläfe weist auf den Mangel an Kp hin.

Das Auge ist vom milchigen Ton komplett eingerahmt, auf dem Oberlid tritt ein milchig rötlicher Streifen in Erscheinung.

Weil das gesamte Gesicht vom milchigen Ton des Ks und vom weiß schimmernden des Cs geprägt ist, tritt der bräunlich gelbliche Ton des Kalium sulfuricum besonders hervor. Dosierung: 10 Stück täglich.

Die geschwollenen Finger lassen einen Schlackenstau erkennen. Sie sind bläulich rötlich gefärbt, was auch von der Farbe her auf den Mangel an Natrium sulfuricum hinweist.

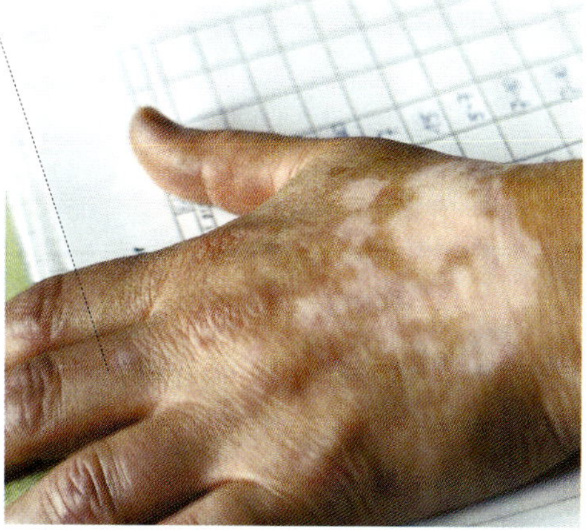

Die hellen Flecken des Vitiligo weisen auf zwei starke Mängel hin: milchig rötlich ist der Kc-Mangel, der bräunlich gelbliche Ton des Kalium-sulfuricum-Mangels, mit dem die Flecken eingerahmt sind, tritt dabei besonders hervor.

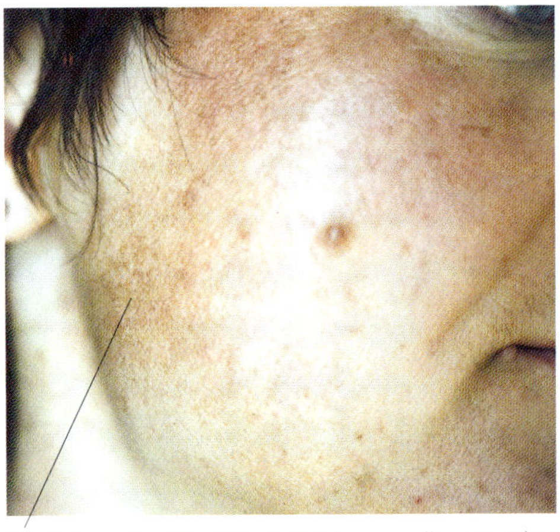

Auf der Wange kann der weiß schimmernde Ton des Cs beobachtet werden. Er liegt auf dem Untergrund von vergrößerten Poren, die auf den Mangel an Nc hinweisen.

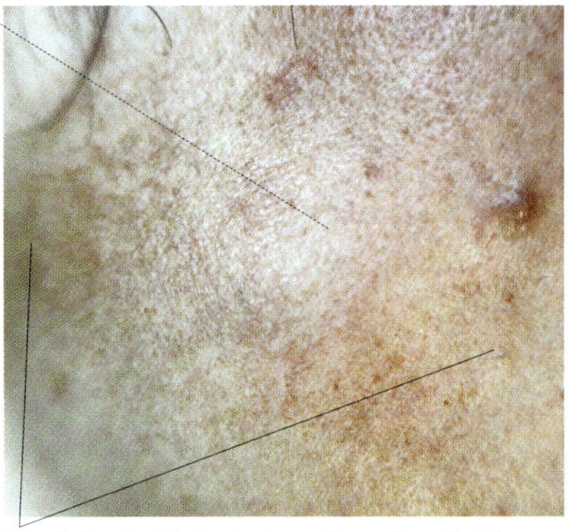

Das linke und rechte Bild, die beide zum selben Gesicht gehören, zeigen einen Kalium-sulfuricum-Mangel, der den Eindruck eines schmutzigen Gesichtes (ungewaschen) vermittelt. Es sind dies Pigmentansammlungen (Melaninkonzentrationen), die durch den Mangel an Ks entstehen, weil der Körper unter dem Eindruck dieses Mangels die Pigmente nicht mehr steuern kann. Die Farbe um das Muttermal und des Muttermals selbst ist bräunlich gelblich und somit ebenfalls in die Feststellung des Mangels miteinzubeziehen.

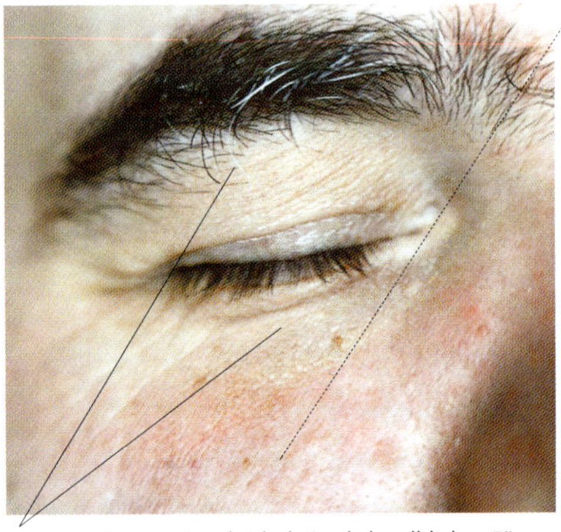

Auf der Wange liegt der feine leichte karmesinrote Hauch, der den Mangel an Magnesium phosphoricum anzeigt.

Das Auge ist von einer leicht bräunlich gelblichen Färbung eingerahmt. Sie wird unterbrochen von dem milchig bläulichen Streifen des Kc auf dem Oberlid, direkt an den Wimpern. Dosierung von Ks: 7 Stück täglich.

Wächsern unterlegte Augenbrauen: Mangel an Cp.

Ein leichter Eisenmangel liegt am inneren Augenwinkel.

Würfelfalten, Karofalten, Fächerfalten: Cf-Mangel.

Nasenrücken bläulich rot: Ns-Mangel.

Große Poren: Nc-Mangel.

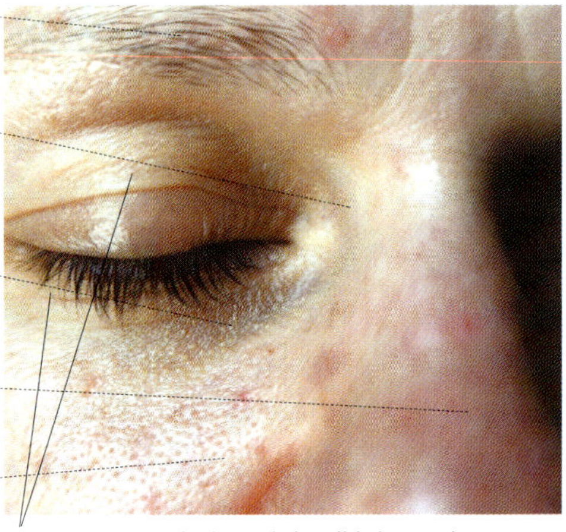

Das Auge ist von der bräunlich gelblichen Färbung des Kalium sulfuricum eingerahmt. Die milchig rötliche Färbung mit der sie sich auf dem Oberlid mischt, erzeugt einen hellen bräunlich rötlichen Ton. Dosierung für Ks: 10 Stück täglich.

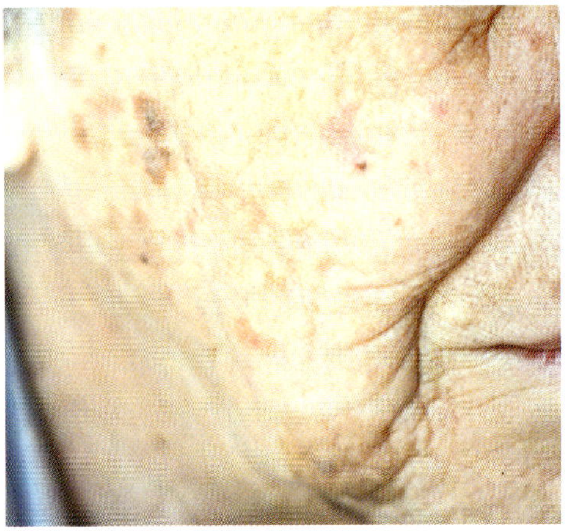

Die Wange ist komplett bräunlich gelblich eingefärbt, außerdem verstärken die Pigmentflecken zusätzlich den Mangel an Kalium sulfuricum. Probleme an der Bauchspeicheldrüse bestätigen die Mangelfeststellung. Dosierung: 20 Stück täglich.

Schwammig: das Kinn erzeugt den Eindruck eines Schwammes, was auf einen Nc-Mangel hinweist.

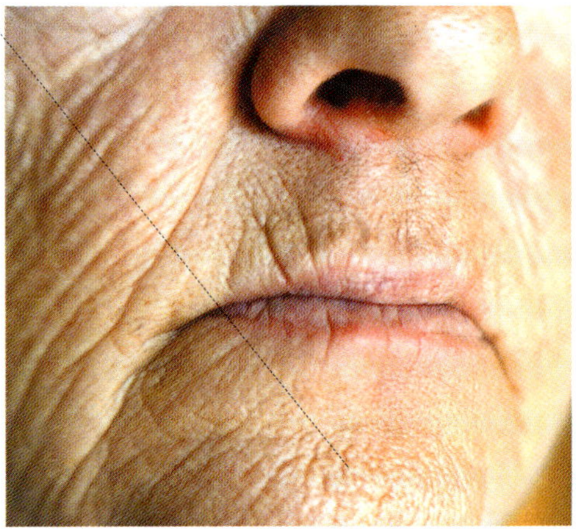

Der bräunlich gelbliche Ton überzieht das gesamte Gesicht und ist hier nur an der Nasenunterkante (wächsern: Cp) unterbrochen. Dosierung: 20 Stück täglich.

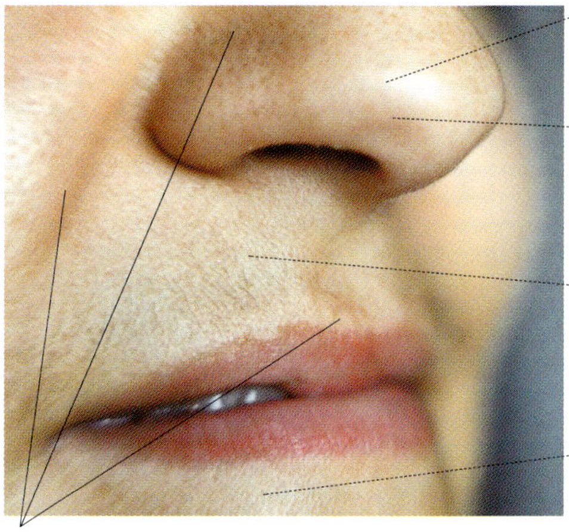

Der stark ausgeprägte gelblich bräunliche Ton wird immer wieder durch andere Mangelzeichen unterbrochen. Er liegt im Widerstreit mit den anderen Zeichen und zeigt sich deshalb, wo er sich zeigt, besonders stark. Dosierung: 10–15 Stück täglich.

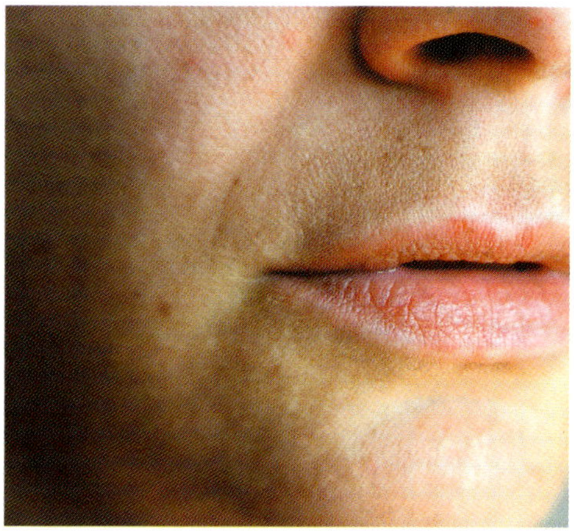

Der Mund ist eingerahmt vom bräunlich gelblichen Ton des Kalium sulfuricum. Deutlich kann beobachtet werden, daß sich die Farbe unter der Unterlippe verdichtet, wo die Farbpunkte etwas hintereinander zu liegen kommen. Der starke Mangel braucht zur Abdeckung wenigstens 15 Stück täglich, über eine längere Zeit hinweg eingenommen.

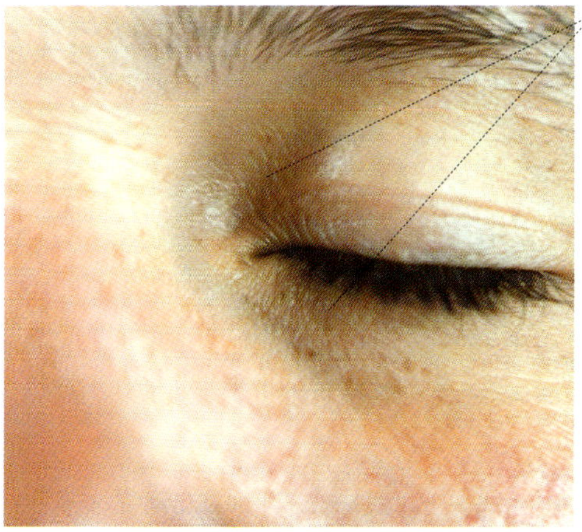

Der bräunlich gelbliche Ton umgibt die gesamte Augenpartie. Er ist auf dem Oberlid durch den Gelatineglanz von Natrium chloratum etwas verändert. Dosierung: 10–15 Stück täglich.

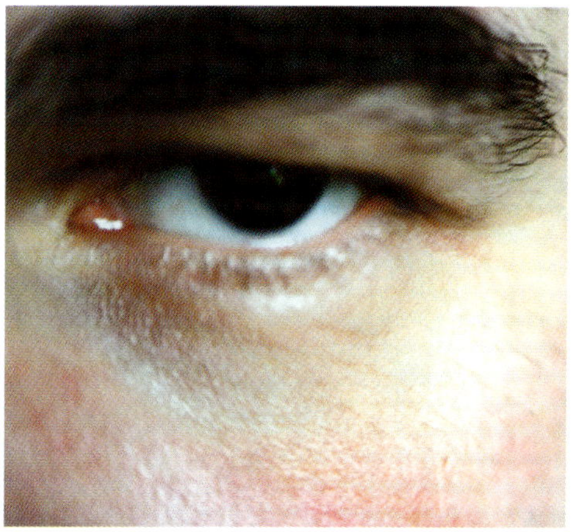

Deutlich läßt sich auf dem Unterlid der bräunlich gelbliche Ton des Kalium sulfuricum erkennen. Auf dem Oberlid, auf dem er ebenfalls liegt, ist er wegen der Unschärfe des Bildes in diesem Bereich nur undeutlich zu erkennen.

Nr. 7 Magnesium phosphoricum, Mg $HPO_4 \cdot 7H_2O$

Empfohlene Potenzierung: D6

Beschreibung des Mineralstoffs

Biochemischer Zusammenhang

Die Nr. 7 Magnesium phosphoricum ist das Betriebsmittel für die unwillkürliche Muskeltätigkeit und deshalb zuständig für die Tätigkeit der Drüsen, der Nerven, der peristaltischen Tätigkeit des Darms (wurmartige Bewegung zur Vorwärtsbewegung des Nahrungsbreis), und für das rhythmische Zusammenziehen der Herzmuskulatur.

Speicher im Körper

Nerven, Herz, Drüsen

Wirkung, Wirkungsweise

- entspannend, krampflösend
- schnell – als „heiße 7" (Es werden 7–10 Stück von der Nr. 7 Magnesium phosphoricum in kurze Zeit gekochtem Wasser aufgelöst und so heiß wie möglich „schlückchenweise" eingenommen.)

Betriebsstörungen, Krankheiten, Symptome

Bei allen plötzlich auftretenden, einschießenden, bohrenden und krampfartigen Schmerzen ist Nr. 7 angezeigt. Magnesium steuert das vegetative Nervensystem und hat daher Einfluss auf die Tätigkeit von Herz, Kreislauf, Drüsensystem, Verdauungsorgane und Stoffwechsel.

Lampenfieber, Schokoladenhunger, Krampfmittel bei unwillkürlichen Verkrampfungen (Bauchschneiden, Koliken, Regelkrämpfen, Angina pectoris, Migräne im Anfangsstadium), Juckreiz (entspannt die Oberflächenspannung der Haut), blitzartige Schmerzen, Knödelgefühl im Hals (Globusgefühl), bei Schlafstörungen: ist ein gutes Schlaf- und Weckmittel (löscht das Licht aus und zündet es an), Blähungen.

Reaktion

Nach der Einnahme der „heißen 7" gehen oft Gase ab. Die Nr. 7 Magnesium phosphoricum bindet in der Form als „heiße 7" Stickstoff und seine Verbindungen, z. B. Ammoniak.

Anwendung

Nr. 7 Magnesium phosphoricum muss nicht unbedingt immer als „heiße 7" eingenommen werden, oft genügt das Zergehenlassen im Mund.

Mangelzeichen, Zusatzfragen

„Haben Sie Schokoladenhunger?" Auf die mögliche Antwort: „Ja, Süßes mag ich gern", sollte unbedingt die Frage: „Muss es Schokolade sein?" gestellt werden. Dies zur Unterscheidung, ob es ein Mangel an Nr. 7 oder an Nr. 9 ist. Der reine Süßigkeitenhunger gehört zur Nr. 9.

Werden Sie leicht verlegen, verbunden mit „rot werden"? Steigt Ihnen leicht die Schamröte ins Gesicht? Haben Sie hektische Flecken? (Diese finden sich meistens im Bereich des Dekolletés, am Hals.)

Mangelursachen, Mangelverstärkung

Starke elektromagnetische Belastungen (Stromsmog) verbrauchen sehr viel von diesem Mineralstoff im Körper.

Antlitzanalyse

Magnesium-Röte

Bei unserer Wanderung durch die einzelnen Mineralstoffe haben wir bis jetzt schon zweimal die Farbe Rot kennengelernt. Einmal war es das tiefe Rot des Ferrum phosphoricum, das andere Mal das milchige Rot des Kalium chloratum, das sich sowohl auf dem Ober- wie auch dem Unterlid des Auges zeigen kann, allerdings auch auf dem gesamten Gesicht bei einem starken Mangel.

Bei Magnesium phosphoricum kommt nun eine dritte Ausformung hinzu. Es ist ein reines Rot, ohne jede Beimischung, das vom leisesten Anhauch wie ein Rouge auf der Wange liegt bis zum intensivsten Rot, sodass es nur noch durch das Erfühlen von der Ferrum-Röte unterschieden werden kann, denn diese wäre ja warm.

Ein besonderes Kennzeichen der Magnesium-Röte besteht nämlich darin, dass der Mensch, bei dem der Mangel auftritt, sich innerlich total brennend heiß fühlt, obwohl äußerlich nichts zu fühlen ist.[29]

Da das Rot bei Magnesium phosphoricum ein ständig schwankendes ist, in der Intensität genauso wie in der Ausbreitung, habe ich es das **dynamische Rot** bezeichnet. Es hängt ja, wie alle wissen, die sich mit dem Mineralstoff selbst auch schon beschäftigt haben, mit der inneren Spannung des Menschen zusammen. So kann es ohne weiteres eintreten, dass im Laufe eines Beratungsgespräches der Klient in seinem Antlitz von einer ihn überflutenden Röte überzogen wird, weil er ein Thema berührte, das ihn außerordentlich bewegte. Nach einigen Minuten klingt diese Röte wieder ab, und es zeigt sich sein Gesicht in der „normalen" Färbung ohne Spannung.

---

[29] Das kann bei der Ferrum-Röte genau umgekehrt auftreten. Der Mensch weiß gar nicht, dass er komplett rote Ohren hat und noch weniger weiß er davon, dass sie fast heiß anzufühlen sind („so glühen sie!").

Latente Röte

Wenn die Magnesium-Röte kommt und geht, dann sprechen wir von einer latenten Röte, die sich zeigt, wenn der Mensch in Spannung gerät, und die dann wieder abklingt, wenn er sich innerlich wieder beruhigt hat. Dieses Mangelzeichen kann nur entdeckt werden, wenn im Beratungsgespräch auch die heiklen Themen besprochen werden, was aber erst nach dem Aufbau eines gewissen Vetrauensverhältnisses möglich ist. Es gibt immer wieder Bereiche, derer sich die Menschen schämen, auch durchwegs im körperlichen Bereich, die nicht so ohne weiteres angesprochen werden. Im Gespräch werden diese Bereiche dann schon zur Sprache kommen, wenn es so weit ist. Der Zeitpunkt kann nur vom Klienten festgelegt werden!

Auf keinen Fall sollte der Mensch beschämt werden, in eine Blamage getrieben oder gar bloß gestellt, weder allein im Einzelgespräch und schon gar nicht vor der Gruppe, nur um festzustellen, ob bei ihm die latente Magnesium-Röte vorhanden ist!

Konstante Röte

Hat der Magnesium-phosphoricum-Mangel eine gewisse Stärke erreicht, wird es zu einem konstant sichtbaren Zeichen kommen. Dabei handelt es sich um zwei kreisrunde Stellen rechts und links vom Nasenflügel, die je nach der Stärke des Mangels verschieden groß sind. Manchmal wird für die Größe des kreisrunden Flecks ein 5-DM-Stück angegeben, manchmal ein Taler und in Österreich ein Maria-Theresien-Taler (im übrigen ein begehrtes Sammlerstück).

Wangen, auf denen sich solche kreisrunde rote Flecken zeigen, bezeichnet man immer noch gerne als Apfelbacken. Früher galten sie als ein Zeichen besonderer Gesundheit.

Dazu ist aber festzustellen, dass davon ausgegangen werden muss, dass die Menschen viel zu wenig Magnesium zu sich genommen haben. Es wurde das ganze Essen gekocht und kaum rohe Pflanzen gegessen, in denen das Chlorophyll und das in ihnen enthaltene Magnesium zur Verfügung steht. So entpuppen sich die so genannten gesunden rotbackigen „Wängelchen" der Kleinen als Mangelzeichen, dem eigentlich unbedingt nachgegangen werden sollte. Bei Mädchen kann auf diese Weise schon im frühesten Alter Menstruationsbeschwerden vorgebeugt werden.

Haben Menschen schon diese konstante Magnesium-Röte im Gesicht, dann werden Sie ohne weiteres im Gespräch feststellen können, wie die Intensität der Farbe, aber auch die Ausdehnung ununterbrochen schwankt, je nach der Spannung, mit der das Thema, das gerade behandelt wird, verknüpft ist.

Hektische Flecken

Da Magnesium phosphoricum mit der nervlichen Situation des Menschen zu tun hat, genau genommen mit der unwillkürlichen, unterschwelligen, der so genannten „unbewussten" Spannung, zeigt sich eine derartige Belastung auch im Antlitz des Menschen. Unterliegt er einer übermäßigen Anspannung, in der innerhalb kürzester Zeit ein außerordentliches Pensum abgewickelt werden soll, dann tritt die Magnesium-Röte nicht geordnet an ihrem angestammten Platz rechts und links von den Nasenflügeln auf, sondern in unregelmäßigen roten Flecken auf der Wange, aber auch im Bereich des Dekolletés. Dieser Tatbestand weist auch schon darauf hin, dass diese so genannten „hektischen" Flecken vornehmlich Frauen betreffen. Überhaupt tritt der Magnesium-phosphoricum-Mangel stärker beim weiblichen Geschlecht auf.

Grundsätzlich geht es in diesem Fall um einen Zustand, bei dem der belastete Mensch den Anforderungen sich nicht mehr gewachsen fühlt und in Hektik ausbricht. In diesem Zustand ist er nicht mehr in der Lage, sich einen klaren Überblick zu verschaffen und nach strategischen Überlegungen an das anstehende Problem heranzugehen.

Röte nach dem Essen

Bei manchen Personen tritt nach dem Essen, vor allem nach dem reichlichen Genuss von Speisen, eine starke Röte im Gesicht auf.

Auf der einen Seite ist es der Bedarf an Ferrum phosphoricum im Verdauungsbereich, auf der anderen der übermächtige Bedarf an Magnesium phosphoricum für die Tätigkeit des Darmes, der mit einer wurmartigen Bewegung den Verdauungsbrei weiterbefördert. Bei einem Fehlbestand an Magnesium phosphoricum zeigt sich dann gerade die Magnesium-Röte in einem besonders starken Grad.

Will man überprüfen, ob es sich um die Ferrum-Röte oder die Magnesium-Röte handelt, dann ist es notwendig, mit dem Handrücken – wie schon bei Ferrum phosphoricum beschrieben – die Temperatur der geröteten Hautpartien zu überprüfen.

Röte nach Alkoholgenuss

Auch nach dem Genuss von Alkohol kommt es sehr häufig zur Rötung des Gesichtes. Das kommt hauptsächlich daher, dass der Alkohol die Adern weitet und dadurch die Durchblutung gefördert wird. Außerdem hat der Alkohol im ersten Stadium, ganz am Anfang, eine beruhigende Wirkung. Die Spannung lässt nach, die Adern weiten sich und die Anforderungen ans Herz steigen, das Blutumlaufvolumen steigt ebenfalls, wodurch der Bedarf vor allem an Ferrum phosphoricum ansteigt.

Da der Spannungszustand im Menschen rapide verändert wird, steigt auch der Bedarf an Magnesium phosphoricum, was dann an der entsprechenden Röte festgestellt werden kann.

Am allerhäufigsten steigt jedoch der Bedarf an Natrium sulfuricum, was dann bei der Besprechung dieses Mineralstoffes ausführlich betrachtet wird.

Überlagerungen von verschiedenen Arten von Rot

Die häufigste Überlagerung von Rottönungen findet sich auf der Wange. Ausführlicher auf S. 114.

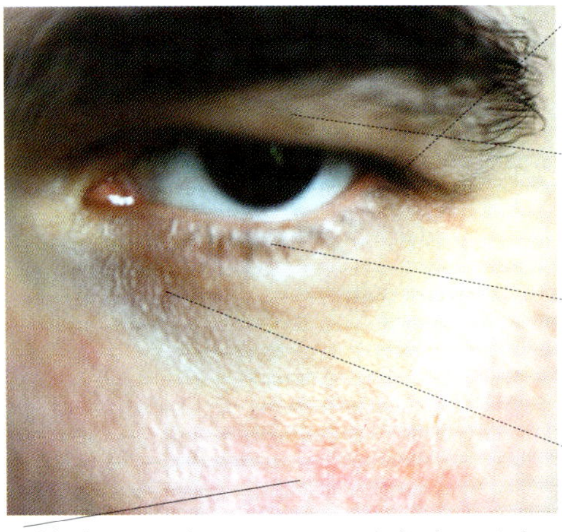

Bräunlich schwärzlich: Cf-Mangel.

Gelblich bräunlich: Ks-Mangel.

Gelatineglanz: Nc-Mangel.

Würfelfalten, Karofalten: Cf-Mangel.

Auf der beginnenden Wange zeigt sich die dynamische Röte von Magnesium phosphoricum in einem mittleren Ton. Da die gesamte Ausdehnung der Röte im Bild nicht sichtbar ist, kann keine Dosierung angegeben werden.

Wächsern an der Nasenunterkante: Cp-Mangel.

Gelblich bräunliche Einfärbung, Pigment-flecken: Ks-Mangel.

Grünlich: Natrium-sulfuricum-Mangel

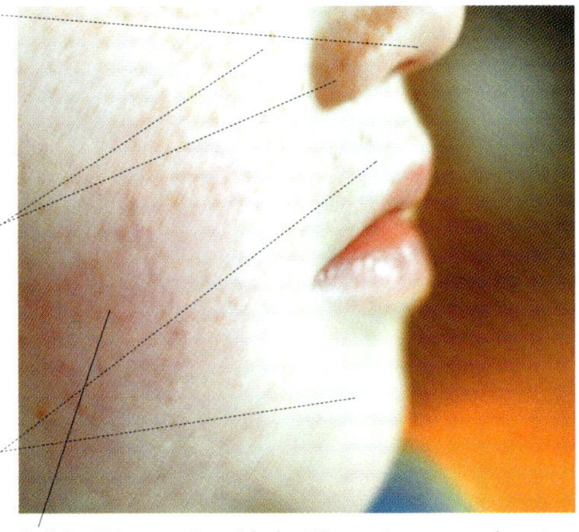

Auf der Wange zeigt sich der Magnesiummangel in einem sehr leichten feinen Ton des dynamischen Rot, der diesen Mangel charakterisiert.

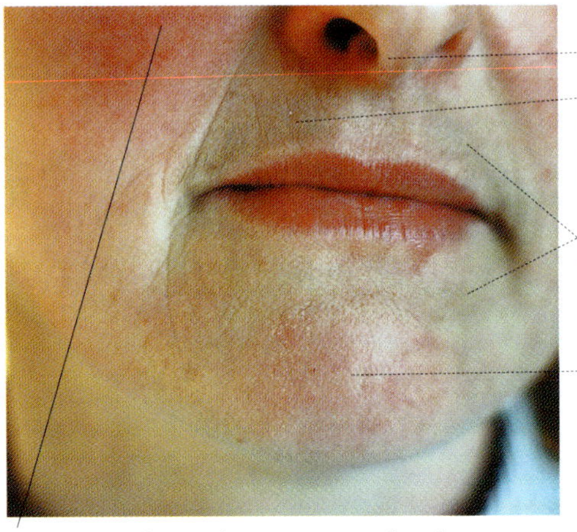

Wächsern: Cp-Mangel.

Senkrechte Falten über der Oberlippe: Np-Mangel.

Grünlich (vor allem ums Kinn): Ns-Mangel.

Gerötete Kinnspitze – Säurebelastung im Unterleib: Natrium-phosphoricum-Mangel.

Das dynamische Rot des Magnesium-phosphoricum-Mangels zeigt sich hier sehr deutlich an seiner charakteristischen Stelle, nämlich rechts und links vom Nasenflügel. Dosierung: 15 Stück täglich oder zweimal täglich die „heiße 7".

Pigmentflecken – bräunlich gelblich: Ks-Mangel.

Wächsern an der Nasenunterkante: Cp-Mangel.

Milchig über der Oberlippe und auf dem Kinn: Kalium-chloratum-Mangel.

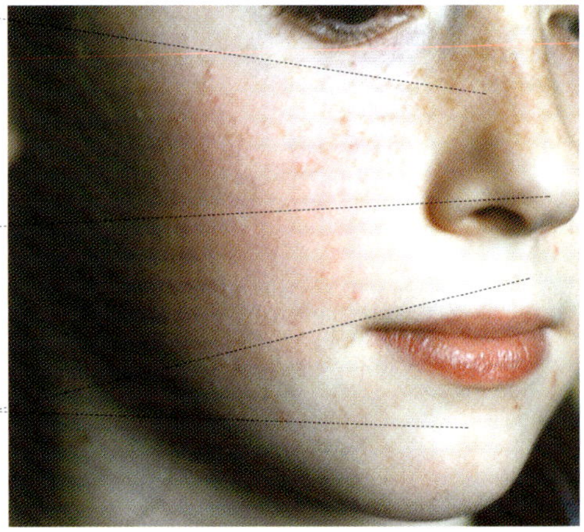

Auf der Wange zeigt sich ein leichter Hauch des dynamischen Rot, das den Magnesium-phosphoricum-Mangel anzeigt. Es ist ein ganz leichter Mangel, der vernachlässigt werden kann, weil andere Mängel nach ihrer Berücksichtigung „schreien".

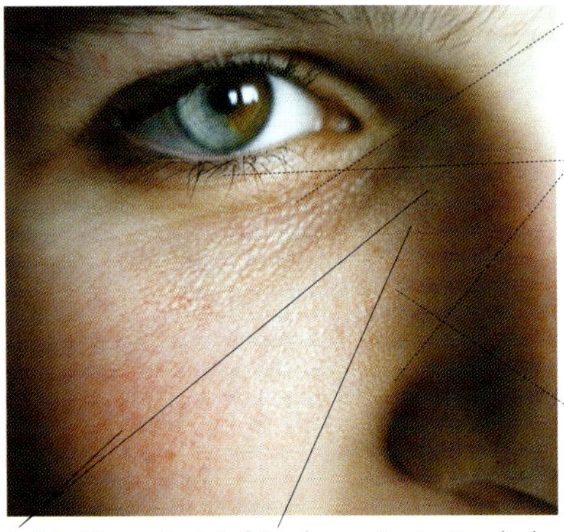

Würfelfalten, Karofalten, Einfurchung im Cf-Speicher: Cf-Mangel

Obwohl sich auf diesem Bild ein sehr starker Mangel an Cf zeigt, ist auf dem Unterlid ein deutlicher Mangel an Kalium sulfuricum festzustellen.

Die A-Form des Kalium-sulfuricum-Mangels zeigt hier deutlich seinen Beginn an der Nasenwurzel und die Fortsetzung nach dem äußeren Kinn hin.

Auf der Wange liegt ein feiner karmesinroter Hauch, der einen ganz zarten Mangel an Magnesium phosphoricum anzeigt, welcher in der Dosierung unberücksichtigt bleibt.

Wächsern: Calcium-phosphoricum-Mangel

Bräunlich schwärzlich: Calcium-fluoratum-Mangel

Bläulich schwärzlich an der Nasenwurzel innen: Fp-Mangel

Schwache bläulich rötliche Einfärbung des Nasenrückens: Ns-Mangel

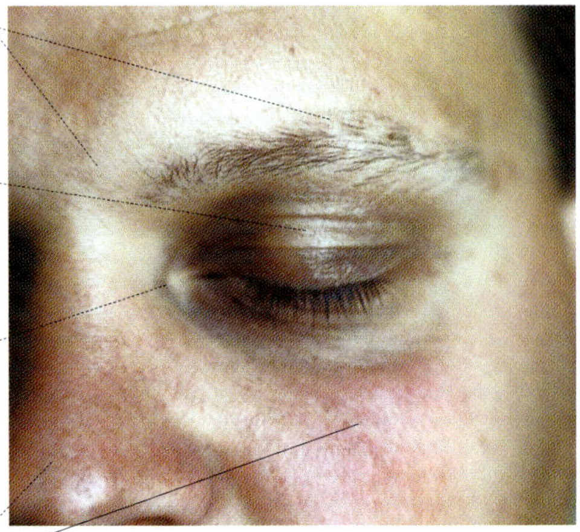

Auf der Wange zeigt sich die typische karmesinrote Farbe des Magnesium-phosphoricum-Mangels, der eine tägliche Einnahme von 7-10 Stück verlangt. Über dem karmesinroten Teil der Wange liegt ein milchiger Ton von Kc und könnte zu einer Täuschung bzw. Irritierung führen.

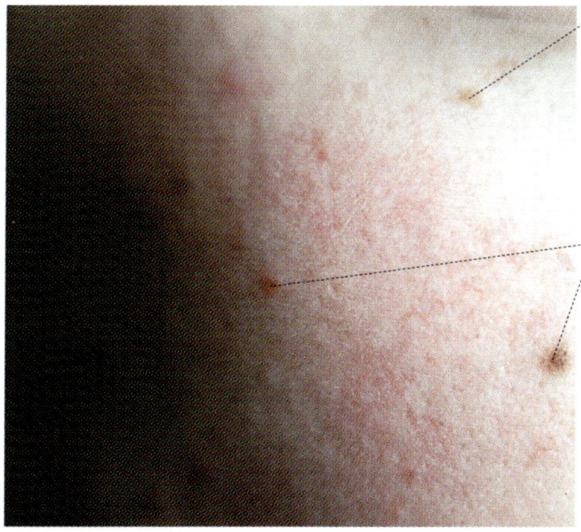

Die Pigmentflecken direkt unter dem Auge zeigen eine gelblich bräunliche Einfärbung und sind einem Kalium-sulfuricum-Mangel hinzuzurechnen.

Pigmentflecken, die mehr eine bräunlich schwärzliche Einfärbung aufweisen, gehören zu einem Calcium-fluoratum-Mangel und werden bei diesem Mangel berücksichtigt. Außerdem sollte auf die äußere Anwendungsmöglichkeit eingegangen werden.

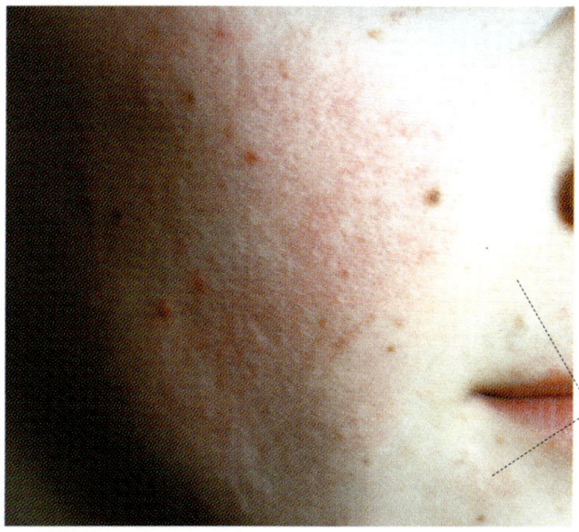

Die deutlich grünliche Einfärbung um den Mund macht auf einen starken Natrium-sulfuricum-Mangel aufmerksam.

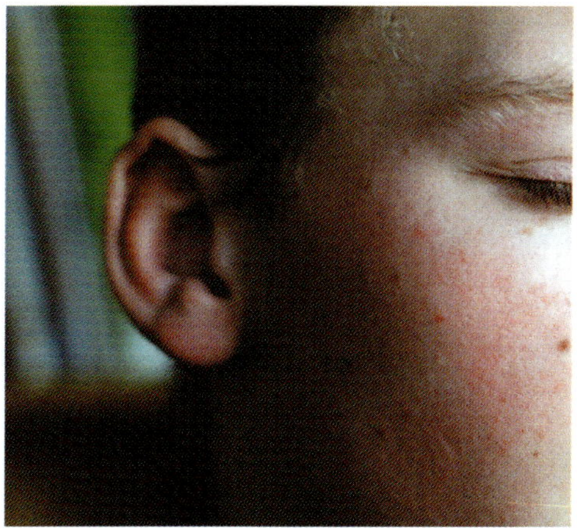

Die gleichbleibende dynamische Röte des Magnesium-phosphoricum-Mangels zeigt sich auf den obigen drei Bildern sehr deutlich, obwohl es sich um keinen starken Mangel handelt.
Er zeigt sich auf einem immer größer werdenden Ausschnitt des Gesichtes.
Obwohl die drei Bilder hintereinander gemacht wurden, ist die Erregung nicht angestiegen. Es ist eine sozusagen „konstante" Röte, die sich unabhängig vom inneren Erregungszustand immer gleichbleibend äußert und den Magnesium-phosphoricum-Mangel anzeigt.

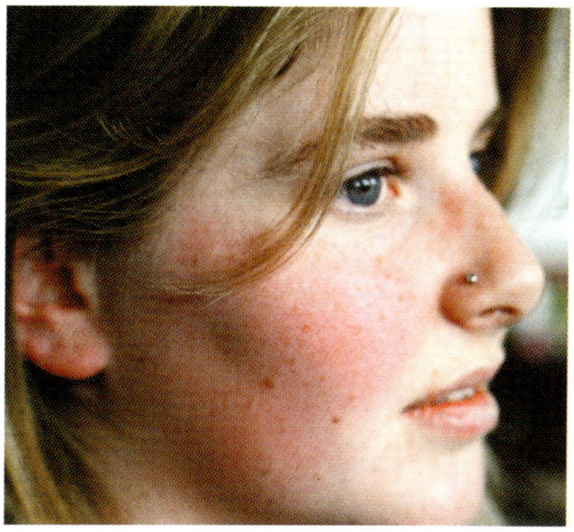

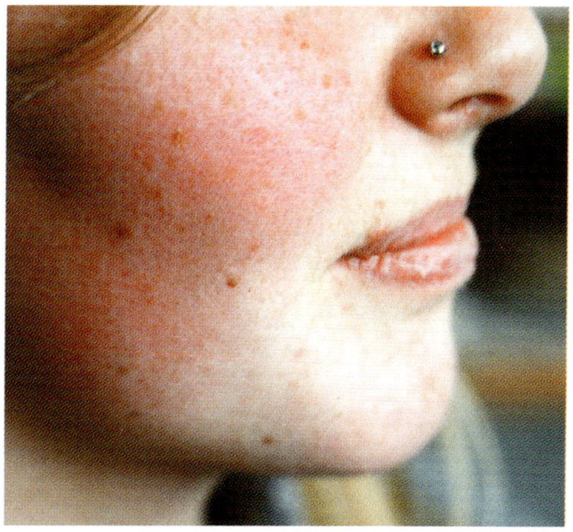

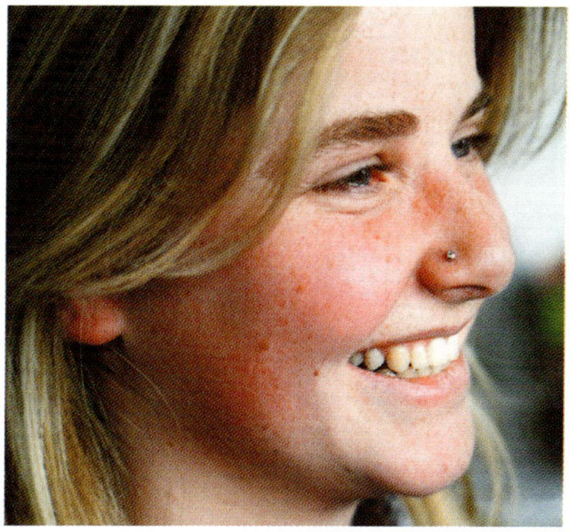

Die Folge der obigen drei Bilder lässt den Charakter von Magnesium phosphoricum gut erkennen. Dieser Mineralstoff ist zuständig für die unterschwellige Spannung, die im Verlauf der drei Fotos deutlich angestiegen ist.
So gesehen darf die Beschreibung des Mangels nicht eine konstante Röte beschreiben, wie karmesinrot, sondern muss ein komplettes Spektrum erfassen, wodurch keine andere Möglichkeit bleibt, als es mit dynamisch zu bezeichnen.
Es handelt sich hier um einen starken Mangel, der durch 20 Stück täglich abgebaut werden kann.

Im dritten Bild überzieht die dynamische Röte, die den Magnesium-phosphoricum-Mangel anzeigt, das ganze Gesicht, aber nicht überall in der gleichen Intensität, sodass die verschiedenen Ausformungen der Rottöne gut eingeprägt werden können.

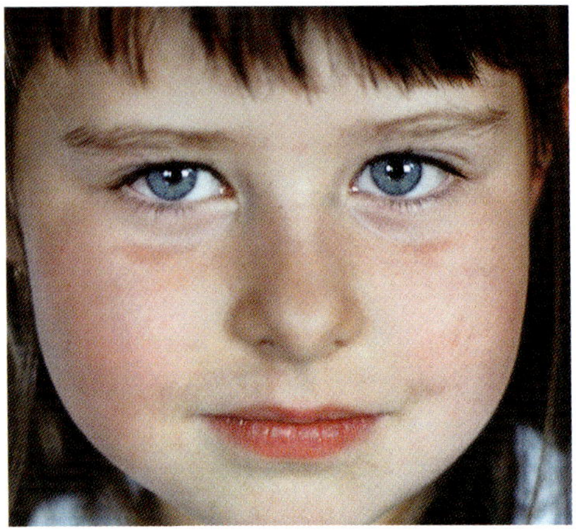

Die Wangen sind insgesamt mit einem zarten Hauch von Rot überzogen, was den schwachen Mangel an Magnesium phosphoricum anzeigt, der mit 5 Stück täglich abgedeckt wird.

Polimerglanz auf der Nasenspitze: Silicea-Mangel.

Wächserner Ton an der Nasenunterkante: Calcium-phosphoricum-Mangel.

Deutlich zeigt sich die grünliche Einfärbung um den Mund, die einen starken Natrium-sulfuricum-Mangel anzeigt.

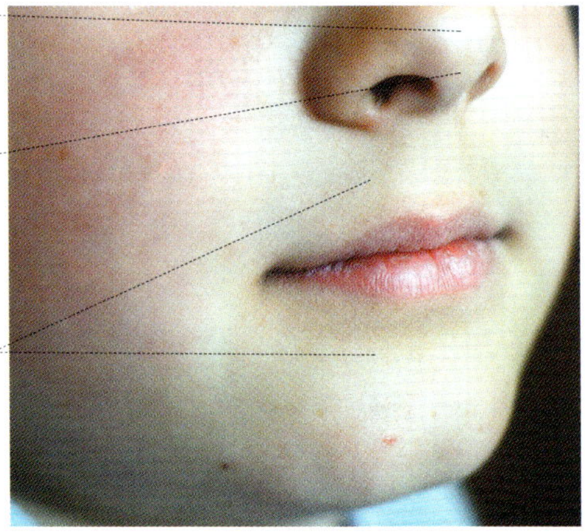

Die Wange zeigt eine leichte zarte Röte, die sich über die ganze Wange hinzieht und wegen ihrer Ausbreitung mit 7 Stück täglich versorgt wird.

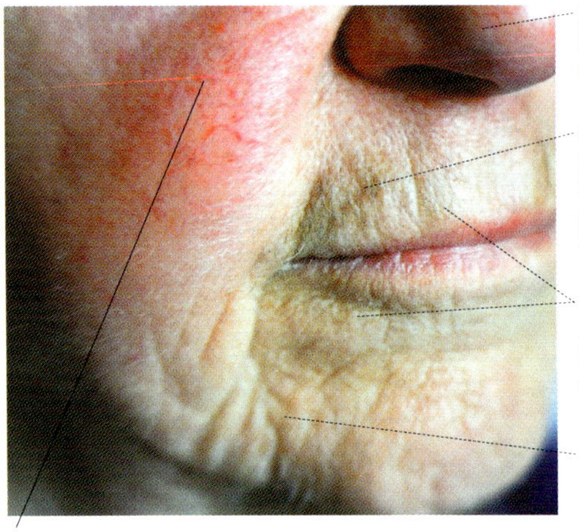

Bläulich rot: Natrium-sulfuricum-Mangel.

Senkrechte Falten über der Oberlippe: Natrium-phosphoricum-Mangel.

Grünlich rund um den Mund: Natrium-sulfuricum-Mangel.

Gelblich bräunlich: Kalium-sulfuricum-Mangel.

Die dynamische Röte, die den Mangel an Magnesium phosphoricum anzeigt, ist in diesem Fall von starker Couperose unterlegt und wird durch einen leicht bläulich rötlichen Einschlag zusätzlich verändert.

Nr. 8 Natrium chloratum, NaCl

Empfohlene Potenzierung: D6

Beschreibung des Mineralstoffs

Biochemischer Zusammenhang

- reguliert den Flüssigkeits- und Wärmehaushalt
- bindet den Schleim (Mucin) und bildet damit alle Schleimhäute
- besorgt den Stoffwechsel aller Körperteile, die nicht durchblutet werden (Sehnen, Bänder, Knorpel, Bandscheiben, Augen)

Speicher im Körper

Schleimhäute

Wirkung, Wirkungsweise

- schnell, z. B. beim Fließschnupfen
- langsam bei Knorpel- oder Gelenkproblemen

Betriebsstörungen, Krankheiten, Symptome

Es mag verblüffen, dass ausgerechnet Kochsalz, das medizinisch gesehen in Verruf geraten ist (weil wir alle zuviel davon nehmen, oft in versteckter Form), ein Heilmittel sein soll. Aber in potenzierter (stark verdünnter) Form wirkt eben vieles „anders“ ... Die Nr. 8 begünstigt die Zellteilung und vermehrt dadurch indirekt die Zahl der roten Blutkörperchen; es reguliert den Wärme- und Flüssigkeitshaushalt im Körper, bildet außerdem das Knorpelgewebe und die Gelenkschmiere. Es ist der Mineralstoff, der im Körper die Gifte unschädlich macht! Deshalb wird Natrium chloratum eher mit der Gicht in Zusammenhang gebracht, weil diese Krankheit hauptsächlich von unverarbeiteten Purinen verursacht wird.

Fließschnupfen (wässrig), Hauptmittel bei Heuschnupfen, Nebenhöhlenprobleme, Kälteempfindlichkeit, empfindlich gegen Luftzug, Bandscheibenschäden, Knorpelschäden, bei Brandverletzungen (bei frischen Verbrennungen wird ein Brei aufgelegt), Schuppen auf dem Kopf, kalte Hände und Füße, Blasen- und Nierenentzündung, bei Heißhunger auf salzige und stark gewürzte Speisen, Gelenksgeräusche (Knacken in den Gelenken), viel oder wenig Durst, Schweißregulierung, „trockene“ Haut (feuchtigkeitsarm), salzig scharfe, brennende Absonderungen, tränende, rinnende oder trockene Augen, Schlundbrennen (wenn es die Speiseröhre heraufbrennt), Geruchs- und Geschmacksverlust, Bluthochdruck (nicht auf die ärztliche Begleitung verzichten!), Ödeme (Wasseransammlungen), „Schlabberbauch“ – wenn das Wasser im Bauch gurgelt, weil zu viel getrunken wurde, helfen einige Tabletten von der Nr. 8 Natrium chloratum hervorragend.

Reaktion

Verhärtete, ausgetrocknete Knorpel bereiten unter Umständen Schmerzen, wenn sie wieder lebendig werden.

Anwendung

- innerlich
- äußerlich als Brei bei Verbrennungen
- äußerlich als Gel oder Cremegel bei Schleimhautproblemen, bei Nasen-, Nebenhöhlen- oder Stirnhöhlenproblemen

Mangelzeichen, Zusatzfragen

Haben Sie Kopfschuppen, knackt es in den Gelenken, haben Sie häufig Schnupfen, haben Sie Schleimhautprobleme indem sie zum Beispiel sehr trocken sind, Nebenhöhlen oder Stirnhöhlenprobleme, riechen und schmecken Sie gut oder schon nicht mehr so gut?

Haben Sie viel oder wenig Durst?

Mangelursachen, Mangelverstärkung

Übertriebener Kochsalzgenuss; wenn mehr getrunken wird, als der Körper Durst meldet; durch alle Getränke, die der Körper verdünnen muss – Kaffee, Limonaden, Bier, Wein ... (sie verursachen eine innere Austrocknung des Körpers)

Antlitzanalyse

Gelatineglanz

Es gibt in letzter Zeit immer mehr äußerlich anzuwendende Arzneimittel, die in Gelform zubereitet werden. Wenn von einem Gel ein feiner Belag aufgetragen wird, bleibt ein feuchter Glanz erhalten, den wir als Gelatineglanz bezeichnen wollen.

Es gibt noch eine zweite Möglichkeit, sich diesen Glanz anschaulich vor Augen zu führen. Dabei denken wir an eine Schnecke, wie sie über ein grünes Blatt kriecht und einen Streifen hinterlässt, der eine ebensolche Beschaffenheit hat. Es ist ein feuchter Glanz, der durch das Sekret der Schnecke entsteht und ähnlich dem Glanz des Gels ist. Es handelt sich genauso wie beim Menschen um einen Schleimstoff, der grundsätzlich mit Natrium chloratum aufgebaut wird.

Nachdem die Beschaffenheit des Glanzes geklärt ist, wollen wir dem Ort nachgehen, an dem dieser Glanz im Antlitz des Menschen anzutreffen ist.

Dazu lassen wir den zu betrachtenden Menschen die Augen schließen und beobachten das obere Augenlid. Auf der kugelförmigen Wölbung, die nun von dem Oberlid bedeckt wird, findet man bei entsprechendem Mangel an Natrium chloratum den beschriebenen Schleimstoff, der bei klug gewähltem Lichteinfall den feuchten Gelatineglanz aufweist. Die Fläche ist mehr oder weniger ausgedehnt, häufig unterbrochen und verschiedener Dicke. Der Schleimstoff tritt an dieser Stelle des Körpers aus, zeigt damit den Mangel an Natrium chloratum auf und je nach der Intensität richtet sich die Wahl der entsprechenden Dosierung. Mit Intensität ist die Ausdehnung, aber auch die Dicke des Belages gemeint.

Schmieriger Lidrand

Lässt man den zu betrachtenden Menschen den Blick nach oben richten, ist es möglich, dass unter den Wimpern des Unterlides sich ebenfalls der Gelatineglanz zeigt, diesmal in einem Streifen von 2–3 Millimetern.

Manche Antlitzanalytiker verstehen unter schmierigem Lidrand einen Schleimstoffbelag auf dem oberen Rand des Unterlides, dort wo der Augapfel die Fläche begrenzt, die zwischen ihm und den Wimpern gebildet wird. Ein derartiger verstärkter Belag an Schleimstoff, der natürlich einen stärkeren Mangel an Natrium chloratum aufzeigt, muss natürlich berücksichtigt werden, ist aber für den Natrium-chloratum-Mangel nicht charakteristisch.

Entzündeter Lidrand

Bei einem Mangel an Natrium chloratum wird die Tränenflüssigkeit ziemlich salzhaltig, weil der Organismus Salz abstößt, um das Konzentrationsverhältnis zwischen den intra- und extrazellulären Natrium-chloratum-Molekülen erhalten muss. Die salzig brennende Tränenflüssigkeit reizt auf Dauer den Lidrand und bei längerer Belastung beginnt dieser sich zu entzünden. Ein entzündeter Lidrand ist also fast immer ein Zeichen für einen schon länger andauernden Natrium-chloratum-Mangel.

Große Poren

Ein weiteres Kennzeichen für einen Mangel an Natrium chloratum sind vergrößerte Poren. Viele antlitzanalytisch arbeitende Menschen beschreiben dieses Phänomen als gedunsen und meinen damit Poren mit einem aufgewölbtem Rand. Diese besondere Beschreibung können wir aber weglassen, es genügt die Beschreibung von vergrößerten Poren. Sie treten an mehreren Stellen bevorzugt auf: auf der Nase, die Nase entlang auf den Wangen, auf dem Kinn, auf der Stirn oder überhaupt im gesamten Gesicht. Es ist erstaunlich, wie schnell sich solche vergrößerten Poren durch die Einnahme von Natrium chloratum nicht nur verkleinern, sondern auch ihr Ausbreitungsgebiet kleiner wird.

Roter Rand am Haaransatz

Bei einem ausgeprägten Mangel an Natrium chloratum kommt es zu einem Phänomen, das sich biochemisch gar nicht so leicht erklären lässt, aber doch immer wieder zu beobachten ist. Es handelt sich dabei um einen geröteten Rand am Haaransatz entlang der Stirn.

Kopfschuppen

Es lässt sich darüber streiten, ob sich Kopfschuppen in das Gebiet der Antlitzanalyse einreihen lassen oder nicht, aber bei aufmerksamer Beobachtung werden sie dem anlitzanalytisch arbeitenden Menschen nicht verborgen bleiben. Es handelt sich um jene kleinen Schuppen, die auf der Schulter und dem Hemd- bzw. Blusenkragen liegen und meistens mit Haarwasser oder entsprechenden Shampoos bekämpft werden. Solche Behandlung bleibt aber stets mühselig, weil nicht die innere Ursache behoben, sondern nur die äußere Erscheinung unterdrückt wird. Lässt man vom bewährten Mittel ab, kehrt das lästige Übel meistens wieder zurück.

Geht man der Sache auf den Grund und entdeckt die übertrockene Kopfhaut als Ursache für die vielen Schuppen, ist es dem nach Dr. Schüßler arbeitenden Biochemiker ein Leichtes, die genannte Erscheinung als großen Mangel an Natrium chloratum einzustufen und entsprechend zu berücksichtigen.

Trockene Haut

Nicht nur die Kopfhaut, sondern auch die übrige Haut unterliegt der Notwendigkeit ausreichender Befeuchtung. Erfolgt diese nicht, kommt es zur so genannten trockenen Haut, wobei allerdings in der Alltagssprache nicht zwischen fettarmer und tatsächlich trockener Haut unterschieden wird.

Erhebt sich diese Frage im beratenden Gespräch, dann kann die Unterscheidung auf folgende Art leicht durchgeführt werden. Heißt die Antwort: „Ja, ich habe trockene Haut", dann heißt die nächste, anschließende Frage: „Handelt es sich um eine fettarme oder tatsächlich trockene Haut?" Meistens wird dann folgende Frage zurückgestellt: „Wie kann man das unterscheiden? Denn spannen tut die Haut schon." Worauf Sie wieder weiterfragen können: „Verwenden Sie eine fette Creme oder kommen Sie mit einer Feuchtigkeitscreme auch zurecht?" Wenn dann die Antwort lautet: „Nein, ich muss mich mit einer fetten Creme pflegen und das häufig mehrmals am Tage", dann wissen Sie, dass es sich um eine fettarme Haut handelt. Heißt die Antwort: „Wissen Sie, ich vertrage keine fette Creme, da fange ich darunter zu schwitzen an, ich kann ausschließlich eine Feuchtigkeitscreme verwenden", dann wissen Sie, dass es sich tatsächlich um eine so genannte trockene Haut handelt und außerdem ein Natrium-chloratum-Mangel vorliegt.

Bezüglich der Kosmetik empfehle ich grundsätzlich die biochemischen Produkte der Adler Pharma, eine ganz neue Entwicklung in der Mineralstofflehre nach Dr. Schüßler.[30] Durch sie kann die Gesichtshaut mit den benötigten Mineralstoffen versorgt werden, welche die Betriebsstoffe darstellen, durch die die Haut in der Lage ist, ihre Aufgaben voll und ganz zu erfüllen.

[30] Siehe auch S. 30, Bezugsadresse S. 137.

Platzbacken

Ein sehr seltenes Zeichen, das ich selbst nur hin und wieder zu beobachten hatte, sind die Platzbacken. Das sind Backen, die den Anschein erwecken, als ob der Mensch seine Backen ununterbrochen aufblasen würde, als würde er z. B. eine Luftmatratze mit Luft füllen wollen.

Schwammiges Aussehen

Der natürliche Schwamm hat grundsätzlich mit Wasser zu tun. Er kommt aus dem Wasser und die Arbeit mit ihm geschieht durch seine Fähigkeit, Wasser in seinem Inneren festzuhalten. Wenn Sie sich die Oberfläche eines solchen Schwammes vor Augen halten, werden Sie unter Umständen in Ihrer Erinnerung Menschen auftauchen sehen, die genau solch eine Gesichtsbeschaffenheit hatten. In der Nähe entpuppen sich dann die Löcher des Schwammes als sehr große Poren, die häufig nach einer schweren Belastung durch Akne zurückbleiben. Außerdem ist zu beobachten, dass diese Menschen dem Alkohol sehr zugeneigt sind. Hierzu ist anzumerken, dass ein spezifisches Bedürfnis nach Alkohol und der Mangel an Natrium chloratum miteinander korrelieren.

Damit kann dieser Mineralstoff, wenn jemand will, als Hilfe dafür eingesetzt werden, das starke bis übermächtige Bedürfnis nach Alkohol ein wenig einzudämmen.

Hohl klingende Nase

Im Antlitz lässt es sich zwar nicht feststellen, aber der aufmerksame Zuhörer wird sehr wohl die hohl klingende Nase hören, die ihm anzeigt, dass die Schleimhäute in der Nase nicht in Ordnung sind. Da aber die Schleimhäute wieder in spezifischem Zusammenhang mit Natrium chloratum stehen, zeigt sich auch hierin ein Mangel an diesem Mineralstoff.

Ganz selbstverständlich wird ein antlitzanalytisch arbeitender Mensch einen sich zeigenden Schnupfen mit Natrium chloratum behandeln, wenn es sich um einen glasklaren Schleim handelt, der mit ihm verbunden ist.

Schweiß

Der Schweiß ist das natürliche Regulativ für den Temperaturausgleich im Körper. Er erscheint umso schneller, je weniger vom Betriebsstoff für die Temperatursteuerung vorhanden ist. Das heißt für das antlitzanalytische Gespräch, dass bei verstärkter Schweißbildung, welche ja ganz leicht beobachtet werden kann, die Dosierung für das Natrium chloratum höher ausfallen muss, als sie aufgrund der anderen Anzeichen allein festgelegt worden wäre.

Fettiger Schweiß

Siehe dazu die Ausführungen zu Natrium phosphoricum.

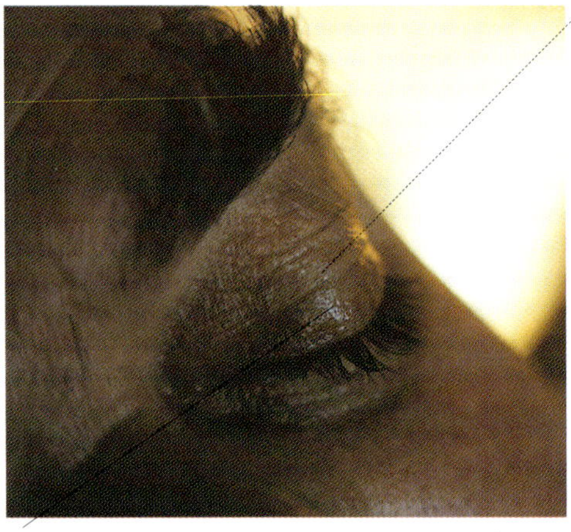

Auf dem Oberlid sind trotz des dunklen Bildes die Karo- bzw. Würfelfalten gut zu sehen, die den Mangel an Cf anzeigen.

Auf dem etwas dunkel geratenen Bild sieht man dafür umso deutlicher den Gelatineglanz, der den Mangel an Natrium chloratum anzeigt. Es ist dies ein akuter starker Mangel, der durch 15 Stück täglich abgedeckt wird.

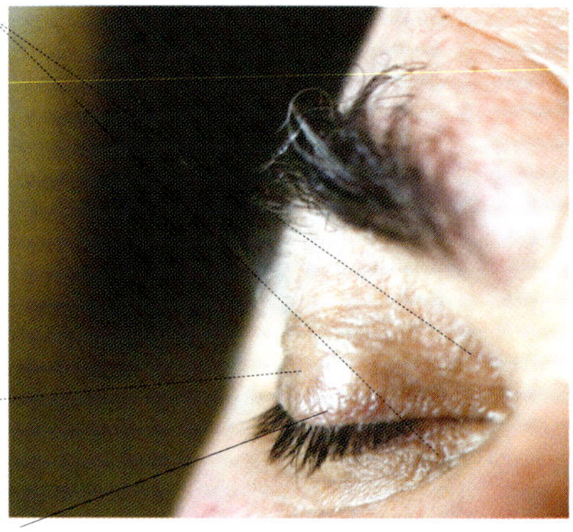

Karo- bzw. Würfelfalten: Mangel an Calcium fluoratum.

Bräunlich schwärzlich: Mangel an Calcium fluoratum.

Vom selben Mann wie links noch einmal der Gelatineglanz, allerdings ist er hier schon wesentlich schwächer, nicht nur was die Ausdehnung anlangt, sondern auch die Intensität des Glanzes, sozusagen die „Dicke“ der Gelatine. Dosierung: 7–10 Stück täglich.

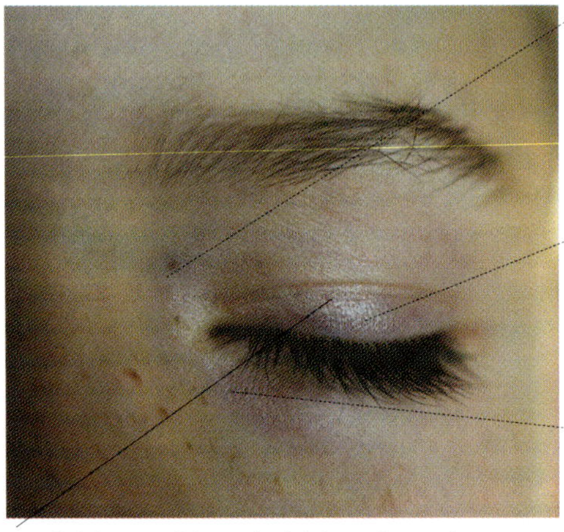

Bläulich schwärzlicher Schatten an der Nasenwurzel innen: Ferrum-phosphoricum-Mangel.

Milchig bläulich gemischt mit milchig rötlich ergibt lila: Kalium-chloratum-Mangel.

Karo- bzw. Würfelfalten, Fächerfalten: Calcium-fluoratum-Mangel.

Deutlich kann auf dem Oberlid der Gelatineglanz wahrgenommen werden, wobei unmittelbar an die Wimpern ein deutlicher Streifen vorliegt, der dann in eine Fläche übergeht, in der das Mangelzeichen etwas unterbrochen und dünner vorliegt. Dosierung: 7 Stück täglich.

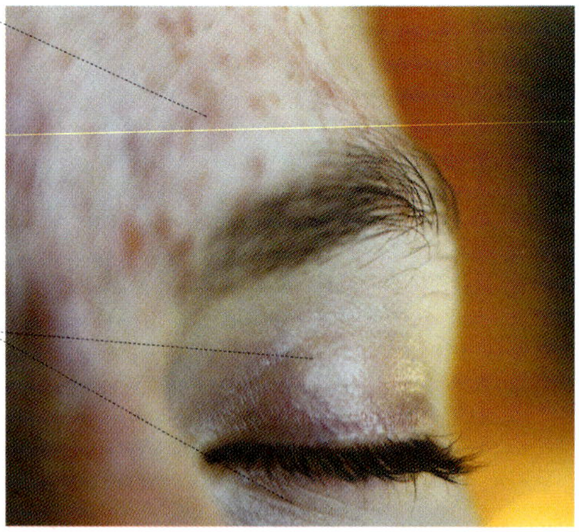

Die Akne weist auf einen starken Mangel von Natrium phosphoricum hin.

Sowohl auf dem Ober- wie auch Unterlid zeigen sich die Karo- bzw. Würfelfalten sehr gut, die den Mangel an Cf anzeigen.

Auf dem gesamten Oberlid ist die Ausdehnung des insgesamt sehr starken Mangels an Natrium chloratum im Gelatineglanz zu erkennen. 10 Stück täglich werden den Mangel relativ rasch auffüllen.

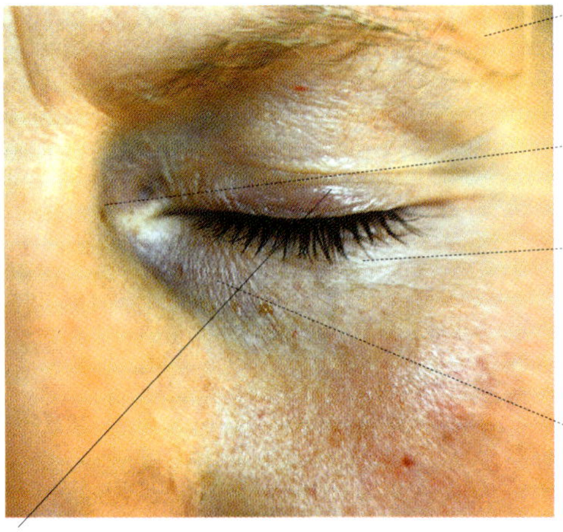

Das Auge ist vom gelblich bräunlichen Ton des Ks umgeben.

Bläulich schwärzlich: Fp-Mangel.

Rund um das Auge liegt ein milchiger Ton, teilw. etwas milchig bläulich: Kc-Mangel.

Leichte Fächerfalten auf dem Unter- und Oberlid: Cf-Mangel.

Auf dem Oberlid liegt deutlich der Gelatineglanz, der den Mangel an Natrium chloratum anzeigt. Der etwas schwächere Mangel wird mit 7 Stück täglich versorgt.

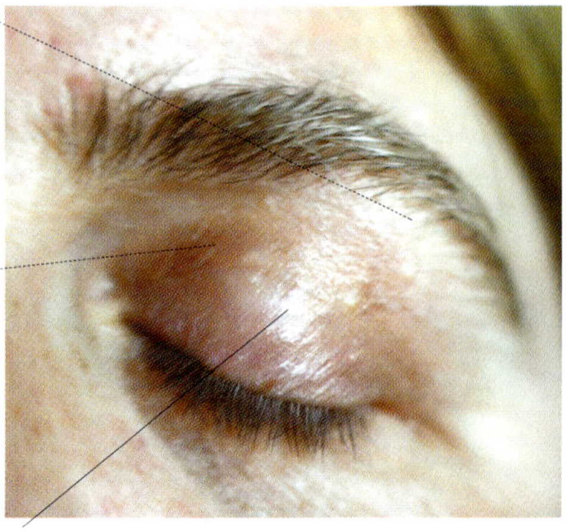

Der wächserne Streifen, mit dem die Augenbraue unterlegt ist, weist auf den Calcium-phosphoricum-Mangel hin.

Der bräunlich schwärzliche Streifen zieht sich in verschiedener Intensität in einem Bogen über das Oberlid hin und weist auf den Calcium-fluoratum-Mangel hin.

Trotz der schnellen Bewegung des Oberlides ist der Gelatineglanz gut zu sehen. Für die Abdeckung dieses Mangels sind 10 Stück täglich notwendig.

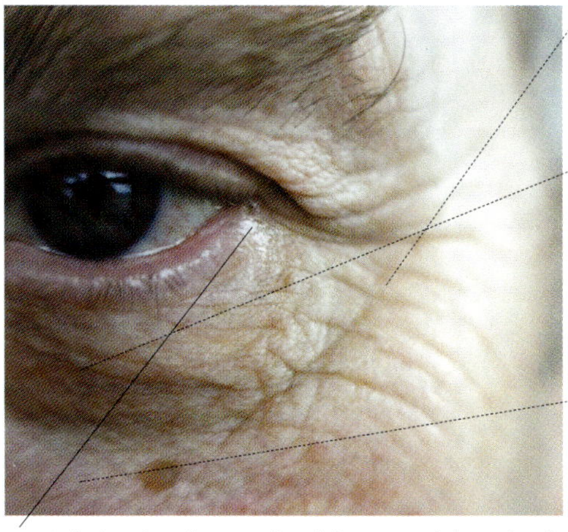

Am äußeren Augenwinkel herrscht der gelblich bräunliche Ton, der den Mangel an Ks anzeigt, vor.

Deutlich kann in diesem Bild der Unterschied von bräunlich schwärzlich (Cf-Mangel) und gelblich bräunlich wahrgenommen werden.

Bläulich rötlich auf der Wange (Ns), milchig überlagert (Kc) und im Hintergrund das dynamische Rot von Mp.

Der Gelatineglanz liegt auch auf dem Unterlid, wodurch der Mangel an Natrium chloratum erhöht wird. Die Dosierung geht von einem insgesamten Eindruck aus, wobei dem Mangelzeichen auf dem Oberlid mehr Bedeutung zukommt. Außerdem ist es wesentlich häufiger.

Bei etwas weniger geöffnetem Auge wäre der milchig bläuliche Ton auf dem Oberlid noch deutlicher zu erkennen: Kc-Mangel.

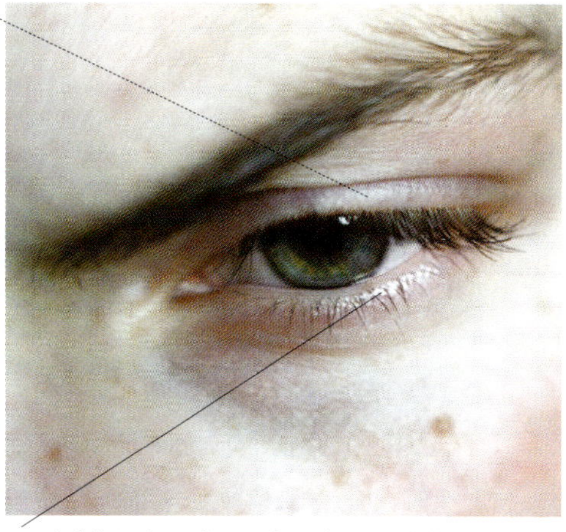

Deutlich läßt der Gelatineglanz das Unterlid erglänzen.

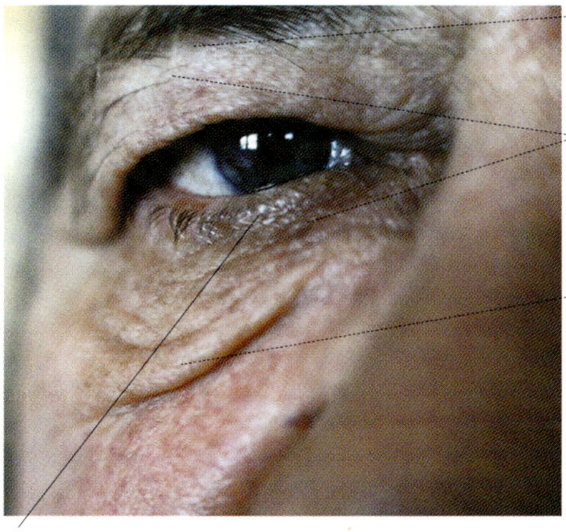

Wächsern: Cp-Mangel.

Karofalten auf dem Ober- und Unterlid: Cf-Mangel.

Tränensäcke: Ns-Mangel.

Der Gelatineglanz liegt in einem mehrere Millimeter breiten Streifen auf dem Unterlid.

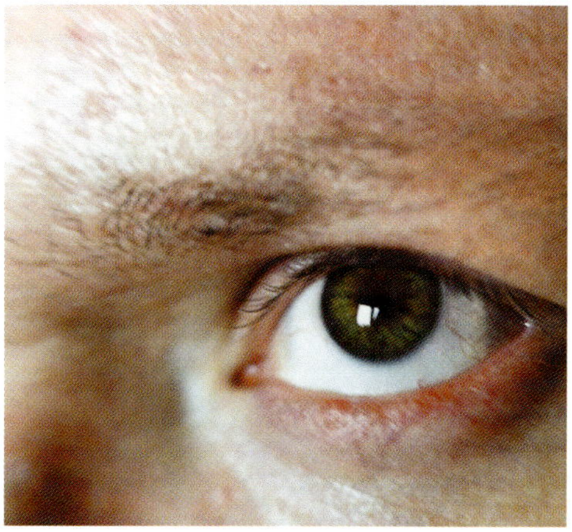

Die salzig brennenden Tränen, die durch den Mangel an Natrium chloratum verursacht sind, haben das Unterlid so gereizt, daß es sich entzündet hat.

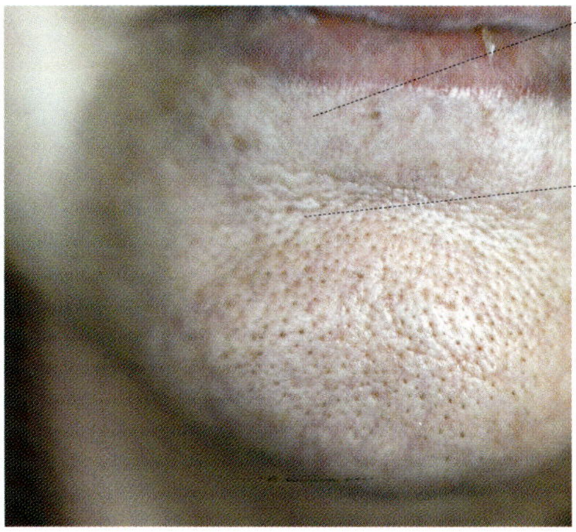

Milchig: Kalium-chloratum-Mangel.

Insgesamt zeigt das Kinn einen grauen Hauch, der auf den Mangel an Kalium phosphoricum hinweist.

Große Poren, wie sie sich hier auf dem Kinn zeigen, weisen ebenfalls auf einen Mangel an Natrium chloratum hin.

Der deutliche wächserne Ton zeigt einen starken Mangel an Calcium phosphoricum an.

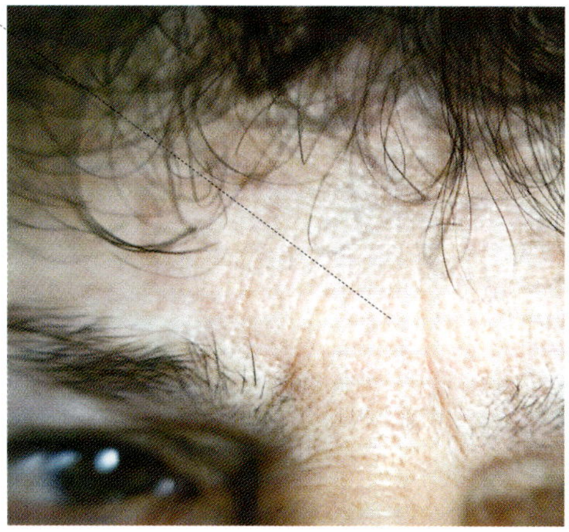

Die großen Poren über der Nasenwurzel zeigen einen großen Mangel an Natrium chloratum an.

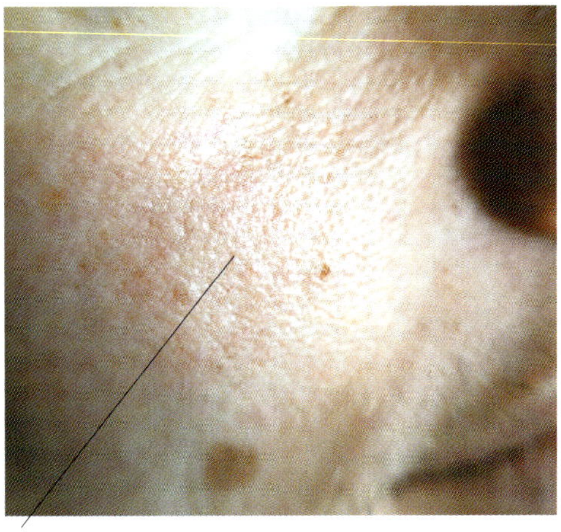

Die Poren auf der Wange sind deutlich vergrößert, haben ein großes Ausdehnungsgebiet und weisen auf einen starken Mangel an Natrium chloratum hin.

Der Politurglanz auf der Nasenspitze sowie auf dem Nasenrücken weisen auf den Mangel an Silicea hin.

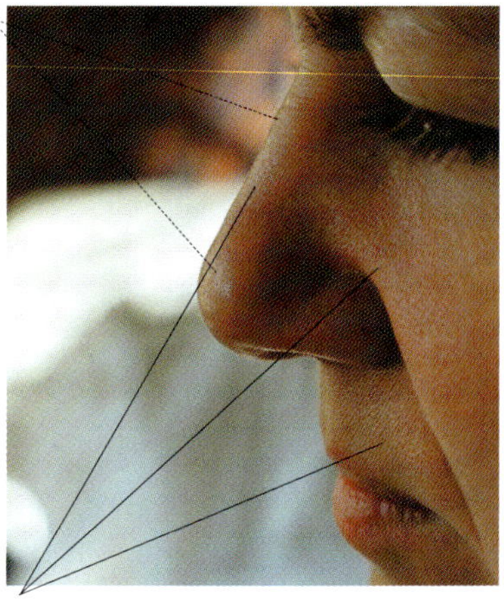

Die vielen Poren weisen auf einen deutlich feststellbaren Mangel an Natrium chloratum hin.

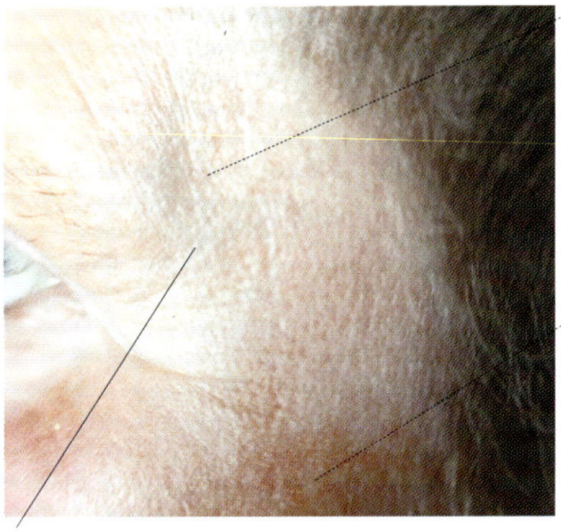

Milchig: Mangel an Kalium chloratum.
Weiß schimmernd: Mangel an Calcium sulfuricum.

Bräunlich gelblich: Mangel an Kalium sulfuricum.

Die großen Poren auf der Schläfe weisen auf den Mangel an Natrium chloratum hin. Da sie sich auf der Schläfe zeigen, gibt das zugleich einen Hinweis auf einen Mangel an Kalium phosphoricum.

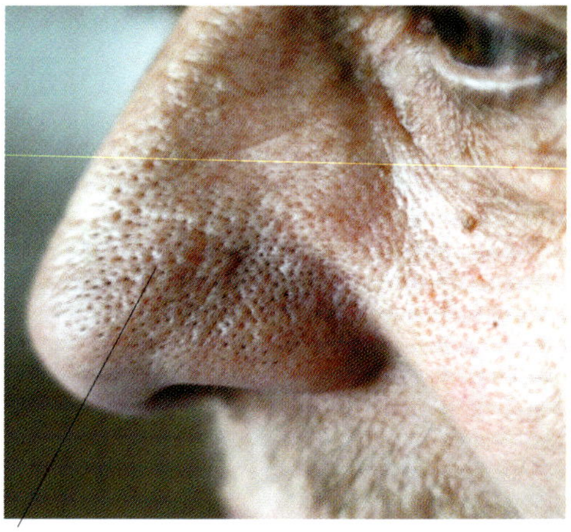

Die großen Poren zeigen einen großen Mangel an Natrium chloratum an. Allerdings kann die Dosierung nur in Abstimmung mit den anderen Mangelzeichen erfolgen.

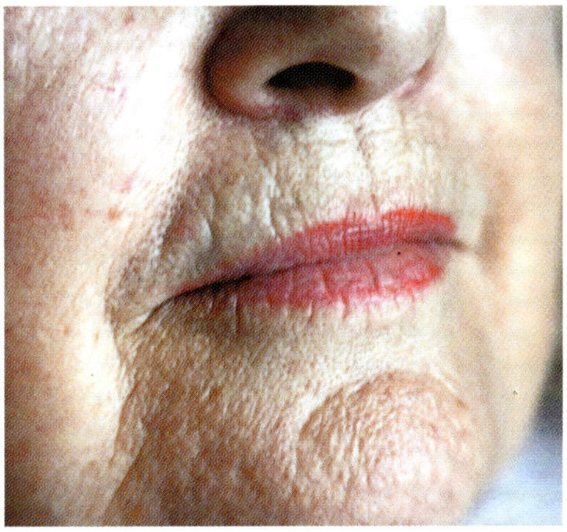

Das Kinn, wie auch die Haut über der Oberlippe zeigen die Beschaffenheit wie ein Schwamm. Unabhängig von der Farbe der Haut zeigt diese Beschaffenheit einen Mangel an Natrium chloratum an. Der Schwamm hat eine spezifische Beziehung zum Wasser, wie Natrium chloratum auch.

Bläulich rötliche Einfärbung des Nasenrückens: Natrium-sulfuricum-Mangel.

Wächserner Ton an der Nasenunterkante: Mangel an Calcium phosphoricum.

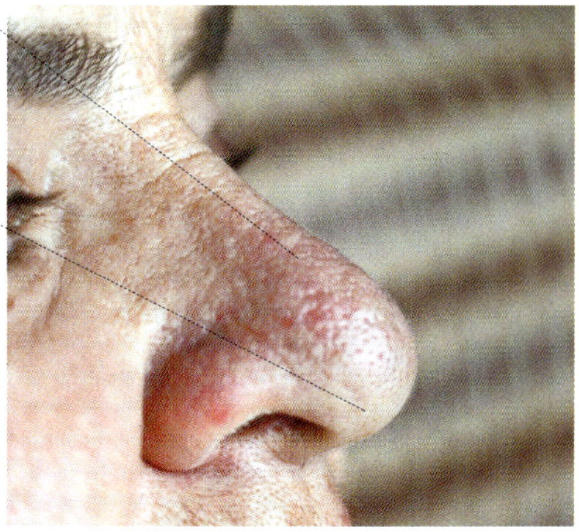

In diesem Fall hat die Oberfläche der Nase die Beschaffenheit wie ein Schwamm.

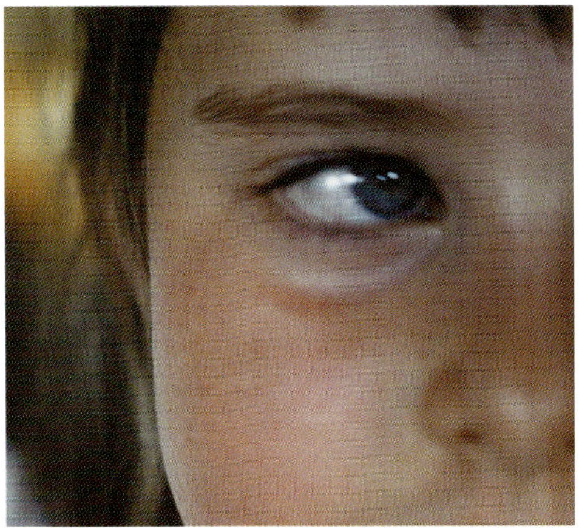

Platzbacken lassen sich am besten dem Mangel an Natrium chloratum zuordnen. Außerdem ist eine Fehlsteuerung beim Silicea-Haushalt vorhanden, weil zuviel Bindegewebe produziert wird. Ein weiterer Mangel liegt bei Calcium sulfuricum vor, das den abbauenden Eiweißstoffwechsel besorgt.

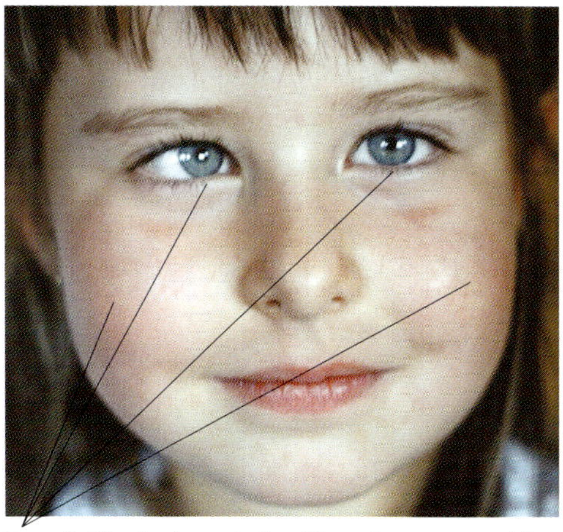

Dass die Platzbacken mit dem Mangel an Natrium chloratum in Verbindung zu bringen sind, sieht man am Gelatineglanz, der sich am Unterlid des linken Auges dieses Mädchens zeigt.

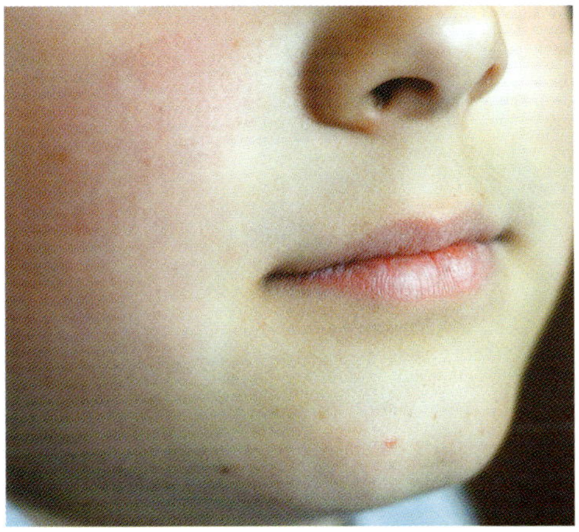

Deutlich sind die Platzbacken, die auf einen Mangel an Natrium chloratum hinweisen, zu beobachten, obwohl nur ein Ausschnitt des Gesichts gesehen werden kann.

Nr. 9 Natrium phosphoricum, $Na_2HPO_4 \cdot 12\ H_2O$

Empfohlene Potenzierung: D6

Beschreibung des Mineralstoffs

Biochemischer Zusammenhang

- reguliert den Säure- und den Fetthaushalt
- baut den Zucker ab

Speicher im Körper

Lymphe

Wirkung, Wirkungsweise

- langfristig – umstimmend
- kurzfristig – entsäuernd

Betriebsstörungen, Krankheiten, Symptome

Dieses Salz verwandelt Harnsäure zu Harnstoff und macht sie so für die Nieren ausscheidbar, wodurch es zu keinen Ablagerungen kommt. Es reguliert den Fettstoffwechsel. Die Nr. 9 ist das Generalmittel für fast alle Erkrankungen, die dem rheumatischen Formenkreis zugeordnet oder zu den Übersäuerungskrankheiten gezählt werden. Auch wird dieser Mineralstoff eher mit der Neurodermitis in Zusammenhang gebracht, weil es sich hauptsächlich um nicht umgewandelte Harnsäure (aus dem Eiweißstoffwechsel) handelt.

Sodbrennen (brennt nur im Magen „unten"), saures Aufstoßen, Gastritis, Fettsucht, Rheuma, Talgprobleme, Mitesser, Akne, geschwollene Lymphknoten, fettige/trockene Haare/Haut, chronische Mattigkeit/Müdigkeit, Heißhunger (wenn plötzlich etwas gegessen werden muss), Hunger nach Süßigkeiten und Mehlspeisen, Absonderungen des Körpers riechen sauer (Schweiß, Harn, Wundsein der Babys), Orangenhaut, Gelenkschmerzen, Steinbildung.

Reaktion

Durch die Einnahme kann es kurzfristig zu einem Sodbrennen kommen, weil der Organismus die belastende Harnsäure in den Magen ausschüttet. Der Entlastungsvorgang kann mehrere Tage dauern.

Anwendung

Innerlich bei allen Übersäuerungsproblemen; zusätzlich äußerlich als Gel oder Cremegel bei Hautproblemen.

Mangelzeichen, Zusatzfragen

„Haben Sie Sodbrennen?" Bei Bejahung unbedingt weiterfragen: *„Wo brennt es denn?"*

Wenn es tatsächlich nur „unten" brennt, dann ist es auch Sodbrennen, doch oft ist dies nicht der Fall. Wenn nämlich zur Antwort kommt: „Es brennt so herauf!", dann ist dies kein Sodbrennen, sondern Schlundbrennen und gehört zum Mineralstoff Nr. 8.

Wie geht es den Haaren? Sind sie fettig oder trocken, oder normal? Hängen sie manchmal ohne Kraft herunter oder kleben fast am Kopf? Wie ist die Haut, vor allem im Gesicht? Ist sie trocken, fettig, oder haben Sie eine Mischhaut?

Haben Sie Mitesser, Pickel, auch am Körper? – Diese wurden durch die moderne Kosmetik schon oft aus dem Gesicht verdrängt und befinden sich manchmal am Haaransatz oder am Rücken.

Haben Sie tägliche Zeiten, an denen Sie unbedingt sofort etwas zu essen brauchen? Zeiten, in denen ihr Energiepotential plötzlich zusammenbricht, wo sie plötzlich „unendlich" müde werden bzw. eine bleierne, lähmende Müdigkeit empfinden?

Mangelursache, Mangelverstärkung

Einen überaus großen Einfluss auf den Säurehaushalt des Körpers hat die Ernährung!

Versäuernd wirken alle Süßigkeiten, Mehlspeisen, gezuckerte Limonaden …

Antlitzanalyse

Fettglanz

Wenn vom Fettglanz die Rede ist, dann entspricht dieses Wort nur zum Teil den realen Tatsachen. Die Fettperlen, die aus der Haut austreten und dann die Hautoberfläche bedecken, haben von sich aus keinen Glanz. Es ist eher ein sehr stumpfer Eindruck, den Sie gut nachvollziehen können, wenn Sie sich eine Speckschwarte vorstellen, auf der sich nach Erwärmung ein Fettbelag gebildet hat. Es ist ebenso ein stumpfer Belag, der das Licht nicht reflektiert.

Streicht man allerdings mit dem Finger über diese Fettperlen, wird ein regelmäßiger Fettbelag erzeugt, der dann auch glänzt. Er ist dann dem Firnisglanz von Calcium fluoratum sehr ähnlich, weil es sich um einen hauchfeinen Glanz handelt, der die Oberfläche der Haut sichtbar sein lässt.

Der Austritt von solchen Fettperlen zeigt einen intensiven akuten Mangel an Natrium phosphoricum an, der entsprechend der Intensität des Fettbelages berücksichtigt gehört.

Mischhaut

Menschen, die unter dieser fettigen Gesichtshaut leiden, bestätigen immer wieder, dass meistens nicht das gesamte Gesicht betroffen ist, sondern nur Teile, wobei die T-Form am häufigsten ist. Dabei tritt der Fettbelag hauptsächlich auf der Stirn auf und dann die Nase entlang über den Mund bis zur Kinnunterkante. Der übrige Teil des Gesichts bleibt von diesem Belag frei. Oft ist dieser fettige Belag nicht ununterbrochen vorhanden, sondern zeitenweise, wobei der Lebensrhythmus sehr damit verknüpft ist. Arbeitszeiten, Zykluszeiten, Tageszeiten, Biorhythmus ...

Fettige Brillenecken

Für Brillenträger ist der Austritt an Fettperlen eine äußerst lästige Erscheinung insofern, als sich die inneren Brillenecken immer mit einem Fettbelag verschmieren. Demzufolge ist es bei der antlitzanalytischen Beratung schon von Bedeutung, wenn Brillenträger nach diesem Phänomen befragt werden, denn es ist ein wertvoller Hinweis auf den Mangel an diesem Mineralstoff.

Mitesser

Die Mitesser sind ein Hautproblem, das ganz ursprünglich auf den Hintergrund des Mangels an Natrium phosphoricum hinweist. Tritt nämlich durch irgendwelche Umstände, wie z. B. Stress oder seelische Belastung, außerordentlich viel Säure im Körper des Menschen auf, muss der Organismus für diese anfallende Säure seine Natrium-phosphoricum-Moleküle für die Neutralisierung dieser so belastenden Substanzen aufwenden. Da aber dieser Mineralstoff auch der Betriebsstoff für den Fettstoffwechsel ist, bleibt dieser auf der Strecke. Der Organismus beginnt, Fett abzustoßen, was beim Fettglanz schon besprochen wurde. Da aber dem Organismus eine ganz eigene Weisheit innewohnt, wird zuerst das minderwertige Fett abgestoßen, erst später betrifft das auch wertvollere Fettsubstanzen. Das mehr oder weniger minderwertige Fett, das zu Beginn wegen des auftretenden Natrium-phosphoricum-Mangels aufgegeben wird, verstopft mit der Zeit die Poren der Haut. Es sind dies dann jene wohlbekannten schwarzen, vertieft in der Haut liegenden Pünktchen, die eigentlich die Öffnung der Poren darstellen, nun aber den Verschluss aufzeigen.

Werden solche Mitesser ausgedrückt, erscheint ein kleiner, eher gelblicher, ranzig riechender Fettpfropfen. Zum Unterschied davon kann der Hautgrieß, ein Mangelzeichen von Kalium chloratum, nicht ausgedrückt werden.

Pickel, Akne

Häufig sind die Mitesser von einem roten Hof umgeben, der auf die Entzündung hinweist, die sich durch das geschwächte Immunfeld an dieser Stelle in der Haut ereignet. Wenn der Talgpfropfen die Haut immer mehr belastet, entzündet sich diese immer mehr. Es sind dies die bekannten Pickel, die durch Reinigung der Haut behandelt werden, was aber letztlich zu wenig ist, weil ja der innere Mangel, der Mangel an Natrium phosphoricum, nicht gesehen und behandelt wird.

Leidet jemand unter Pickel oder gar an Akne, spürt man schon lange bevor die Folgen an der Oberfläche zu sehen sind, relativ tief unter der Hautoberfläche einen harten Knoten. Es ist dies der tief unter der Hautoberfläche verstopfte Kanal, der zur Oberfläche führt. Bei längerer konsequenter Einnahme von Natrium phosphoricum gehen nicht nur die oberflächlichen Erscheinungen weg, sondern auch diese tief liegenden Knoten, die mit dem Leiden unmittelbar verbunden sind.

Es ist unbedingt darauf zu achten, dass durch die moderne Kosmetik gerade diese Erscheinungen aus dem Gesicht verdrängt wurden. Häufig werden dann verstopfte Drüsen der Haut am Haaransatz im Nacken gefunden, oder sie haben sich überhaupt auf den Rücken zurückgezogen.

Säurefalten über der Oberlippe

Was auf eine besondere Belastung durch Säure im Verdauungsbereich hinweist, sind jene senkrechten Falten, die sich über der Oberlippe befinden. Lässt man den zu betrachtenden Menschen die Lippen ein wenig schürzen, d. h. nach vorne schieben, dann entsteht der Eindruck einer Zitrone. Diese Falten sind nicht, wie manche Vertreter der Antlitzanalyse vertreten, ein Flüssigkeitsproblem. Es handelt sich hier um ein durch den Einfluss der Säure schrumpfendes Bindegewebe. Indirekt bekommen die Anhänger dieser Meinung wieder recht, weil Säure im Körper auch viel Flüssigkeit bindet. Ich verstehe diese Belastung durch die Säure vor allem im Verdauungsbereich so, dass sie über einen sekundären Kieselerdemangel das Bindegewebe schrumpfen lässt.

Fettbacken

Es ist erstaunlich, auf welch vielfältige Arten der Organismus in der Lage ist, sich auf einen Mangel einzustellen. So lässt sich häufig beobachten, dass bei einem Mangel an Natrium phosphoricum im Körper Fettgewebe aufgebaut wird, weil er nicht in der Lage ist, das Fett zu verarbeiten oder gar auszuscheiden. In Folge dieses Problems entstehen auch im Gesicht des Menschen Fettpolster, die dann als Fettbacken bezeichnet werden. Außerdem sind diese Fettbacken meistens auch von einem Doppelkinn begleitet. Das Gewebe ist dabei schwabbelig, von keiner festen Konsistenz. Bei der Einschätzung des Mangels ist dabei unbedingt darauf Rücksicht zu nehmen.

Gerötetes Kinn

Eine gerötetes Kinn ist ein Hinweis auf eine starke Säurebelastung im Unterleib. Da die Säure am Körper frisst, wie der Rost am Auto, ist der Organismus bemüht, den Schaden so weit wie möglich zu beschränken. Dadurch kommt es zu einem erhöhten Einsatz von Ferrum phosphoricum, wodurch es zu der genannten Rötung kommt.

Bei Frauen ist diese Rötung vermehrt zur Zeit der Menstruation zu beobachten. Wichtig ist dabei, auf das bestehende Problem einzugehen. Selbstverständlich stellt das bei richtiger Einschätzung der Röte zur Verfügung gestellte Ferrum phosphoricum eine Hilfe dar, aber der Hintergrund kommt nicht zu seinem Recht, wodurch es letztlich nicht zur gewünschten Besserung auf Dauer kommt.

Säureflecken

Aber nicht nur vom Unterleib ausgehende Belastungen zeigen sich im Antlitz als Rötungen. So gibt es immer wieder Menschen, bei denen sich Belastungen durch Säure, seien es plötzliche oder chronische, als Rötungen im Antlitz zeigen. Es handelt sich letztlich um dasselbe Problem wie bei der geröteten Kinnspitze. Dieses Problem lässt sich allerdings meistens erst nach längerer Beobachtung des anvertrauten Menschen erkennen. Dann kann auch entsprechend mit der Einstufung der empfohlenen Dosierung darauf eingegangen werden.

Trockene Haut

Auf dieses Problem bin ich schon bei der Besprechung von Natrium chloratum eingegangen. Handelt es sich tatsächlich um eine fettarme und nicht um eine flüssigkeitsarme Haut, dann ist ein entsprechender Hinweis an den Klienten unerlässlich, damit er sich über sein Problem zutreffend äußern kann. Konsequent formuliert müsste es nämlich bei Natrium phosphoricum heißen: fettarm.

Fettarme Haut

In diesem Zusammenhang steht jetzt nämlich ein Hinweis auf ein äußerst wichtiges Thema bezüglich der Antlitzanalyse an, was den Mineralstoff Natrium phosphoricum betrifft!

Wenn der Organismus auch am Beginn des Mangels an Natrium phosphoricum Fettstoffe abstößt, kommt diese Entlastungsmöglichkeit irgendwann an ihre Grenze! Dann sind nämlich die Fettstoffvorräte erschöpft. Der unter der fettarmen Haut leidende Mensch wird nämlich, auf sein Problem angesprochen, antworten: „Ja, früher, da hatte ich eine so fette Haut, dass ich mir überhaupt nicht zu helfen wusste, aber irgendwann hat das dann aufgehört und jetzt habe ich eben die trockene Haut. Sie spannt und ich könnte mich am liebsten mehrmals am Tage mit einer ganz fetten Creme eincremen, und sie kann gar nicht fett genug sein. Entschuldigen Sie bitte, Sie haben ja gesagt, dass das eine fettarme Haut ist!"

Es ist im Beratungsgespräch ganz wichtig, solche Kippvorgänge genau zu erfragen, denn sie weisen, wenn der Vorgang einmal gekippt ist, auf einen schon außerordentlich lange währenden Mangel hin!

Fettige/trockene Haare

Derselbe Vorgang wie für die Haut trifft natürlich auch auf die Haare zu.

Kleben sie vom Fett belastet am Kopf, dann handelt es sich sicher um einen Natrium-phosphoricum-Mangel. Es wird dann formuliert, dass sie keine Spannkraft haben und die Form nicht halten können

Ist der Körper jedoch an Fettsubstanzen schon ziemlich verarmt, fliegen sie wie im Wind, sie spalten sich und haben ebenfalls keine Substanz.

Auch bei den Haaren formulieren die Menschen häufig, dass sie nach Jahren, in denen die Haare überaus fettig waren, auf einmal ganz trockene Haare bekommen haben.

Auch hier gilt der Hinweis, dass im Beratungsgespräch solche Kippvorgänge unbedingt erfragt werden müssen.

Fettiger Schweiß

Bei Anstrengung ist es ganz natürlich, dass der Körper die Belastung auszugleichen versucht ist. Den Temperaturausgleich regelt, wie schon bei diesem Mineralstoff beschrieben, das Natrium chloratum.

Allerdings entstehen bei Anstrengungen aller Art im Körper Säuren, die nach Neutralisierung verlangen. Stehen jedoch wenig Natrium-phosphoricum-Moleküle zur Verfügung, dann beginnt der Organismus, wie schon beschrieben, Fett abzustoßen. Es kommt zu der paradoxen Formulierung von „fettem Schweiß". Dabei liegt unter der oberflächlichen Flüssigkeitsschicht, dem Schweiß, eine dünne Fettschicht. Diese ist gut zu spüren, wenn man über die betroffene Hautstelle, z. B. Stirn, mit dem Zeigefinger streicht und dann die Kuppe mit der Kuppe des Daumens ein wenig miteinander reibt. Leicht lässt sich dann der fettige Belag durch die glattere Reibung der beiden Hautstellen feststellen. Ist es nur der Schweiß, ist die Reibung der beiden Hautstellen etwas rauh und es ist eindeutig zu spüren, dass der Fettbelag fehlt.

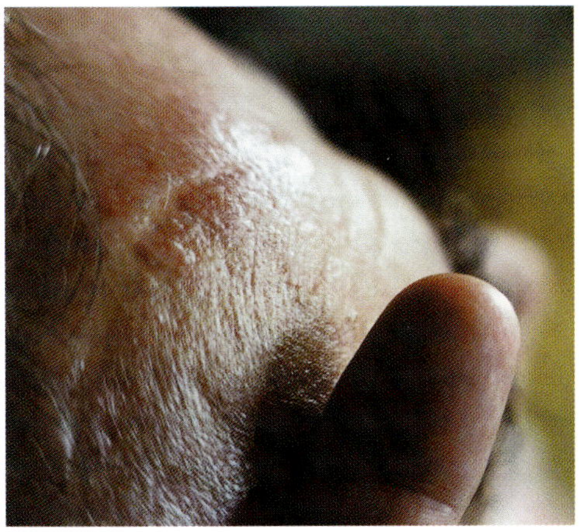

Deutlich kann auf dem Finger der Glanz wahrgenommen werden, den das Fett bildet, das von der Stirn abgewischt wurde. Der Fettbelag bildet sich nach längerer Zeit wieder. Es dauert viel länger als beim Gelatineglanz von Natrium chloratum.

Unter der Unterlippe liegt eine deutliche bräunlich gelbliche Einfärbung, die auf den starken Mangel von Kalium sulfuricum hinweist.

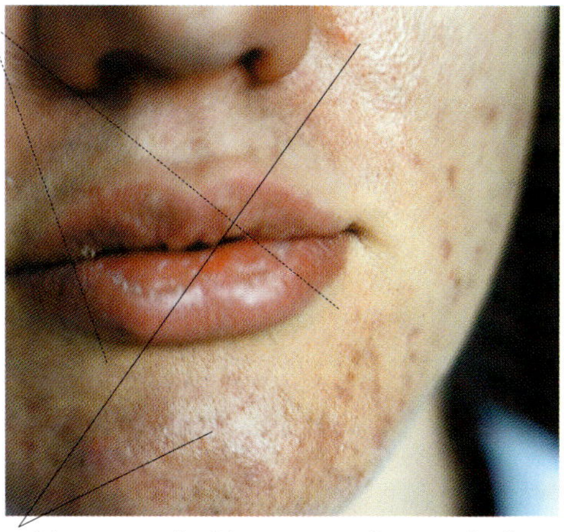

Auf dem Kinn und auf der Wange ist der stumpfe Glanz von Natrium phosphoricum zu sehen, der durch einen Fettbelag entsteht. Das gesamte Gesicht ist von den Pickeln überzogen, was eine tägliche Dosierung von 30–50 Stück notwendig macht.

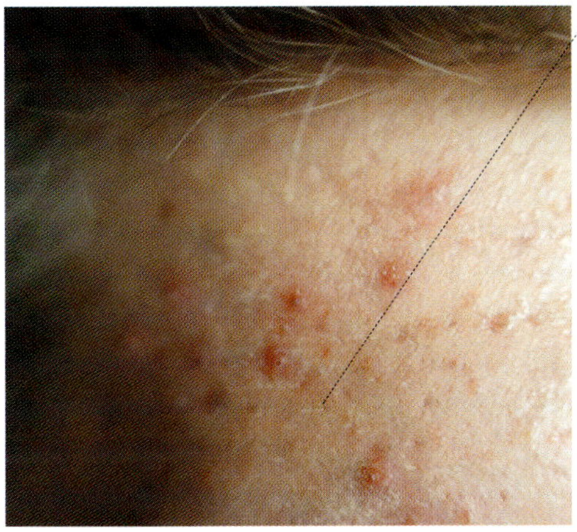

Die bräunlich gelbliche Einfärbung weist auf den Mangel an Kalium sulfuricum hin.

Die Pickel auf der Stirn weisen auf einen großen Mangel an Natrium phosphoricum hin. Außerdem kann nach rechts gehend der stumpfe Glanz des Fettbelages festgestellt werden, der ebenfalls einen Mangel an diesem Mineralstoff anzeigt.

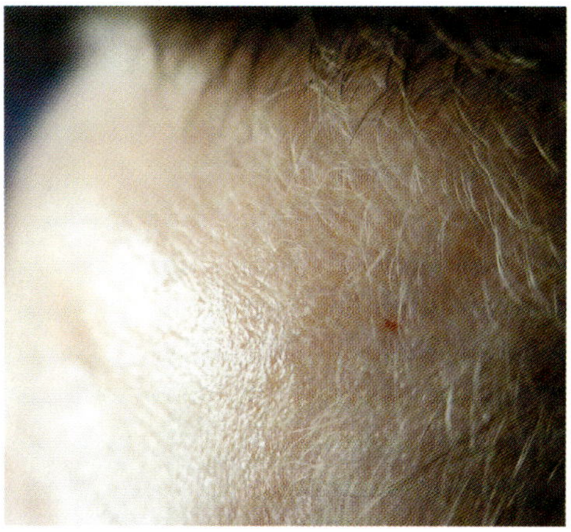

Im Vordergrund die feinen Fettperlen, bevor sie sich in Form eines feinen Films auf der Stirn ausbreiten.

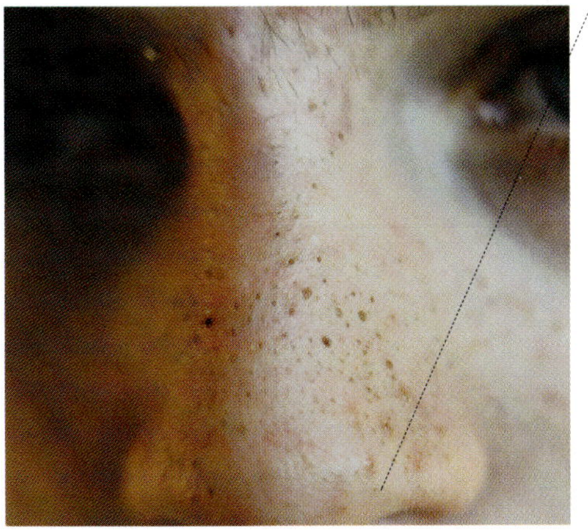

Auffällig die bräunlich gelbliche Einfärbung, die auf den Mangel an Kalium sulfuricum hinweist.

Die verstopften Poren sind teilweise noch Mitesser, aber andererseits sind schon welche dabei, die im Begriffe sind, sich zu Pickeln auszuwachsen.

Der leicht grünliche Hintergrund zeigt einen Mangel an Natrium sulfuricum an.

Die Augenbraue ist mit dem wächsernen Ton unterlegt, der den Mangel an Calcium phosphoricum anzeigt.

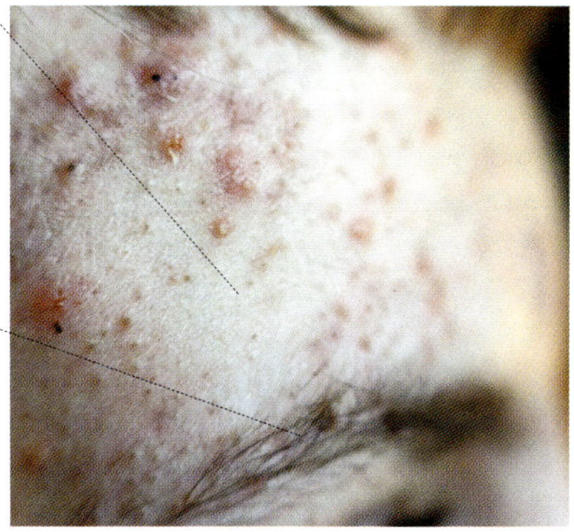

Die großen, teilweise eitrigen Pickel liegen auf einem leicht grünlichen Hintergrund. Der Mangel an Natrium phosphoricum ist sehr stark.

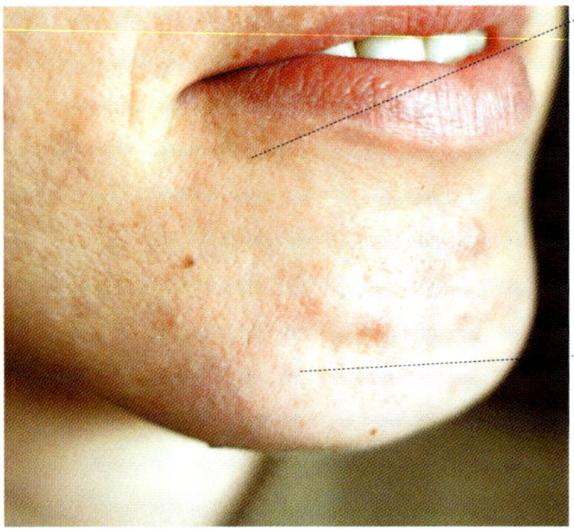

Die bräunlich gelbliche Einfärbung, die sich unter der Unterlippe verdichtet, zeigt einen deutlichen Mangel an Kalium sulfuricum an.

Die Kinnspitze zeigt nach unten hin einen immer mehr milchigen Ton, der den Mangel an Kalium chloratum anzeigt.

Die Pickel auf dem Kinn und der beginnenden Wange weisen auf den Mangel an Natrium phosphoricum hin. Die Dosierung kann erst nach Beurteilung aller in Frage kommenden Zeichen festgelegt werden.

Zum Rand des Kinns hin liegt ein leichter grünlicher Hauch, der an den Mangel an Natrium sulfuricum erinnert.

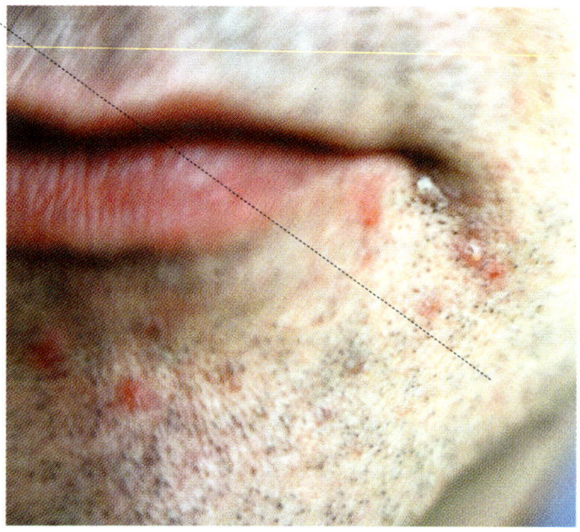

Die Pickel, auch zum Teil eitrig, zeigen den Mangel an Natrium phosphoricum an. Die Dosierung ist erst nach Einbeziehung aller weiteren Mangelzeichen möglich.

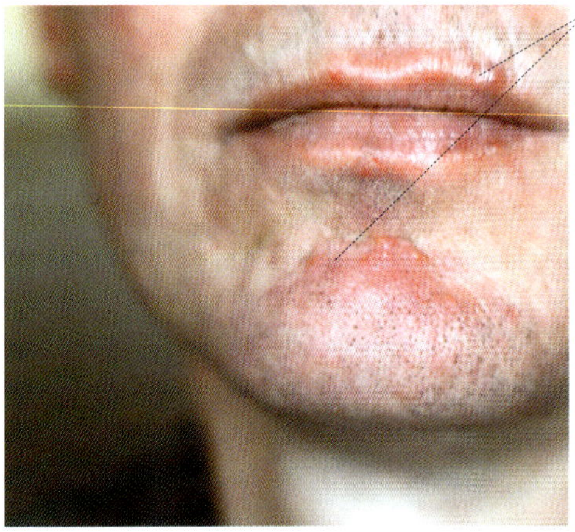

Die Herpesbläschen weisen genauso wie die bläulich rötliche Farbe, die sich mit der „Säureröte“ am Kinn mischt, aber am oberen Rand deutlich zeigt, auf einen starken Mangel an Natrium sulfuricum hin.

Nicht nur die rötlich verfärbte Kinnspitze weist auf den Mangel an Natrium phosphoricum hin, sondern auch die Pickel, die sich am oberen Rand des roten Fleckes zeigen.

Große Poren: Mangel an Natrium chloratum.

Bläulich rot: Ns-Mangel.

Politurglanz: Silicea-Mangel.

Wächsern: Cp-Mangel.

Oliv: Ks- und Ns-Mangel gemischt.

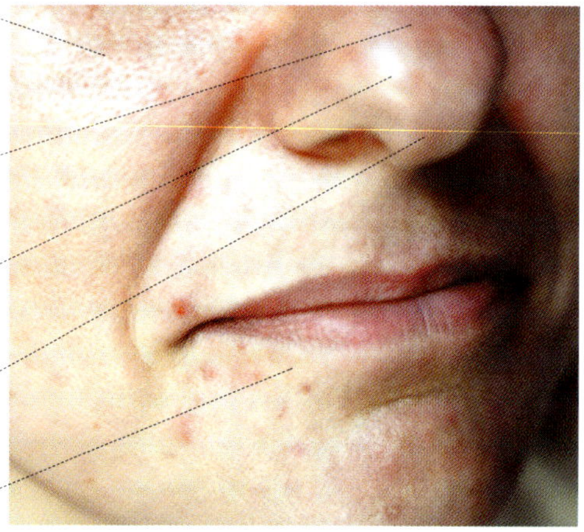

Die doch sehr ausgebreiteten Pickel weisen auf den Mangel an Natrium phosphoricum hin. Die leicht gerötete Kinnspitze zeigt eine Säurebelastung im Unterleib an, was ebenso auf einen Mangel an diesem Mineralstoff schließen läßt.

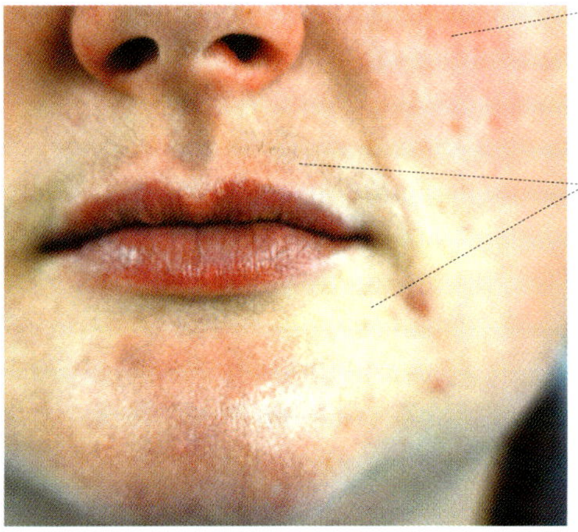

Die zarte Röte auf der Wange läßt den Magnesium-Mangel nicht vergessen.

Der Olivton rund um den Mund hat eine Tendenz zum Grünlichen, was auf einen Natrium-sulfuricum-Mangel und einen leicht schwächeren an Kalium sulfuricum erkennen läßt.

Die gerötete Kinnspitze, Säureröte, weist auf eine Säurebelastung im Unterleib hin, was auf einen Mangel an Natrium phosphoricum schließen läßt.

Dynamisches Rot: Mp-Mangel.
Bläuliches Rot: Ns-Mangel.
Milchiges Rot: Kc-Mangel.
Couperose: Kc-Mangel.

Die grünliche Farbe ist sehr deutlich ausgeprägt und weist in diesem Fall auf einen überaus großen Mangel an Natrium sulfuricum hin.

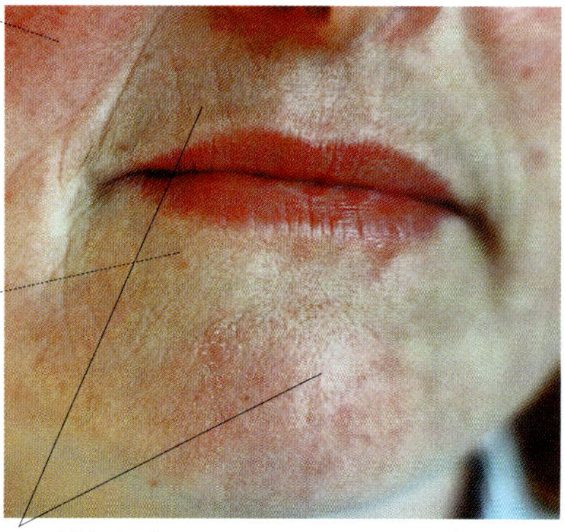

Sowohl die leicht gerötete Kinnspitze wie auch die senkrechten Falten über der Oberlippe zeigen den starken Mangel an Natrium phosphoricum an.

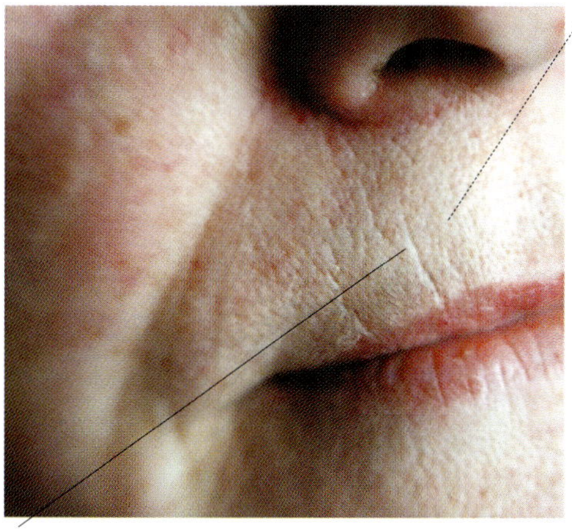

Die senkrechten Falten über der Oberlippe zeigen den schon lange andauernden Mangel an Natrium phosphoricum an, der hauptsächlich den Verdauungsbereich betrifft.

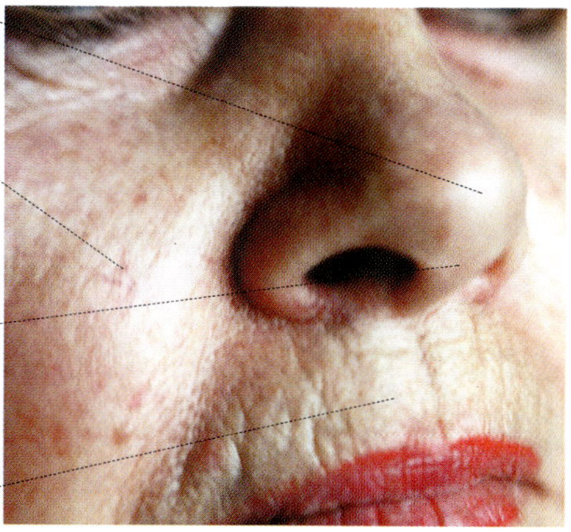

Die senkrechten Falten über der Oberlippe sind nicht allein. Es zeigen sich auch leichte senkrechte Einkerbungen unter der Unterlippe. Beide zusammen weisen auf den deutlichen Mangel an Natrium phosphoricum hin.

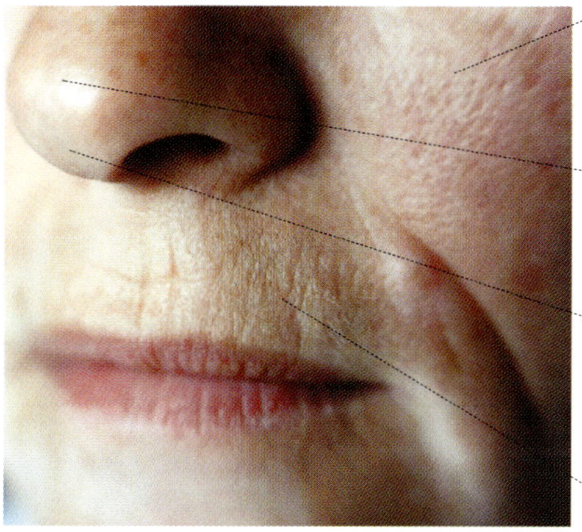

Die senkrechten Falten zeigen den Mangel an Natrium phosphoricum vor allem im Verdauungsbereich an. Es handelt sich dabei um einen durch den Mangel entstehenden Säureüberschuss.

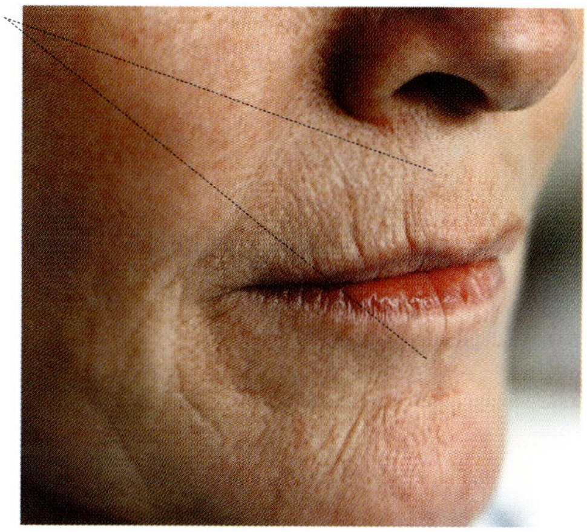

Deutlich zeigen sich die senkrechten Falten über der Ober- und unterhalb der Unterlippe. Der Mangel an Natrium phosphoricum ist ziemlich stark und wird eine tägliche Dosierung von 10–15 Stück verlangen.

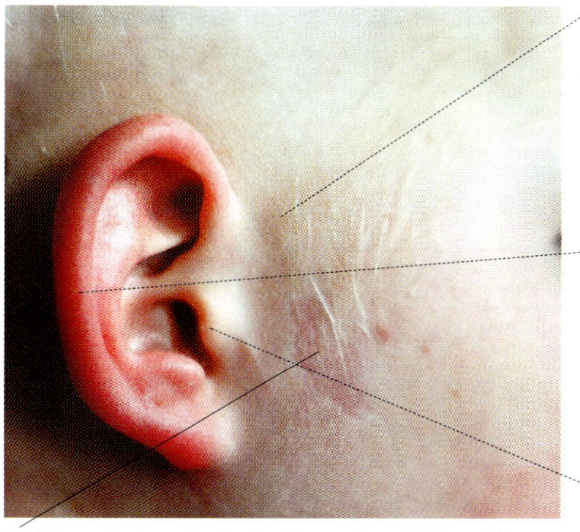

Auf der verletzten Stelle der Haut zeigt sich jene Röte, die wir als Säureröte bezeichnen. Sie entsteht durch die Belastung des Gewebes, die durch eine Ansammlung von Säure hervorgerufen wird.

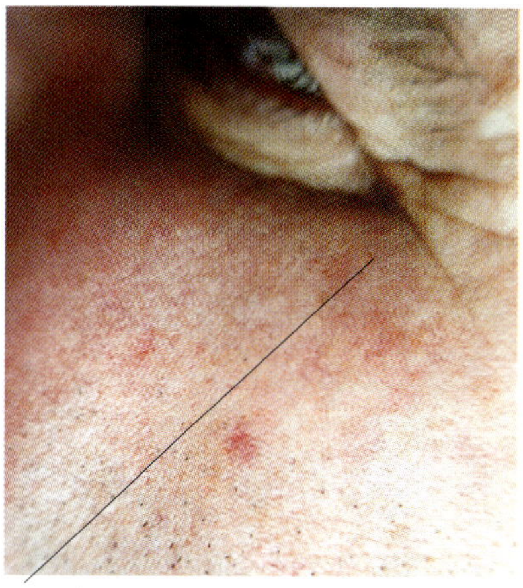

Unter dem äußeren Augenwinkel liegen einige „Säureflecken“, die sich je nach Säurebelastung, wie z. B. nach Weißweingenuss, ziemlich rasch verstärken und auch vergrößern.

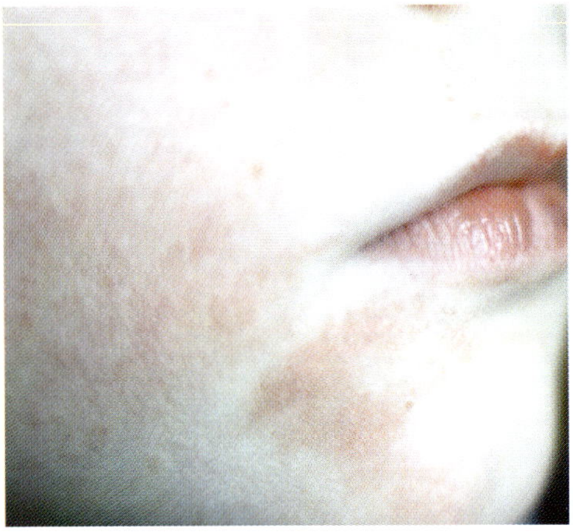

Das Ekzem, das sich hier auf einem relativ deutlichen milchigen Untergund zeigt, zeigt unter anderem auch einen Mangel an Natrium phosphoricum an. Außerdem ist mit ihm auch ein Mangel an Natrium sulfuricum verbunden.

Nr. 10 Natrium sulfuricum, $Na_2SO_4 \cdot 10\ H_2O$

Empfohlene Potenzierung: D6

Beschreibung des Mineralstoffs

Biochemischer Zusammenhang

Die Leber baut mit Hilfe der Nr. 10 Natrium sulfuricum die anfallenden Schlacken- und Belastungsstoffe in ausscheidbare Stoffe um; außerdem steuert die Leber mit Hilfe dieses Mineralstoffes den Depotzucker (das Glykogen).

Speicher im Körper

Leber, Galle

Wirkung, Wirkungsweise

- rasch – akuter Schlackenstau
- langfristig – chronische Verschlackung wie z. B. bei geschwollenen Füßen

Betriebsstörungen, Krankheiten, Symptome

Im Gegensatz zum Mineralstoff Nr. 8 (Kochsalz), das die Körperzellen im richtigen Maß mit Wasser versorgt und die Gifte ausscheidbar macht, transportiert die Nr. 10 überflüssiges Wasser aus dem Körper ab. Damit ist es das Mittel für Körperentschlackung und für die Ausscheidung von Giften; so ist es auch ein wichtiges Unterstützungsmittel für Leber und Galle. Es reguliert ferner den Zuckerhaushalt im Körper.

Verschlackung (stinkende Winde – „Was du an Anstand verlierst, gewinnst du an Gesundheit!"), Durchfall, zerschlagenes Gefühl in den Gliedern (beginnende Grippe), verschwollene Augen (vor allem am Morgen), geschwollene Tränensäcke, Vergiftungskopfschmerz (Kater), Reißen und Ziehen in den Gelenken, Gicht – Rheuma – Schuppenflechte – Neurodermitis als Zusatzmittel, hohe Zuckerwerte, geschwollene Beine, reguliert die Fließfähigkeit des Blutes, in dem es überflüssiges Wasser entzieht; Druck im Ohr, offene Beine – Unterschenkelgeschwüre, Juckreiz auf der Haut – juckende, beißende Ekzeme – Urtikaria (die Schlacke wird so weit wie möglich über die Haut ausgeschieden. Da sie äußerst scharf ist, juckt sie sehr stark auf der Haut), Fieberblasen und Herpes (Salbe!), Warzen, Muttermale.

Reaktion

Durchfall, zerschlagene Glieder, beißendes Jucken, Kopfbrummen, stinkende Winde, Haarausfall.

Anwendung

Innerlich bei Schlackenproblemen; äußerlich bei oberflächlichen Problemen wie Warzen, Herpes und dergleichen als Gel oder Cremegel

Mangelzeichen, Zusatzfragen

Haben Sie geschwollene Hände oder Füße? Stinken Ihre Winde? Haben Sie eine häufig bzw. ständig juckende Haut?

Mangelursache, Mangelverstärkung

Elektromagnetische Belastungen und Alkohol verstärken den Mangel; ebenso Zigaretten und Kaffee durch die Verbrennungsstoffe.

Antlitzanalyse

Grünlich gelbe, grüngelbe Färbung

Diese Einfärbung der Haut ist nun die zweite Farbe, die mit Gelb in Verbindung zu bringen ist. Die bräunlich gelbe Einfärbung der Haut war in Verbindung mit Kalium sulfuricum zu betrachten. Grünlich gelb oder grüngelb hat nun mit dem Ton zu tun, der das Gelb in Richtung Grün bestimmt. Oder anders ausgedrückt, es ist ein Gelb mit vielen Grünanteilen. Je stärker die Grünanteile sind, desto größer ist natürlich auch der Mangel an Natrium sulfuricum.

Hauptsächlich lässt sich diese Farbe wie bei Kalium sulfuricum um das Kinn beobachten. Und genauso wie bei diesem Mineralstoff auch unter der typischen A-Form. Diese Einfärbung der Haut kann aber auch selbstverständlich um die Augen vorkommen, dort mehr in der Richtung des äußeren Augenwinkels. Auch können die Wangen in dieser Farbe leicht schimmern, als sei ein zarter Hauch dieser Farbe in die Haut „eingearbeitet".

Grünliche, grasgrüne Färbung

Wenn Sie sich einen Menschen vorstellen – leider ist dieser Vergleich notwendig –, der kurz vor dem Erbrechen ist, dann haben Sie wahrscheinlich auch beobachtet, dass dieser um das Kinn grün war, ja vielleicht sogar grasgrün. Damit wird nicht nur vor Augen geführt, dass die Leber in ihrer Verarbeitungsfähigkeit total überfordert war, sondern auch, dass diese Farbe direkt mit einem Mangel an Natrium sulfuricum zusammenhängt. Allerdings tritt diese Farbe eher nur im akuten Zustand auf und wird in der Beratungsarbeit weniger oft zu sehen sein. Tritt sie aber trotzdem einmal auf, zeigt sie einen ganz starken Mangel an Natrium sulfuricum an, der entsprechend hoch anzusetzen ist.

Bläulich rote Färbung

Die zweite Farbe, die mit Natrium sulfuricum in Verbindung zu bringen ist, ist die bläulich rote Einfärbung. Sie tritt bei einem entsprechenden Mangel ganz intensiv auf dem Nasenrücken auf. Allerdings kann diese Farbe auch auf dem ganzen Gesicht erscheinen. Sie zeigt in jedem

Fall, dass die Leber nicht mehr in der Lage ist, die abzubauenden Stoffe so umzubauen, dass sie ausgeschieden werden können.

Der häufig gebrauchte Ausdruck „entzündliche Röte" ist deshalb ganz entschieden abzulehnen, weil er nicht den biochemischen Vorgang beschreibt, der dieser Erscheinung zugrunde liegt. Die Entzündung selbst entsteht durch eine Überfüllung mit Blut an bestimmten belasteten Stellen des Körpers und hat mit der antlitzanalytischen Farbe zu tun, die bereits beschrieben wurde, nämlich ein intensives Rot ohne jede Beimengung.

Ist der Organismus allerdings nicht mehr in der Lage die anfallenden Stoffe abzutransportieren, dann fehlt es an Natrium sulfuricum und nicht an Ferrum phosphoricum, das eigentlich für Entzündungen zuständig ist. So kommt es, dass bei abflauenden Entzündungen, an Wundrändern genau die gleiche Farbe auftritt wie bei Erfrierungen, nämlich bläulich rot bzw. violett, was eben auf die abzubauenden Stoffe hinweist.

„Schnapsnase"

Oft haben Menschen unter diesem zweifelhaften „Schmuck" zu leiden, die nichts, aber schon gar nichts in der Richtung tun, was der Volksmund mit seiner Formulierung behauptet. Sie trinken Jahr und Tag keinen Alkohol und trotzdem ist ihre Nase unter Umständen violett wie ein Veilchen.

In einer Beziehung hat der Volksmund ja recht mit der Bezeichnung „Schnapsnase". Der Alkohol erzeugt fast unmittelbar einen hohen Bedarf an Natrium sulfuricum in der Leber, die diesen Stoff, eigentlich dieses Gift, unschädlich machen muss, da sonst der Körper über kurz oder lang an dieser Vergiftung sterben würde.

Es gibt aber – und das ist eben sehr wichtig anzuführen –, auch noch andere Ursachen für einen Mangel an Natrium sulfuricum, die das genannte anlitzanalytische Zeichen, nämlich die bläulich rote Nase, hervorrufen können.

Einer davon liegt in der Nahrung. Wenn vor allem Zucker im Magen mit Essig oder der Zucker sehr reifer Früchte mit Alkohol zusammenkommt, dann beginnt er zu gären und es entsteht ein Fuselalkohol im Magen, der dann von der Leber abzubauen ist.

Geschwollene Tränensäcke

In der Besprechung unserer antlitzanalytischen Zeichen steht uns nun wieder eine sehr häufig missverstandene Erscheinung gegenüber, nämlich die geschwollenen Tränensäcke. Das sind aber nicht nur die Stellen direkt unter dem Unterlid, die vor allem sehr stark hervortreten, wenn man den zu betrachtenden Menschen den Blick nach oben richten lässt. Die geschwollenen Tränensäcke setzen sich sehr häufig bis in die auf dem obersten Backenknochen beginnende Wange fort, sodass dort ein kleines Polster sichtbar wird. Dieses Polster kann aber auch sehr stark gefüllt sein, sodass er deutlich zu Tage tritt.

Irrtümlicherweise werden die geschwollenen Tränensäcke sehr häufig auf schwache Nieren zurückgeführt, die mit diesem Phänomen aber wirklich nichts zu tun haben. Ja manchmal wird sogar so weit gegangen, dass von einem „Nierenödem" gesprochen wird. Problematisch ist dabei ganz einfach, dass das falsche Organ, nämlich die Niere, ins Blickfeld gerückt wird und dann auch kaum, wenn überhaupt, geholfen werden kann. Auch in der Biochemie könnte dann auf dieses Problem nicht eingegangen werden, denn Natrium chloratum als der Mineralstoff, der für die Niere zuständig ist, kann keine Schlacken abbauen.

Die geschwollenen Tränensäcke entstehen, weil dem Organismus zu wenig Natrium-sulfuricum-Moleküle zur Verfügung stehen und dadurch die Leber nicht imstande ist, die anfallenden Schlacken abzubauen. Diese stauen sich im Körper und im Antlitz. Das ist eben dann in den geschwollenen Tränensäcken sichtbar.

Bei der Auseinandersetzung, ob diese Tränensäcke von der Niere oder von der Leber ausgehen, kann es einfach nicht um Rechthaberei gehen, sondern letztlich immer um den Menschen, der Hilfe braucht. Und dann geht es eigentlich nur noch ums Ausprobieren. Wenn dann die Auswölbungen, die durch die aufgestaute Schlacke entstehen, durch die Gabe von Natrium sulfuricum verschwinden, hat das Mittel für sich gesprochen und es braucht dann keine Diskussionen mehr, sie erübrigen sich (außerdem sind sie häufig ein unnützer Energieverschleiß!).

Gelbliche Augäpfel

Beim antlitzanalytischen Gespräch ist es von außerordentlicher Bedeutung, auch die Augäpfel zu betrachten.

Dabei ist nicht die Iris gemeint, die für die Irisdiagnose von Bedeutung ist und eine weitere bedeutende Möglichkeit darstellt, dem Menschen zu helfen. Sie hat aber mit der Antlitzanalyse nichts zu tun. Das ist eine ganz andere Ebene.

Bei den Augäpfeln ist das Weiße gemeint, das sich unter bestimmten Einflüssen verfärbt. So habe ich schon das Kalium chloratum genannt, das mit einer milchig bläulichen Verfärbung des Augapfels in Zusammenhang zu bringen ist.

Bei einem Mangel von Natrium sulfuricum ist der Augapfel eher gelblich, was bei der Gelbsucht, einer Entzündung der Leber, bestens beobachtet werden kann.

Stinkende Winde

Dieses Problem gehört zwar nicht zu den antlitzanalytischen Zeichen, kann aber unter Umständen wahrgenommen werden, oder es wird im Zusammenhang mit Natrium sulfuricum darüber gesprochen. Es ist für den betroffenen Menschen äußerst unangenehm und wird deshalb hier kurz erwähnt. Leidet jemand unter diesen Winden, dann kann eine reichliche Gabe von Natrium sulfuricum sogar schon über kürzere Zeit (ein paar Tage)wirksam helfen.

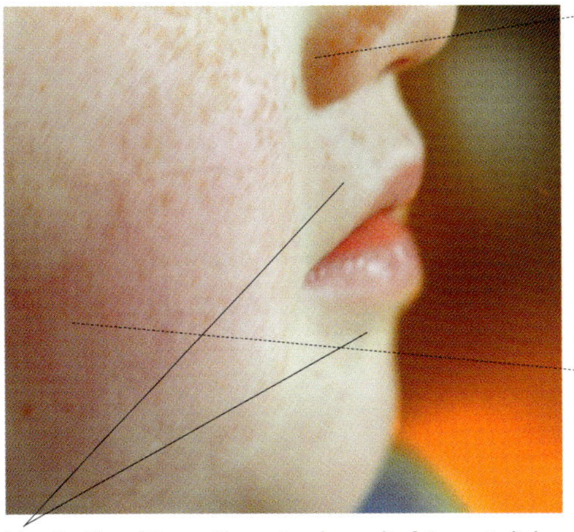

Gelblich bräunlich: Kalium-sulfuricum-Mangel.

Feiner karmesinroter Hauch auf der Wange: Magnesium-phosphoricum-Mangel.

Von der Nase bis zur Kinnspitze kann die feine grünliche Einfärbung wahrgenommen werden, die den Mangel an Natrium sulfuricum anzeigt. Dosierung: 10 Stück täglich.

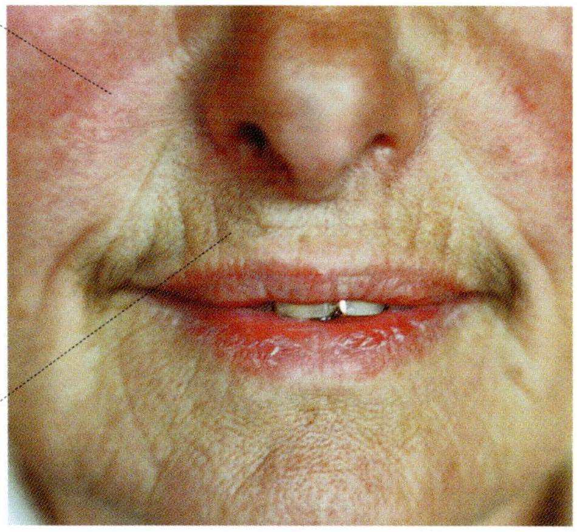

Der feine Hauch an Rot ist dem Magnesium phosphoricum zuzuordnen, die Couperose dem Kalium chloratum.

Senkrechte Falten über der Oberlippe: Natrium-phosphoricum-Mangel

Die grünliche Einfärbung, die den Mangel an Natrium sulfuricum anzeigt, läßt sich rund um den Mund und dem gesamten Kinn feststellen. Auf der Nasenspitze liegt die den Mangel an diesem Mineralstoff begleitende Farbe: bläulich rot. Dosierung: 20 Stück pro Tag.

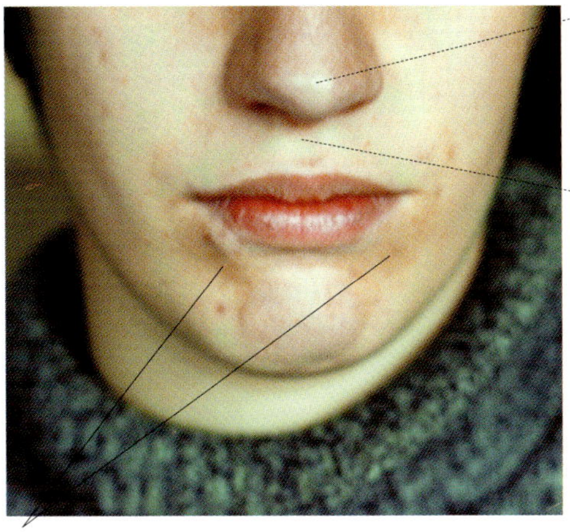

Politurglanz: Mangel an Silicea.

Über der Oberlippe leicht milchig: ein Hinweis auf Kalium-chloratum-Mangel.

Rechts und links unter den Mundwinkeln zeigt sich deutlich eine grünliche Einfärbung, die auf einen starken Mangel an Natrium sulfuricum hinweist. Eine Dosierung von 15 Stück täglich erscheint angebracht.

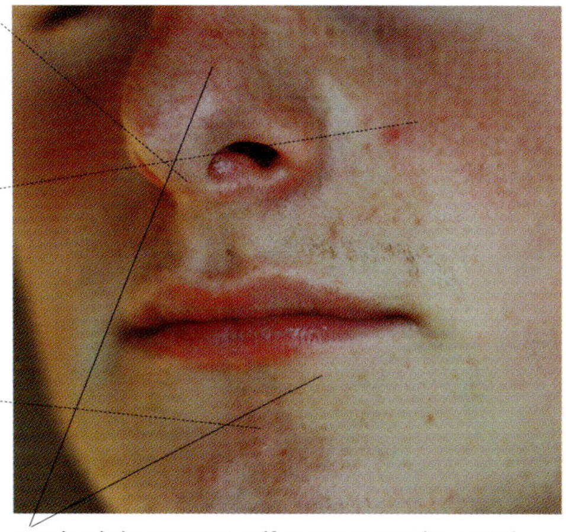

Wächsern: Mangel an Calcium phosphoricum.

Karmesinroter Hauch auf der Wange: Magnesium-phosphoricum-Mangel

Gerötete Kinnspitze: Hinweis auf einen Natrium-phosphoricum-Mangel.

Der deutliche Natrium-sulfuricum-Mangel zeigt sich an der grünlichen Einfärbung vor allem unter der Unterlippe und der bläulich rötlichen Farbe auf der Nase.

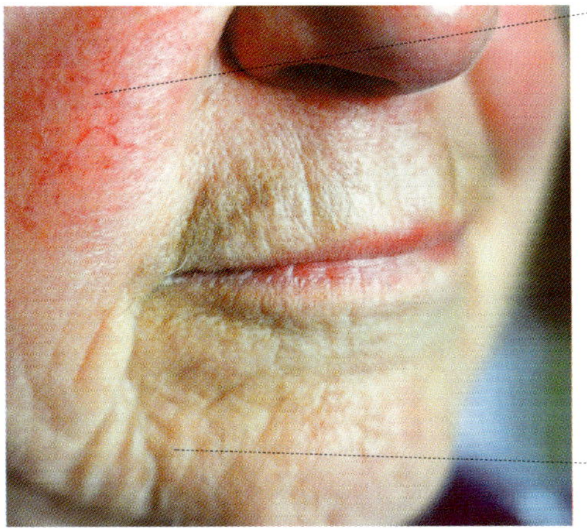

Die Röte, die den Magnesium-Mangel anzeigt, wird unterbrochen durch die Couperose, die wiederum auf den Mangel an Kalium chloratum hinweist.

Bräunlich gelblich: Kalium-sulfuricum-Mangel.

Der Mangel an Natrium sulfuricum wird durch die grünliche Einfärbung um den Mund angezeigt und noch deutlich verstärkt durch die bläulich rötliche Einfärbung der Nase. Der starke Mangel braucht 20–30 Stück täglich.

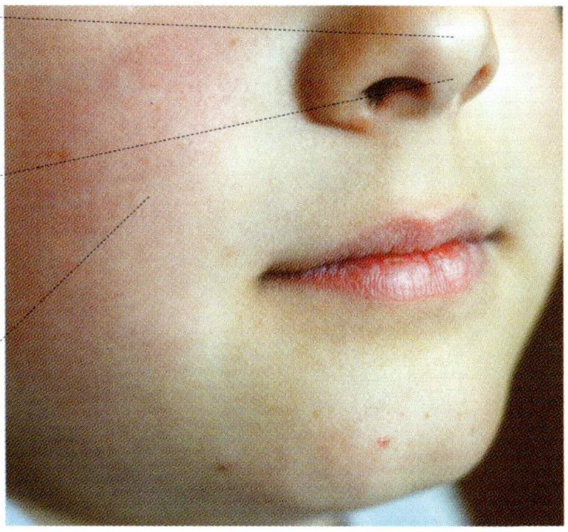

Politurglanz: Silicea-Mangel.

Wächsern: Calcium-phosphoricum-Mangel.

Ein roter Hauch überzieht die Wange und weist auf den Magnesium-phosphoricum-Mangel hin.

Um den gesamten Mund zeigt sich die grünliche Einfärbung, die den Mangel an Natrium sulfuricum anzeigt. Direkt über und unter den Lippen ist die Farbe deutlich verstärkt. Dosierung: 10 Stück täglich.

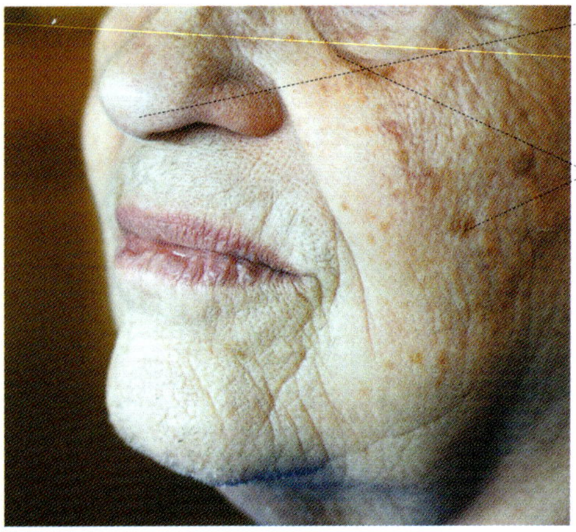

Wächsern: Calcium-phosphoricum-Mangel.

Bräunlich gelblich, Pigmentflecken: Kalium-sulfuricum-Mangel

Der grünliche Ton, der um den gesamten Mund und auf dem Kinn zu beobachten ist, zeigt einen starken Mangel an Natrium sulfuricum an. Allerdings ist dieser Bereich von einer milchigen Farbe unterlegt, sodass der grüne Ton etwas aufgehellt wird.

Die Pickel auch auf der Kinnspitze weisen auf den Natrium-phosphoricum-Mangel hin.

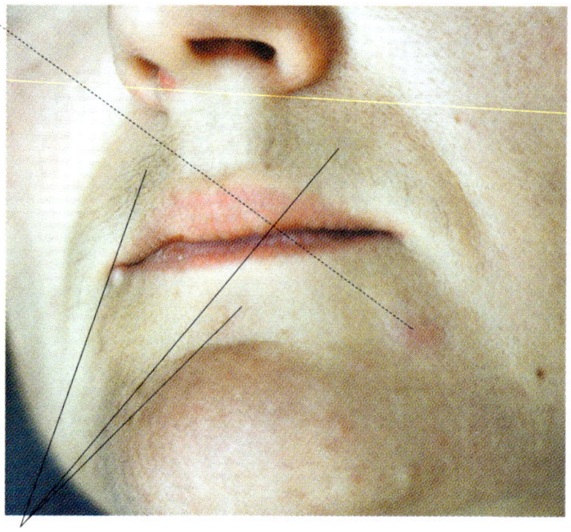

Die grünliche Einfärbung rund um den Mund weist deutlich auf den Mangel an Natrium sulfuricum hin. Am Rand dieser Einfärbung kommt es zu einer Vermischung mit der bräunlich gelblichen Farbe von Kalium sulfuricum.

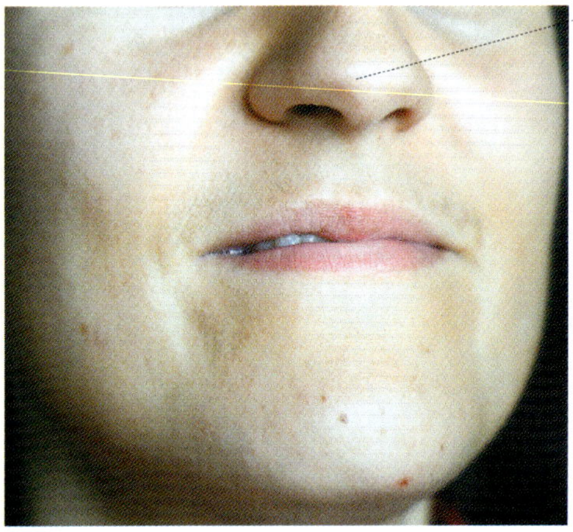

Politurglanz: Mangel an Silicea.

Die grünliche Farbe, die den Mangel an Natrium sulfuricum anzeigt, wird hier leicht in die Richtung oliv verschoben, was eine Vermischung mit bräunlich gelblich anzeigt, nämlich einem Mangel an Kalium sulfuricum.

Die Röte auf den Wangen zeigt den relativ starken Mangel an Magnesium phosphoricum an.

Die gerötete Kinnspitze weist auf die Belastung des Unterleibs durch Säure hin, was auf einen Mangel an Natrium phosphoricum schließen läßt.

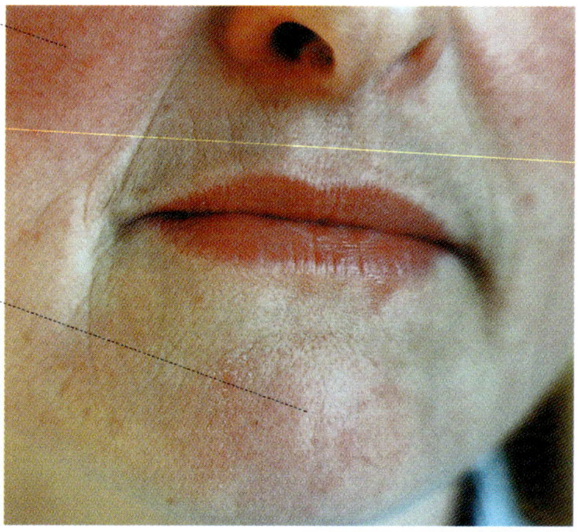

Die grünliche Farbe rund um den Mund weist auf einen starken Mangel an Natrium sulfuricum hin, der mit 15 Stück täglich abgedeckt werden kann.

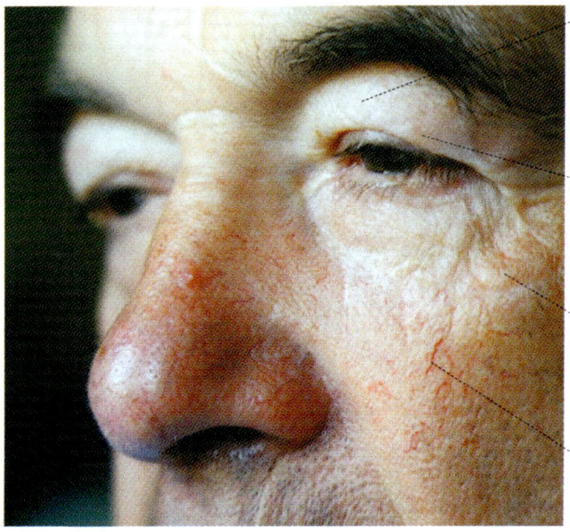

Milchig rund um die Augen: Kalium-chloratum-Mangel.

Schlupflid: Calcium-carbonicum-Mangel.

Bräunlich gelblich: Kalium-sulfuricum-Mangel.

Couperose: Kalium-chloratum-Mangel.

Die deutlich bläulich rötliche Einfärbung der Nase weist auf einen starken Mangel an Natrium sulfuricum hin. Der starke Mangel braucht zu seiner Deckung 10-15 Stück täglich.

Die großen Poren weisen auf den Mangel an Natrium chloratum hin.

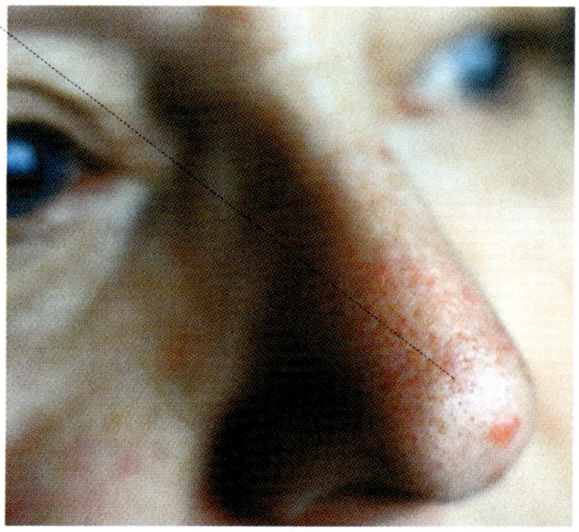

Bläulich rötlicher Hauch auf der Nase: Natrium-sulfuricum-Mangel. Dosierung: 7 Stück täglich.

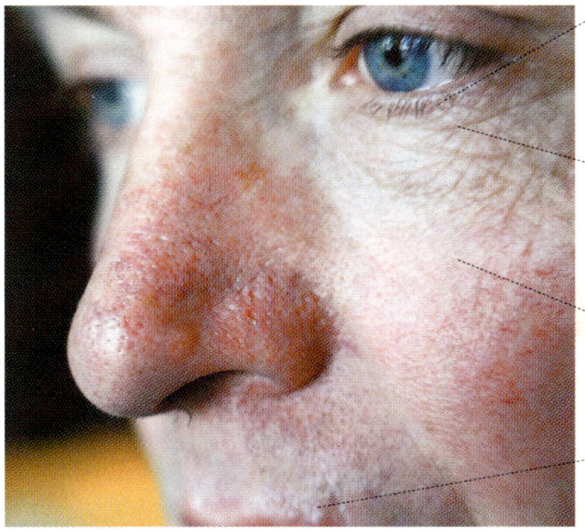

Die stark bläulich rötlich verfärbte Nase weist auf einen überaus starken Mangel an Natrium sulfuricum hin, der zu seiner Deckung 20 Stück täglich bedarf.

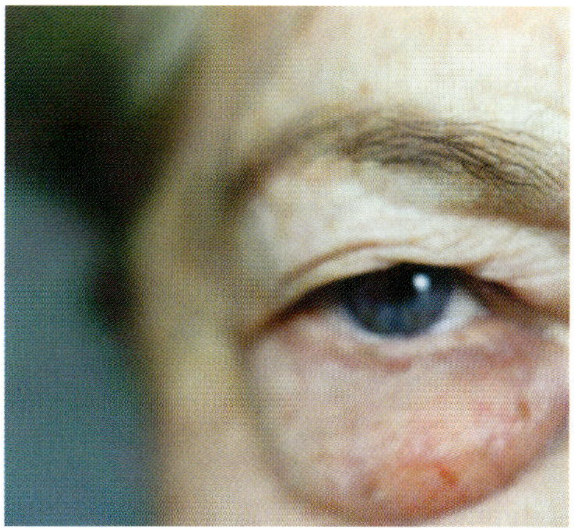

Der geschwollene Tränensack ist ein deutlicher Hinweis auf den Mangel an Natrium sulfuricum. Die Dosierung kann erst nach Abstimmung mit den anderen Zeichen erfolgen.

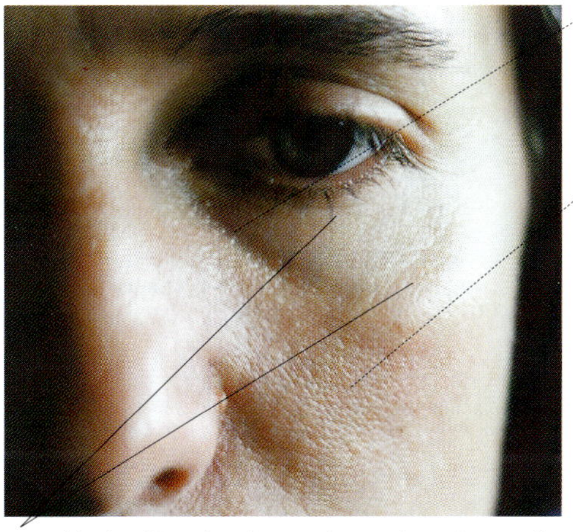

Die Schlackenflüssigkeit lässt nicht nur den Tränensack unter dem Auge anschwellen, sondern hängt bis in die beginnende Wange hinein. Durch dieses Zeichen wird ein deutlicher Mangel an Natrium sulfuricum angezeigt.

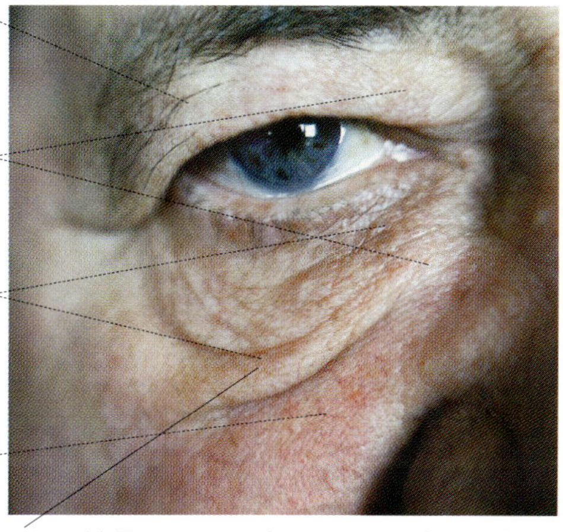

Die erschlafften Tränensäcke zeigen einen langen chronischen Mangel an Natrium sulfuricum an, bei dem der Körper schon resigniert hat. Die Schlacke wird dann in den Körper hinein gedrängt.

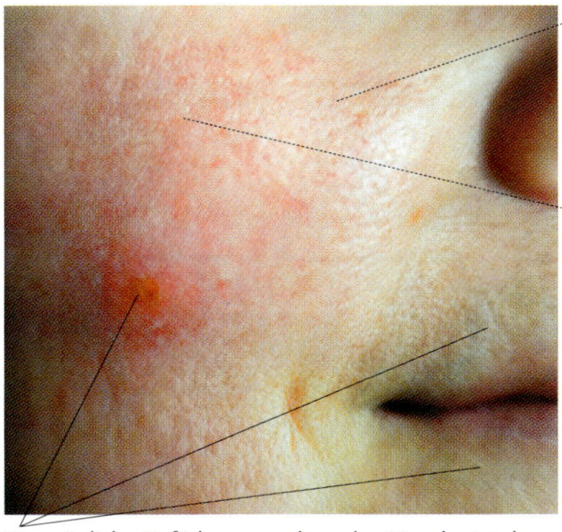

Die grünliche Einfärbung rund um den Mund zeigt den starken Mangel an Natrium sulfuricum an, der durch die Anwesenheit eines Herpes auf der Wange noch verstärkt wird.

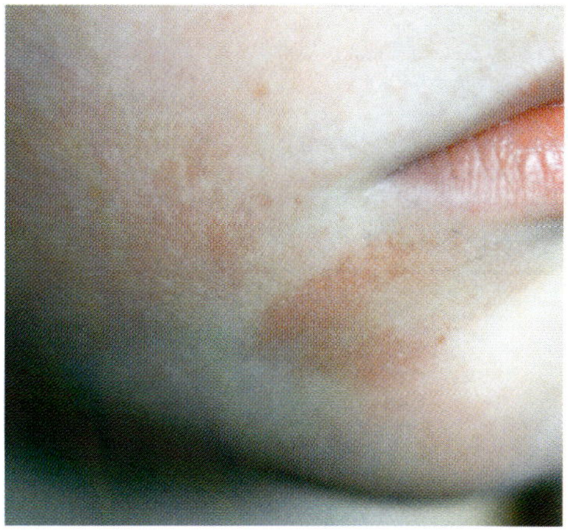

Das Ekzem, das auch einen Mangel an Natrium sulfuricum anzeigt, wird nach unten hin zum Kinnrand von einem grünen Streifen begrenzt, der wiederum ein Hinweis auf den Mangel an diesem Mineralstoff ist.

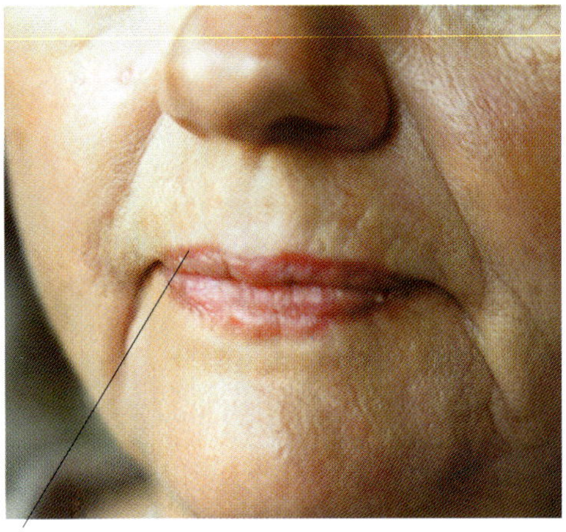

Vor allem rund um den Mund zeigt sich eine Farbe, die wir als oliv beschreiben und die als eine Mischung von grünlich und bräunlich gelblich zu verstehen ist. Sie zeigt demnach einen Mangel von Kalium sulfuricum und Natrium sulfuricum zugleich an.

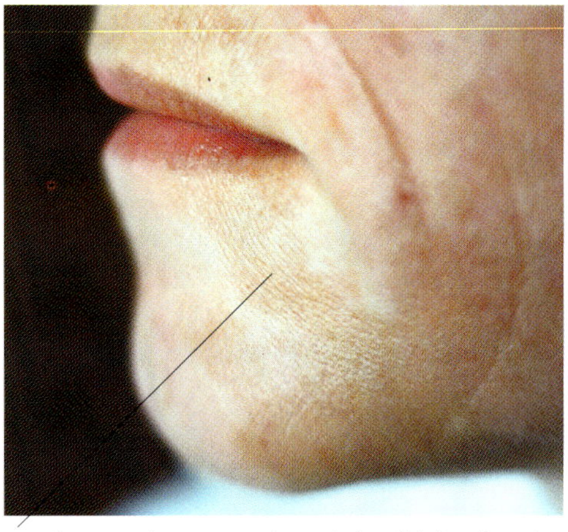

Die olivene Farbe neigt zur bräunlich gelblichen hin, da dieser Mangel in diesem Fall überwiegt.

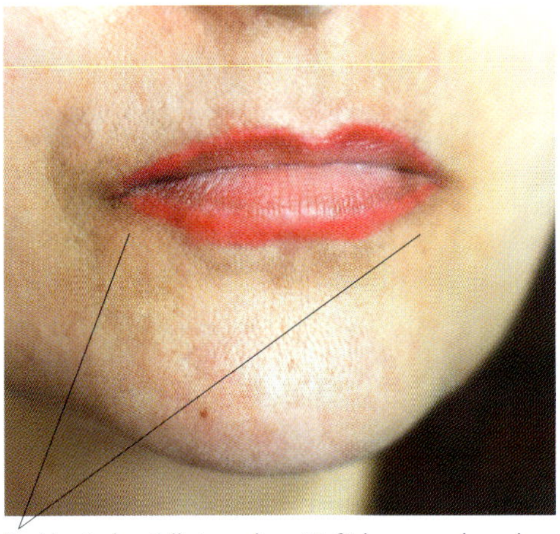

Ein klassischer Fall einer oliven Einfärbung rund um den Mund, besonders deutlich unter den beiden Mundwinkeln.

Nr. 11 Silicea, H_2SiO_3

Empfohlene Potenzierung: D12

Beschreibung des Mineralstoffs

Biochemischer Zusammenhang

- Aufbau des Bindegewebes
- stärkt das Bindegewebe bezüglich der Brüchigkeit
- baut die Leitfähigkeit der Nerven auf

Speicher im Körper

Bindegewebe, Knochen, Haut

Wirkung, Wirkungsweise

- bindet Harnsäure in kristallinen Formen
- langfristig – umstimmend
- in Verbindung mit der Nr. 9 Natrium phosphoricum für geschlossene Eiterherde zuständig

Betriebsstörungen, Krankheiten, Symptome

In sämtlichen Zellen des menschlichen Körpers finden sich hohe Anteile an Kieselsäure. Sie ist hauptverantwortlich für das Bindegewebe bezüglich der Brüchigkeit des Gewebes, vor allem zu erkennen an Haut, Haaren und Nägeln. Die Haut ist eines der wichtigsten Ausscheidungsorgane des Körpers und daher ein zuverlässiger Spiegel unseres Gesundheitszustandes. Silicea reguliert die Leitfähigkeit der Nervenbahnen.

Bindegewebsschwäche, Licht- und Geräuschempfindlichkeit, Zucken der Lider und der Mundwinkel, schlechte Haare – gespaltene Haarspitzen, Nägel – brüchig – lösen sich in Schichten auf, Ischiasschmerzen, Rheuma, stinkender Schweiß (Fußschweiß), Dehnungsstreifen, Schwangerschaftsrisse, Neigung zu blauen Flecken (Brüchigkeit der Aderwände), Ohrgeräusche: pfeifend durch sklerotisch verengte Adern (Nr. 9 + Nr. 11), Leistenbruch (manchmal ist eine Operation notwendig!).

Reaktion

Verstärktes Schwitzen mit unter Umständen unangenehmem Geruch, Schweißhände, Schweißfüße.

Anwendung

- innerlich zur Stärkung des Bindegewebes
- äußerlich als Brei bei Blutergüssen
- als Gel oder Cremegel bei Faltenbildung („Verjüngungsmittel")

Mangelzeichen, Zusatzfragen

Der Schweiß sollte nicht unterbunden werden, da sich sonst Nierensteine bilden können.

Wie geht es Ihren Haaren und ihren Nägeln? Haben Sie eine Bindegewebsschwäche? Haben Sie leicht blaue Flecken? Sind Sie lichtempfindlich? Schwitzen Sie leicht? Stinkt Ihr Schweiß, ist er unangenehm, sodass Sie sich öfter duschen müssen?

Mangelursache, Mangelverstärkung

Nervliche Belastungen, Stress, übersteigertes Harmoniebedürfnis.

Antlitzanalyse

Falten

Silicea ist im Organismus für die Bildung von Bindegewebe überhaupt zuständig. Tritt ein Mangel an diesem Mineralstoff auf, so schrumpft dieses Gewebe, das sich auch direkt unter der Haut befindet, und es entstehen Falten bzw. eine Haut, die als runzelig beschrieben wird.

Die vielen entstehenden Falten lassen das Gesicht älter aussehen als es ist. In diesem Fall passt wieder die Formulierung von biologischem und kalendermäßigem Alter. Die Falten treten vermehrt an den äußeren Augenwinkeln, auf der Stirn, auf den Wangen und vor dem Ohr auf.

Falten vor dem Ohr

Diese Falten werden wie die senkrechten Falten über der Oberlippe von manchen Antlitzberatern als Flüssigkeitsprobleme beschrieben, was aber hier auf keinen Fall zutrifft.

Die Falten entstehen nämlich dadurch, dass im Gesicht das Bindegewebe schrumpft und dadurch die Haut zu groß wird (ähnlich wie ein Gewand). Je mehr nun dieser Vorgang voranschreitet, umso mehr braucht die zu große Haut ihren Platz. Er wird dadurch geschaffen, dass sich die Haut vor den Ohren in Falten zusammenschiebt. Diese Erscheinung kann schon bei jungen Menschen auftreten und wird bei der Dosierung von Silicea entsprechend berücksichtigt.

Zu Beginn des Abbaues von Silicea im Gesicht des Menschen entsteht vor dem Ohr eine Vertiefung nach innen, die den Mangel an diesem Mineralstoff anzeigt. Erst nach und nach beginnt sich dann die Haut bei zunehmendem Mangel vor dem Ohr aufzuwölben und Falten zu werfen.

Lachfalten, Krähenfüße

Bei dieser Formulierung scheiden sich die antlitzanalytischen Geister. Die einen bezeichnen die Lachfalten, die am äußeren Augenwinkel im Laufe der Zeit entstehen, schon als Krähenfüße, bei den anderen müssen die Falten vom äußeren Augenwinkel über die Wange bis in den Bereich des unteren Kinnrandes gehen, bis sie bereit sind, von Krähenfüßen zu sprechen.

Für mich ist es letztlich grundsätzlich egal, welche Beschreibung wofür verwendet wird. Eine übermäßige Faltenbildung hat auf jeden Fall mit einem Mangel an Silicea zu tun.

Ich schlage vor, für die Falten am äußeren Augenwinkel nach wie vor bei der Formulierung **Lachfalten** zu bleiben. Allerdings mit der Betonung, dass auch sie als Zeichen für den Mangel an Silicea zu gelten haben.

Als Steigerung für diese Falten gibt es dann die **Krähenfalten**, die dann die Fortsetzung der Lachfalten bis zum Kinnrand sind und entsprechend höher als Mangel an Silicea bewertet werden als die Lachfalten. Ich finde es auch im Sinne der Antlitzanalyse sympathischer, nicht allzu schnell von Krähenfüßen zu sprechen, da diese doch kein angenehmer Begriff sind und außerdem einen dramatischen Mangel zu beschreiben haben.

Lidhöhlen

Das Bindegewebe des Oberlides ist ein sensibler Anzeiger für den Mangel an Silicea. Schrumpft es durch den Einfluss starker seelischer Belastung, dann entsteht, wenn der solcherart belastete Mensch seine Augen geradeaus oder leicht schräg nach oben richtet, zwischen dem Augapfel und dem Stirnbein ein leerer Raum. Dieser wird als Lidhöhle bezeichnet.

Dieser freie Raum kann nur bis zur Hälfte des Augapfels reichen, aber auch die gesamte Breite des Augapfels einnehmen. Er ist aber nicht nur in der Breite sehr verschieden, sondern auch in der Höhe. So kann er von einem schmalen Schlitz, der zwischen Stirnbein und Oberlid entsteht, bis zu einer richtigen Höhle reichen, die 2–3 Millimeter hoch ist.

Was noch dazu kommt, ist die Tiefe, in diese Höhlung reicht. Sie ist sehr verschieden, was dann bei der Einstufung des Mangels berücksichtigt werden muss.

Wir möchten aber sehr betonen, dass unter diesen Lidhöhlen keine Augen gemeint sind, die tief in den Augenhöhlen liegen. Dies ist unter Umständen eher ein Zeichen für einen Rückzug von der Welt und hat eigentlich mit der Antlitzanalyse nichts zu tun!

Glasurglanz, Politurglanz

Nach dem Firnisglanz bei Calcium fluoratum, dem Gelatineglanz bei Natrium chloratum und dem so genannten „Fettglanz" bei Natrium phosphoricum kommt jetzt die vierte Art von Glanz, den wir in der Antlitzanalyse kennen dran. Es ist der Glasurglanz von Silicea.

Dazu stellen Sie sich am besten eine Glatze vor, die so richtig spiegelt. Auch bei näherer Betrachtung ist die Struktur der Haut nicht sichtbar, sie bleibt unter dem Glanz verborgen. Damit ist auch schon das Charakteristische vom Glasurglanz beschrieben: Es ist ein Glanz, der die Beschaffenheit der Haut nicht erkennen lässt.

Ein weiterer Vergleich wird bei der Einprägung dieses Glanzes noch helfen. Er heißt ja nicht umsonst Glasurglanz. Wenn Sie sich eine glasierte Vase vorstellen, dann wissen Sie, dass unter der Glasur, auch unter einer farblosen, worum es sich beim Glasurglanz handelt, die Struktur des Tones nicht mehr wahrnehmbar ist.

Der Glasurglanz tritt hauptsächlich auf der Nasenspitze auf. Er schaut aus, als ob die betreffende Person die Nasenspitze extra poliert hätte. Damit ist auch die zweite Formulierung ins Spiel gekommen, mit der dieser Glanz beschrieben wird und das ist der **„polierte Glanz"** oder **„Politurglanz"**.

Breitet sich der Glasurglanz weiter aus, dann zieht er sich den Nasenrücken hinauf bis zur Stirn. Bei weiterem Voranschreiten zeigt er sich entweder auf der Stirn oder den Wangen oder auf beiden Gebieten.

Will man den Glasurglanz genau sehen, dann ist es besonders wichtig, einen geschickten Lichteinfall zu wählen. Dazu stellt sich der Beobachter im Sinne des Lichteinfalls hinter die zu betrachtende Person. Fällt das Licht auf die zu betrachtende Stelle, ist der Glasurglanz auch deutlich zu sehen, wenn vorhanden.

Häufig kann man den Glasurglanz auf der Stirn am Haaransatz sehen. Auch im Falle dieser Positionierung ist der Lichteinfall sehr wichtig. Lässt man das Licht von vorne auf die Stirn scheinen und stellt man sich dahinter, wird der polierte Glanz gut zu beobachten sein.

Gespaltene Haarspitzen

Der Zusammenhang zwischen Kieselerde und problematischen Haaren ist schon lange bekannt, weshalb sie auch sehr häufig eingenommen wird. Doch leider oft ohne Erfolg.

Silicea ist in der Zubereitung nach Dr. Schüßler jedoch häufig in der Lage, dieses Problem zu lösen. Dabei handelt es sich um ein Säureproblem im Körper, das sehr viel von diesem Mineralstoff in der genannten Zubereitung verbraucht. Die Haare haben keinen Glanz mehr und spalten sich, was als Spliss bekannt ist.

In diesem Zusammenhang ist aber immer das Natrium phosphoricum mit zu berücksichtigen, sodass bei der Zusammenstellung der benötigten Mineralstoffe im genannten Zusammenhang dann beide zum Zuge kommen.

Lichtempfindlichkeit

Sie ist meist durch die konstant zusammengekniffenen Augen zu erkennen. Bleibt die Sonnenbrille, die im Freien die Augen geschützt hat, auch im Raum auf der Nase, dann kann fast schon sicher von diesem Problem ausgegangen werden. Eine Frage wird dem Antlitzanalytiker nicht erspart bleiben, denn es gibt bekanntlicherweise auch noch andere Gründe, warum Sonnenbrillen nicht abgesetzt werden.

Allerdings wird es notwendig sein, dass die Brille auf jeden Fall abgesetzt wird, da gerade der Bereich um das Auge von ausschlaggebender Bedeutung bei der Antlitzanalyse ist. In diesem Falle geht es um das Fingerspitzengefühl, vom Gegenüber zu erreichen, dass die Brille abgesetzt wird. Nicht nur einmal kam ein blaues Auge zum Vorschein, für das sich der Träger so schämte, dass die Brille als Schutz dienen musste.

Geplatzte Äderchen im Augapfel

Wenn das Bindegewebe der Aderwände leidet, dann platzen die Äderchen leicht auf. Es kommt dann häufig zu einem so genannten Bluterguss. Manchmal merken die von einem derartigen Leiden belasteten Menschen gar nicht, dass sie sich angestoßen haben, vielleicht haben sie einen Gegenstand auch nur stärker gestreift, und schon ist eine Ader geplatzt. Bei älteren Menschen kann das auf dem Handrücken beobachtet werden, manchmal sind sie von Blutergüssen regelrecht übersät.

Diese Bindegewebsschwäche wirkt sich auch auf die Adern im Augapfel aus, sodass sie dann bei entsprechender Belastung (Bluthochdruck, Anstrengung, Alkoholgenuss) platzen.

Nagelprobleme

Es ist kein Anzeichen im Antlitz des Menschen, hat aber unter Umständen so große Bedeutung, dass es hier angeführt wird, weil es leicht zu beobachten ist.

Lösen sich die Nägel in Schichten auf, sind sie brüchig oder reißen leicht ein, ist das ebenfalls ein Anzeichen für einen Mangel an Silicea.

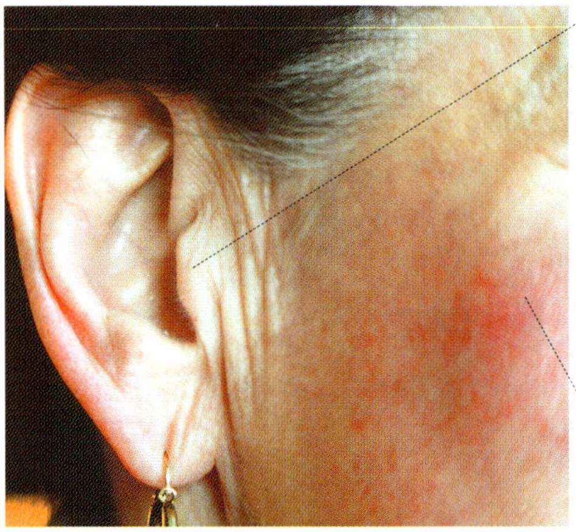

Der wächserne Bereich, der den Calcium-phosphoricum-Mangel anzeigt, kann auch in einem deutlich abgegrenzten Bereich unmittelbar vor dem Ohr festgestellt werden.

Ein leichter rötlicher Hauch zeigt den Magnesium-phosphoricum-Mangel an.

Durch das Schrumpfen des Bindegewebes, das durch einen Mangel an Silicea verursacht ist, schiebt sich die Haut in Falten im gesamten Gesicht, aber vor allem vor dem Ohr zusammen.

Auf der Wange zeigt sich eine olivene Färbung der Haut, die gleichzeitig sowohl den Ks- als auch den Ns-Mangel anzeigt.

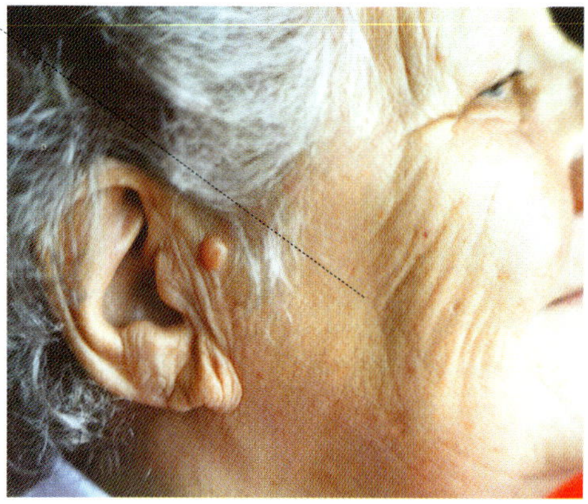

Obwohl es sich hier um ein volles Gesicht handelt, zeigen die deutlich ausgeprägten Falten vor dem Ohr den Mangel an Bindegewebe an, auch direkt auf dem Ohr, sowie durch die ausgeprägten Falten auf der Wange, die als Krähenfüße beschrieben werden können.

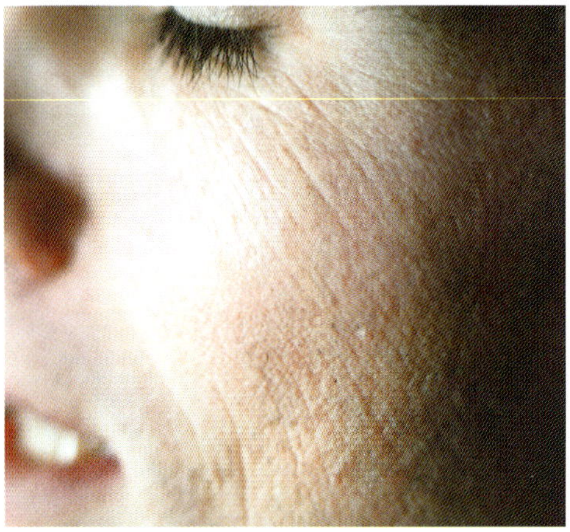

Auf dem relativ jungen Gesicht kann man deutlich die langen Furchen feststellen, die sich durch den Mangel an Bindegewebe bilden, die wir Falten nennen. Sie entstehen durch den Mangel an Silicea. Dosierung: 10–15 Stück täglich.

Bräunlich schwärzlich, Karofalten: Calcium-fluoratum-Mangel.

Grünlich: Natrium-sulfuricum-Mangel

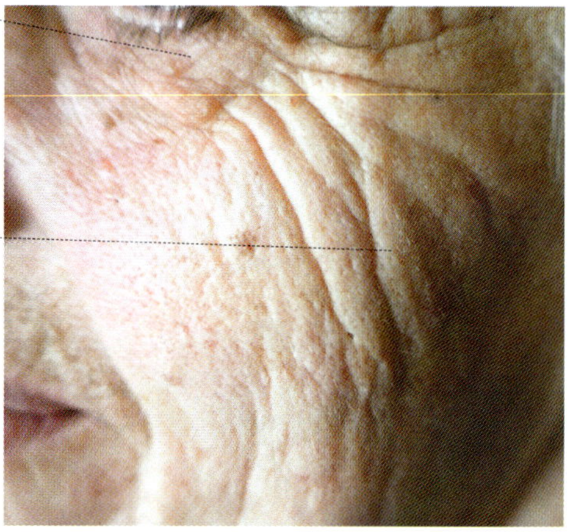

Die tief eingegrabenen Furchen, welche von manchen Antlitzdiagnostikern als klassische Krähenfüße bezeichnet werden, zeigen einen über lange Zeit schon andauernden starken Mangel an. Dosierung: 15 Stück täglich.

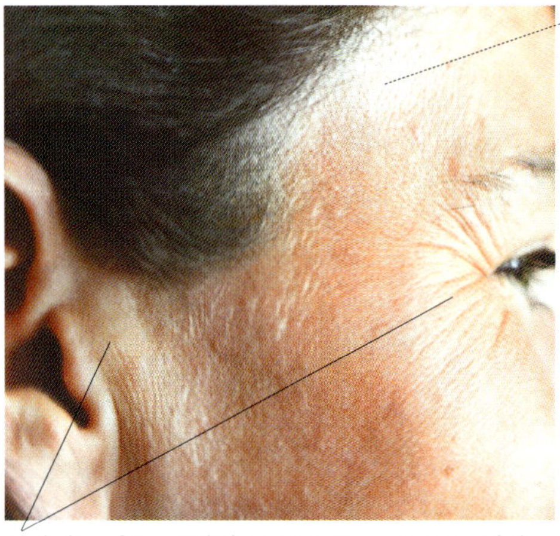

Die deutliche Hautveränderung an der Schläfe zeigt durch die vergrößerten Poren nicht nur einen Nc-Mangel an, sondern auch Probleme beim Kp-Speicher.

Auch diese feinen Fältchen am äußeren Augenwinkel, meistens als Lachfalten beschrieben, könnten als Krähenfüße(chen) bezeichnet werden. Es ist letztlich nur eine Definitionsfrage. Die vielen Fältchen vor dem Ohr zeigen ebenfalls den starken Mangel an Silicea an. Dosierung: 10 Stück pro Tag.

Die deutliche Einfurchung am Augenwinkel innen weist auf einen chronischen Mangel an Fp hin.

Die Karofalten ziehen sich am ganzen unteren Augenbogen hin und sind leicht bräunlich schwärzlich eingefärbt: Cf-Mangel.

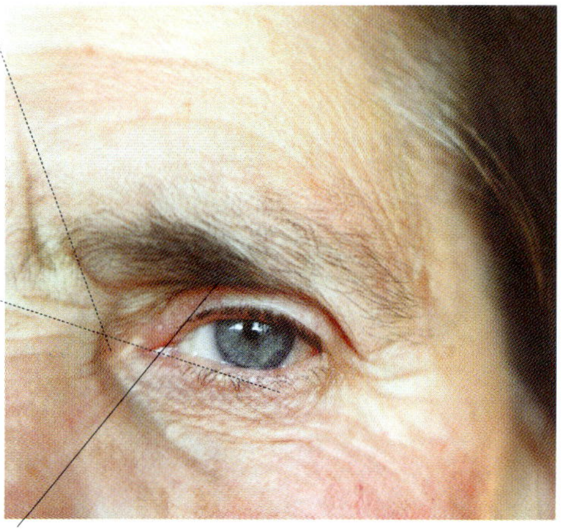

Die Höhle, die hier zwischen Stirnbein und Oberlid entsteht, weist auf einen starken Mangel an Silicea hin, der meistens durch schwere „seelische“ Bedrückungen verursacht ist. Sie zieht sich über den ganzen Augenbogen hin. Dosierung: 15 Stück täglich (zusätzlich starke Falten vor dem Ohr).

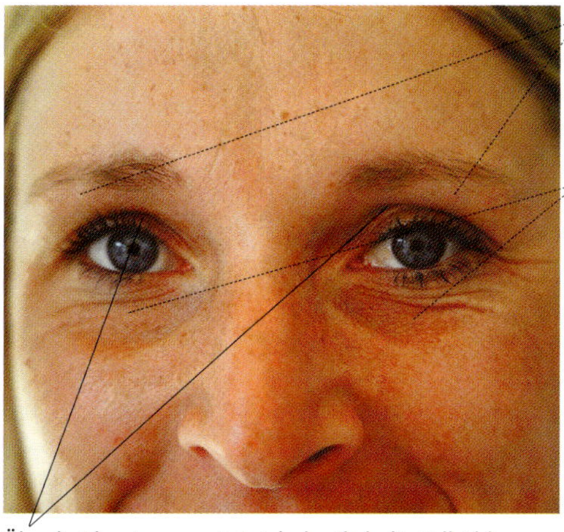

Die geschwollenen Oberlider weisen auf einen Mangel an Natrium sulfuricum hin.

Der Calcium-fluoratum-Mangel zeigt sich in den deutlichen Karofalten, aber auch in der Einfurchung, die am unteren Rand dieser Falten beobachtet werden kann, und die auf einen starken Mangel im Speicher hinweist.

Über beiden Augen zeigt sich deutlich die Lidhöhle, wenn auch nicht gleichmäßig ausgebildet. Das linke Auge (vom Betrachter aus gesehen) hat eine schmale durchgehende Lidhöhle, das rechte eine relativ starke Lidhöhle in der ersten Hälfte, vom inneren Augenwinkel aus gesehen, die dann ebenfalls so schmal wird wie über dem linken Auge.

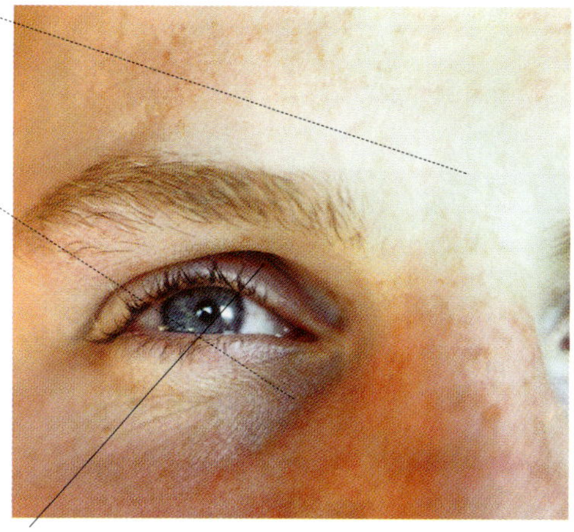

Wächsern: Calcium-phosphoricum-Mangel

Karo-, Würfel-, Fächerfalten: Calcium-fluoratum-Mangel.

Die Lidhöhle, die den Silicea-Mangel anzeigt, geht in diesem Fall nur bis zur Hälfte des Augenbogens vom inneren Augenwinkel aus. Sie ist ziemlich stark ausgeprägt, was die Breite und die Tiefe anlangt.

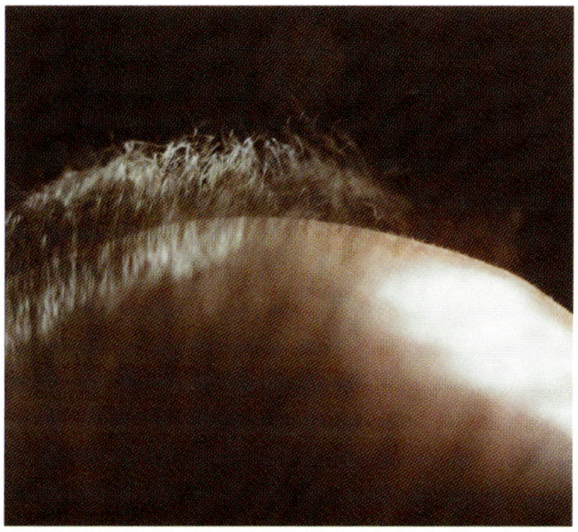

Der Politurglanz bzw. Spiegelglanz, der den Mangel an Silicea anzeigt, kann hier sehr gut beobachtet werden.

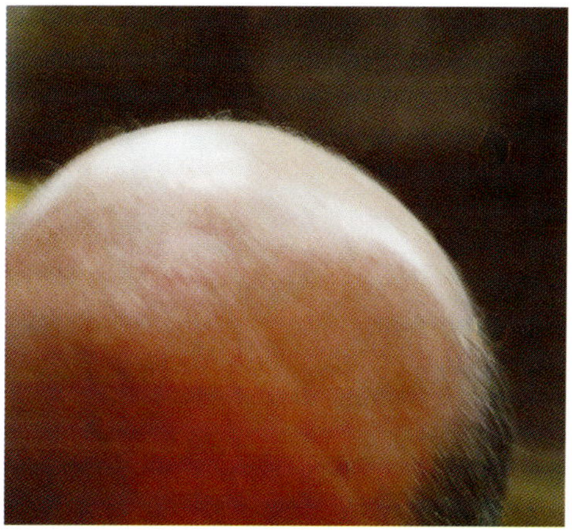

Auf der rechten Seite der Glatze wird der Politurglanz sichtbar. Er zeigt den Silicea Mangel deutlich an.

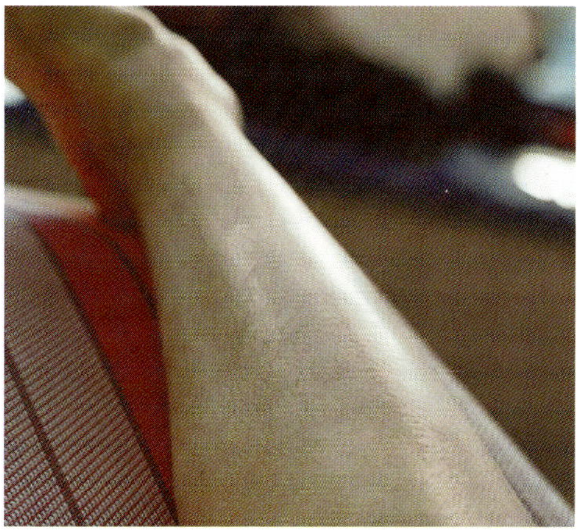

Der Politurglanz des Silicea-Mangels zeigt sich nicht nur auf der Glatze oder im Antlitz des Menschen, sondern auch an anderen Stellen, wie z.B. hier auf dem Schienbein in einer sehr eindrucksvollen Weise.

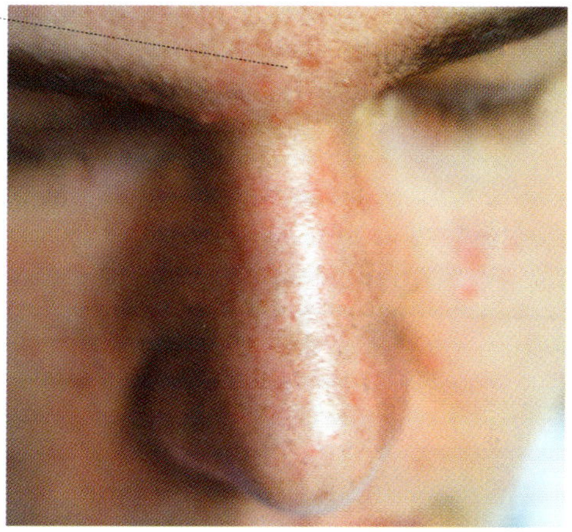

Die vielen Pickel zeigen den überaus starken Mangel an Np an.

Trotz der ausgeprägten Pickel, die die gesamte Haut überdecken, setzt sich auf dem Nasenrücken das antlitzanalytische Zeichen für den Kieselerde-Mangel eindeutig durch: der Politurglanz.

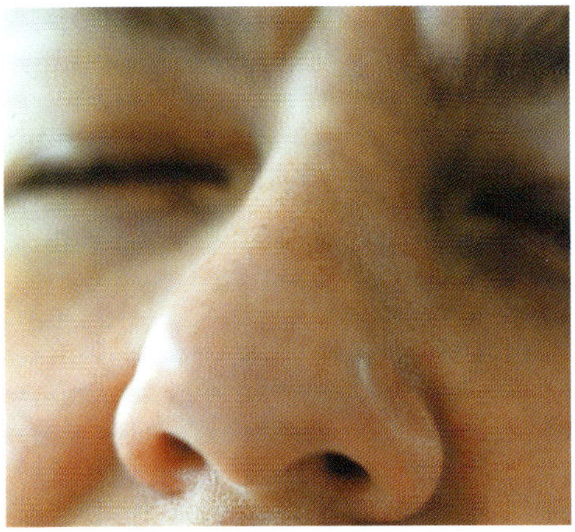

Auf den Nasenflügeln sowie am gesamten übrigen unteren Ende der Nase kann deutlich der Politurglanz festgestellt werden, der den Mangel an Silicea anzeigt. Dosierung: 7 Stück täglich.

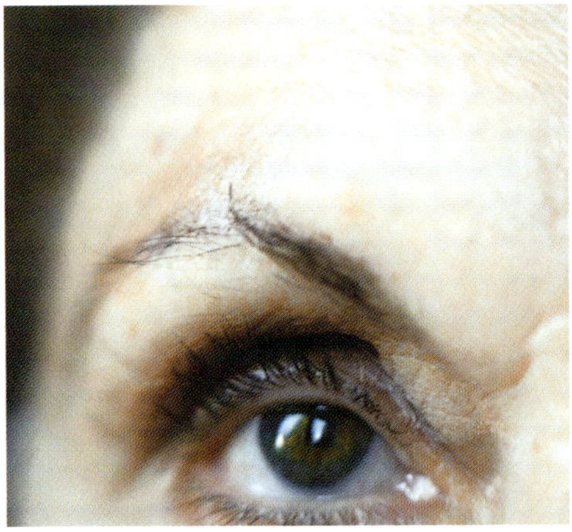

Deutlich wird hier durch den Blick nach oben die Lidhöhle sichtbar.

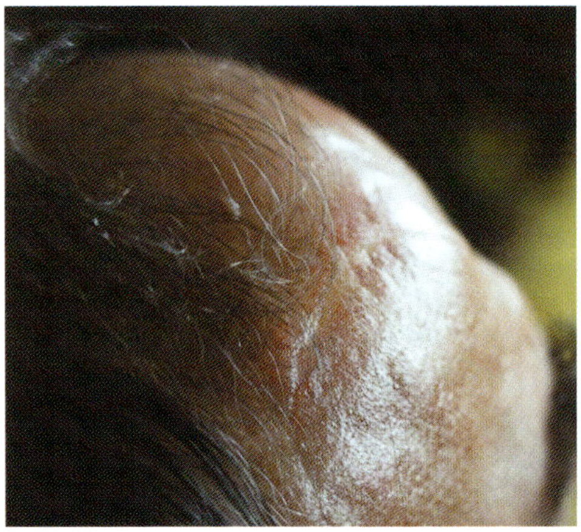

In diesem Fall ist zur Vorsicht geraten. Der Politurglanz, der den Silicea-Mangel anzeigt, ist ein komplett trockener Glanz. Hier scheint sich jedoch auch der Fettglanz hinzuzufügen, der den Mangel an Natrium phosphoricum anzeigt. Eine Probe mit dem Finger genügt, um Klarheit zu schaffen.

Nr. 12 Calcium sulfuricum, $CaSO_4 \cdot 2\,H_2O$

Empfohlene Potenzierung: D6

Beschreibung des Mineralstoffs

Biochemischer Zusammenhang

- Abbauender Eiweißstoffwechsel
- Betriebsstoff für die Durchlässigkeit des Bindegewebes
- zuständig für chronische, offene Eiterungen

Speicher im Körper

Knochen

Wirkung, Wirkungsweise

- überraschend schnell bei offenen Eiterungen, wie z. B. eitriger Angina
- beim Abtransport: Aphthenwasser, nässende Ekzeme
- langsamer bei Übersäuerungsproblemen – der Säurestau (Säurepanzer) muss aufgelöst werden

Betriebsstörungen, Krankheiten, Symptome

Dieser Mineralstoff, der hauptsächlich in Leber, Galle und den Muskeln vorkommt, wirkt schleimlösend und ausscheidungsfördernd.

Anwendung bei Stockschnupfen, eitriger Mandel- und Halsentzündung, chronischer Bronchitis, eitriger Mittelohrentzündung, Zahnfleischentzündung, Abszess, Eiterfistel, Rheuma, Gicht und chronischen Eiterungen, aufgetriebene Entzündungen, Knochen oder Knorpel (Gicht), Abbau der Eiweißflecken bei Cellulite.

Reaktion

Keine.

Anwendung

Innerlich bei Säureproblemen; äußerlich als Brei, Gel oder Cremegel.

Mangelursachen, Mangelverstärkung

Übersäuerungsprobleme; Kontaktschwierigkeiten, blockierende Einsamkeit

Antlitzanalyse

Kurt Hickethier hatte, da er den zwölften Mineralstoff nicht in die Reihe der Mineralstoffe nach Dr. Schüßler aufgenommen hatte, Probleme, die sich darbietenden Phänomene schlüssig und widerspruchslos einzuordnen. Diesen Sachverhalt mögen zwei Zitate aus seinem Buch „Sonnerschau" genauer aufzeigen. So schreibt er bei seinen Ausführungen über Kalium sulfuricum folgendermaßen: *„Das Milchgesicht bietet eine Unterlage, die das Braungelb trotz der Verdünnung auffallend erscheinen lässt. Das helle Gesicht dagegen (das wächserne) macht das Braungelb schwerer erkennbar, weil es selber einen Schein ins Gelbe hat. Obwohl dieser gelbliche Hauch unbedeutend ist, macht er doch bei überlagertem Braungelb geringen Mangels die Grenzziehung zwischen dem eigentlichen Wächsern und dem Anzeichen für Kalium sulfuricum nicht leicht. Es treffen sich beide in ihrer Hinneigung zum Gelblichen."*[31]

Ich stimme mit diesen Ausführungen vollständig überein, da sich auch für mich in der feinen Abstimmung dieses Problem zeigt. Vor allem am Ohr, wo der Mangel an Calcium phosphoricum sich am auffälligsten zeigt, kann oft kaum zwischen dem Hauch vom Gelblichen des Calcium phosphoricum und dem leichten Bräunlich-gelblichen vom Kalium sulfuricum unterschieden werden.

Allerdings muss jetzt dieser Textstelle Kurt Hickethiers eine andere entgegen gestellt werden, welche die Hinneigung zum Gelblichen bei Calcium phosphoricum auf keinen Fall zulässt, auch wenn es um die Mischung von Kalium chloratum und Calcium phosphoricum geht: *„Als wir vom Kalium chloratum sprachen, machte ich dich mit der milchigbläulichen Färbung des Gesichts bekannt. Nun stelle dir vor, wie diese im Verein mit dem Wächsernen wirken kann. Besonders dann, wenn noch Natrium phosphoricum fehlt, ergibt die Mischung einen direkt käsigen Eindruck, eine Bezeichnung, die ich dem Volksmunde entnehmen konnte und die dasselbe besagt wie der Ausspruch: ‚Du siehst aus wie der Kalk an der Wand'."*[32]

Wer sich einmal die Farbe „milchig" richtig zu Gemüte geführt hat, weiß, dass sie nicht rein weiß ist, sondern auch einen leichten Stich zum Gelblichen hat. Vor allem in der Mischung von Kalium chloratum und Calcium phosphoricum bleibt ein leichter warmer Ton erhalten.

Ganz anders ist dieser Ton auf jeden Fall, als die im Folgenden beschriebene Färbung:

Alabasterweiße Färbung

Diese wird durch Schock oder ähnliche Erlebnisse ausgelöst. Worin eine gewisse Ähnlichkeit mit dem Kalium chloratum besteht, ist ein ganz geringer Hauch von Bläulich, der im Alabasterweiß möglich ist.

Wenn man bedenkt, dass dieser Mineralstoff für die Verbindung von Innen- und Außenwelt steht, dann lässt sich leicht nachvollziehen, dass es bei schockartigen Erlebnissen zu einer Trennung dieser beiden Welten kommt. Auch

31 Hickethier, K.: Sonnerschau. H.Chr. Sommer, Bad Ems 1950, S. 63.

32 Hickethier, K.: Sonnerschau. H.Chr. Sommer, Bad Ems 1950, S. 70.

bei traumatisierenden Belastungen ist die „Welt" so unerträglich, dass sich der Belastete von der „Welt" zurückzieht.

Eine weitere Parallele zum antlitzanalytischen Zeichen kann insofern gezogen werden, als der Gips, und um diesen Mineralstoff handelt es sich ja bei Calcium sulfuricum, eine rein weiße Farbe hat; total rein weiß und nicht wie die Milch einen milchigen Ton, der noch dazu wie ein Belag auf der Haut liegt. Die alabasterweiße Farbe liegt in der Haut, sie hat diese Beschaffenheit, sie ist selbst Träger dieser Einfärbung. Calcium sulfuricum ist als Betriebsstoff für die Bindegewebsröhren bzw. die Durchlässigkeit des Gewebes zuständig, die für den Austausch und Abfluss von Flüssigkeiten bzw. Stoffen sorgen, die abtransportiert werden müssen. Unter Schockeinwirkung werden alle Kanäle verschlossen, kein Blut tritt mehr an die Oberfläche, wodurch die totale weiße Farbe entsteht, eben das Alabasterweiß von Calcium sulfuricum.

In der weiteren Literatur, in der überhaupt eine Beschreibung zu Calcium sulfuricum vorliegt, wird häufig von einer schmutzig grauen Begleitung dieses Mineralstoffes geschrieben. Nach meinen Beobachtungen hat dieser schmutzig graue Belag allerdings mit dem Mineralstoff Kalium phosphoricum zu tun.

Ein Mensch, der so stark belastet ist, physisch, emotional, gedanklich und auf der charakterlichen Ebene, dass er sich zu verschließen beginnt, hat auch automatisch einen großen Mangel an Kalium phosphoricum. Hier geht es um Leistungen, von denen man nicht glaubt, dass ein Mensch sie erbringen kann. Deshalb schimmert das Calcium sulfuricum mit seinem Weiß oft hinter dem grauen Gesicht hervor. Es ist ein weißer Ton, der von innen heraus leuchtet und nicht auf der Haut aufgetragen erscheint. Er ist deutlich zu sehen, wenn er auftritt und der Mangel an Calcium sulfuricum ist dann immer sehr dringlich. Deshalb sollte dieser Mineralstoff unverzüglich eingenommen werden. Auf der körperlichen Ebene tritt sehr rasch eine Entlastung ein.

In einem unserer Seminare haben wir erlebt, dass eine psychisch sehr belastete Frau kaum noch den Ausführungen folgen konnte. Sie hatte schon zu Beginn geäußert, dass sie möglicherweise nicht bis zum Ende bleiben könne, da sie in einer kritischen Phase sei und schon einen Termin für eine Spezialklinik habe. Da sie den beschriebenen weißen Schimmer von ganz weit innen her intensiv aufwies, haben wir sie gefragt, ob sie einen Versuch mit den Calcium-sulfuricum-Tabletten machen wolle. Nicht um ihr den Klinikaufenthalt zu ersparen, sondern damit sie an dem Seminar weiterhin teilnehmen könnte. Sie willigte ein und zu ihrem eigenen Erstaunen ging es ihr nach einigen Minuten körperlich wesentlich besser und zum Erstaunen der Seminarteilnehmer war der weiße Schimmer stark zurückgegangen. Dafür war die graue Farbe in den Vordergrund getreten, worauf natürlich mit einigen Tabletten von Kalium phosphoricum geantwortet wurde. Der Teilnehmerin konnte der Klinikaufenthalt nicht erspart werden, aber sie hat erfahren, welche Entlastung diese Mineralstoffe bringen können. Außerdem konnte sie am Seminar bis zum Schluß teilnehmen. In einem Brief, den sie eine Weile später schrieb, bedankte sie sich nicht nur für die Hilfe, sondern wies auch darauf hin, welch große Hilfe die Mineralstoffe nach Dr. Schüßler für sie geworden sind.

Wenn dies auch ein schwerwiegender Fall für einen Mangel an Calcium sulfuricum war, dann liegt es uns doch am Herzen zu betonen, dass auch leichtere Fälle eine deutliche Hilfe durch diesen Mineralstoff bekommen können. Deshalb ist es sehr wichtig, auf diese Mangelzeichen genau zu achten und in der Dosierung entsprechend zu berücksichtigen.

„Blass"

Wie schon beschrieben, war es für Kurt Hickethier gar nicht so einfach, alle im Antlitz eines Menschen auftretenden Phänomene einzuordnen: Er musste mit der Reduzierung der Anzahl der Mineralstoffverbindungen auf 11 zurechtkommen. So kam es zu einer Vermischung der antlitzanalytischen Zeichen von Calcium phosphoricum, Kalium chloratum und Calcium sulfuricum. Für die Antlitzanalyse wird es insgesamt sehr förderlich sein, wenn diese einzeln, für sich betrachtet werden, und damit eine klare Linie dargestellt werden kann.

Im Zusammenhang mit Calcium phosphoricum meint „blass" „wächsern", so wie es bei diesem Mineralsstoff ausführlich beschrieben wurde. U. U. wird „blass" auch bei dem milchigen Ton verwendet, der mit Kalium chloratum in Verbindung gebracht wird (siehe auch dort).

Grundsätzlich sollte man bei „blass" an Calcium sulfuricum denken, das mit Eindrücken wie „bleich", „kreidebleich", „weiß" bzw. „weiß wie die Wand" zusammenhängt.

Eine der häufigsten Gelegenheiten, bei der diese Farbe ausgiebig beobachtet werden kann, bietet sich bei Frauen während der Menstruation. Der Aufwand des Organismus für diesen Vorgang ist enorm. Hauptsächlich werden Eiweißstoffe in Form von Blut und Schleim ausgeschieden, wofür das Calcium sulfuricum der Betriebsstoff ist. Kein Wunder also, wenn Frauen während dieser Zeit, oft aber auch schon einige Tage vorher, diesen weißen Ton im Gesicht haben. Eine dramatische Gelegenheit, in der sich aber der Mangel an diesem Mineralstoff sofort zeigt, das sind Schocksituationen. Die betroffenen Menschen werden kreidebleich und erfahren eine wirksame Hilfe, wenn sie sobald wie möglich, diesen Mineralstoff zum Einnehmen bekommen.

Der Begriff „aschfahl" könnte insofern mit dem Calcium sulfuricum in Zusammenhang stehen als sehr häufig der von innen herauskommende weiße Schimmer des Calcium sulfuricum mit dem grauen Hauch des Kalium phosphoricum verbunden ist.

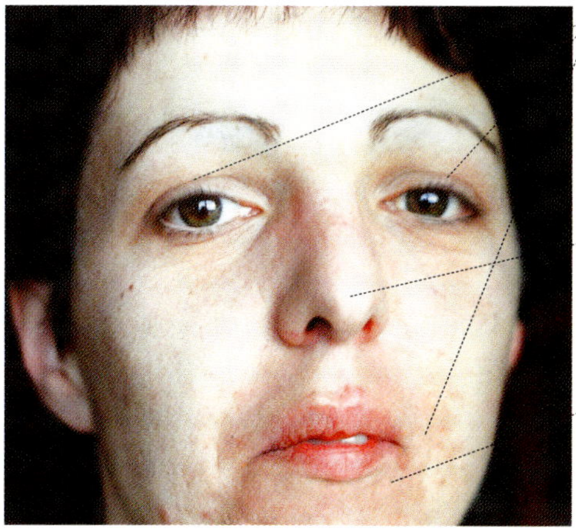

Im gesamten Gesicht zeigt sich der schimmernde weiße Ton des Calcium sulfuricum. Auf der körperlichen Ebene wird der Mangel dadurch bestätigt, dass ein langwieriges Leiden an eiternden Abszessen vorlag, das durch die Einnahme von 30 Stück täglich beendet werden konnte.

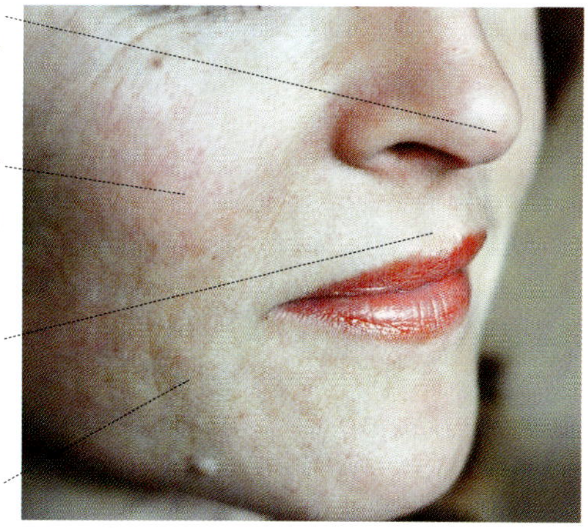

Der weiß schimmernde Ton, der den Mangel an Calcium sulfuricum anzeigt, beherrscht das gesamte Bild. Trotzdem sind daneben andere Mängel deutlich wahrnehmbar.

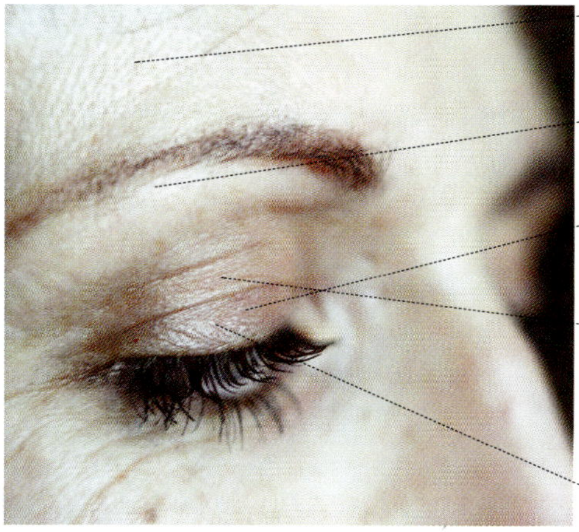

Der weiße schimmernde Ton tritt deutlich hervor. Er ist vor allem durch die Kälte der Farbe bzw. dieses Tons wahrnehmbar.

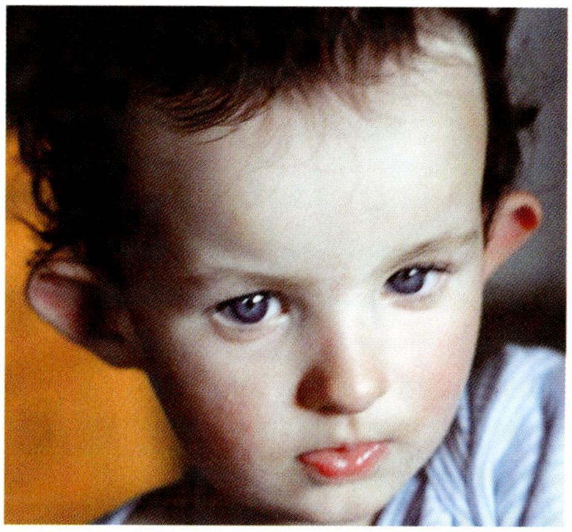

Aus dem Antlitz des Kindes strahlt der weiße schimmernde Ton, der den Calcium-sulfuricum-Mangel anzeigt. Wiederum hebt sich der wächserne Ton des Calcium phosphoricum an der Nasenunterkante deutlich davon ab.

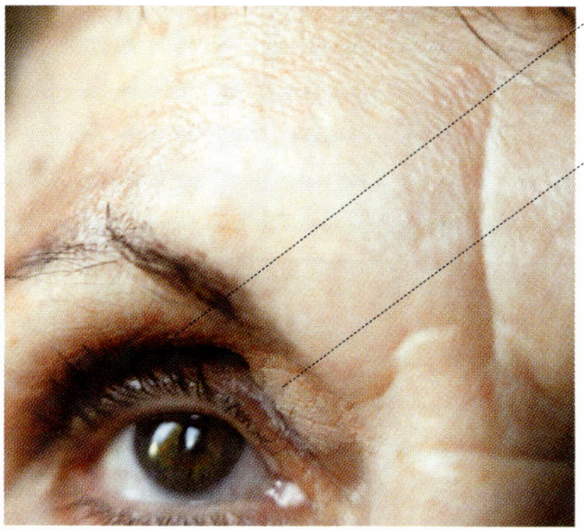

Auf der Stirn schimmert der weiße Ton, der den Mangel an Calcium sulfuricum anzeigt.

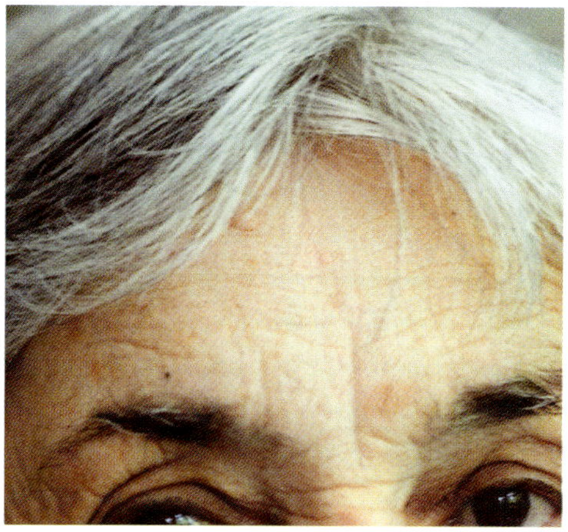

Trotz der deutlich gelblich bräunlichen Einfärbung, die den Mangel an Kalium sulfuricum anzeigt, schimmert der weiße Ton des Calcium-sulfuricum-Mangels durch diesen vorherrschenden Ton hindurch.

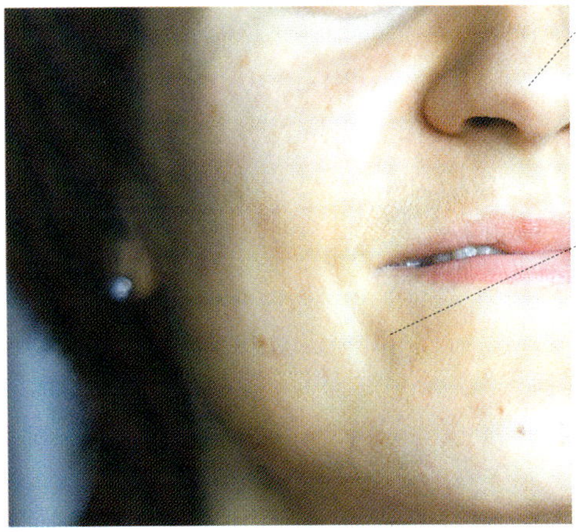

Durch alle angezeigten Mängel hindurch schimmert der weiße Ton, der den Mangel an Calcium sulfuricum anzeigt.

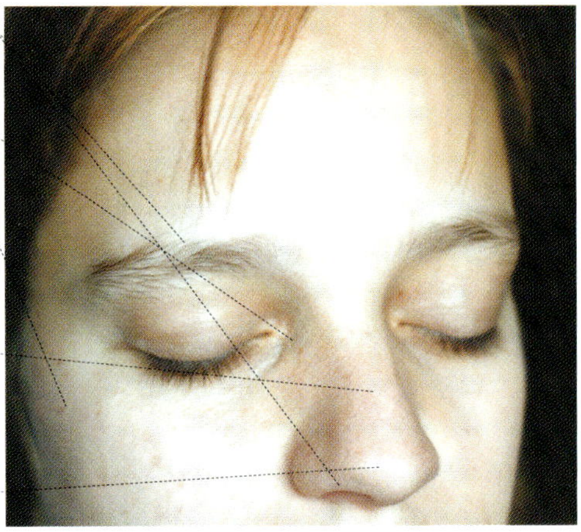

Obwohl viele verschiedene Mängel wahrgenommen werden können, ist der weiße schimmernde Ton, der den Mangel an Calcium sulfuricum anzeigt, der vorherrschende, vor allem auf den Wangen.

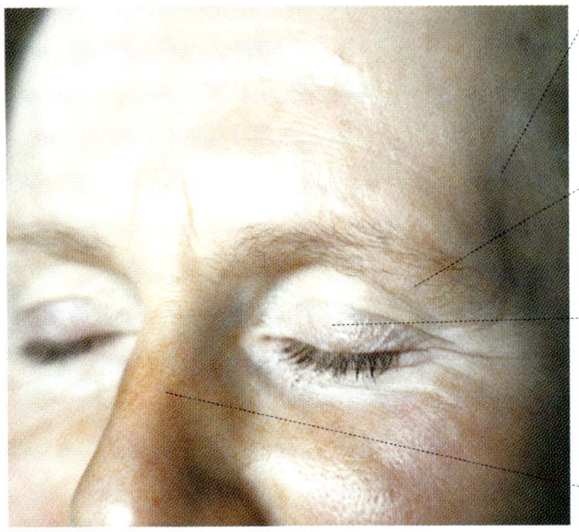

Der weiße schimmernde Ton, der den Mangel an Calcium sulfuricum anzeigt, ist deutlich neben den anderen Mängeln gut erkennbar.

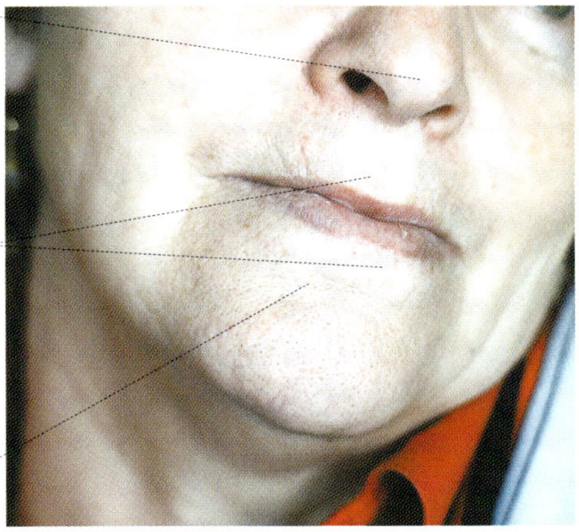

Der vorherrschende Mangel in diesem Antlitz ist das Calcium sulfuricum, was sich in dem starken weißen schimmernden Ton zeigt.

Nr. 15 Kalium jodatum, KJ

Empfohlene Potenzierung: D12

Beschreibung des Mineralstoffs

Biochemischer Zusammenhang

- ist „der" Betriebsstoff für die Schilddrüse

Speicher im Körper

Schilddrüse

Wirkung, Wirkungsweise

- rasch: erleichternd, entspannend, entkrampfend
- langfristig: befreiend
- Umstimmung in Richtung Lebensbejahung
- emotionale Beruhigung

Betriebsstörungen, Krankheiten, Symptome

Es ist in fast allen Zellen des Körpers enthalten, vor allem in der Schilddrüse, in Leber, Milz, Nieren, Magen, Haut, Haaren und in den Nägeln. Es beeinflusst die Blutzusammensetzung, dämpft erhöhten Blutdruck, dient der Anregung der Herz- und Hirntätigkeit, fördert den Appetit und die Verdauung. Wegen seines Jodgehaltes ist Kalium jodatum ein geeignetes Mittel zur Behandlung von Schilddrüsenstörungen. Des Weiteren wird Kalium jodatum bei Arteriosklerose und rheumatischen Gelenkschwellungen angewendet. Es ist „das" Schilddrüsenmittel.

Chronisches, auch krampfhaftes Räuspern (als ob etwas im Halse stecken würde), Druck am Hals (kann sich bis zu Würgegefühlen steigern), Kropf (geht bei längerer, konsequenter Einnahme unter Umständen zurück), Herzrasen, hektisch, niedergedrückt, innere Unruhe, „jammern und klagen", Schweißausbrüche, Schwindelgefühle, besondere Erregbarkeit.

Reaktion

Die Beschwerden der Schilddrüse können kurzfristig aufflackern.

Anwendung

Innerlich.

Mangelzeichen, Zusatzfragen

Haben Sie einen Druck am Hals? Müssen Sie sich öfter räuspern?

Menschen, die mit ihren medizinischen Schilddrüsenmitteln Probleme haben, können versuchen, diese vorsichtig durch die Nr. 15 ganz oder teilweise zu ersetzen.

Mangelursachen, Mangelverstärkung

Jodiertes Salz kann eine Belastung darstellen, eine lang andauernde Stressbelastung.

Antlitzanalyse

Ein Mineralstoff, der nicht unmittelbar im Antlitz abzulesen ist, ist das Kalium jodatum. Da er aber einen unerhört entscheidenden Einfluss auf den Menschen hat, soll er in diesem Buch in die Reihe der Mineralstoffe aufgenommen werden, die aufgrund eines antlitzanalytischen Gespräches berücksichtigt werden.

Es hat mich sehr berührt, als ein Internist am Ende einer antlitzanalytischen Einführung in Norddeutschland bei der abschließenden Übung der Antlitzanalyse zu der zu Betrachtenden sagte: „Und von dem Kalium jodatum schreiben wir 5 Stück täglich auf, zur Grundversorgung."

Der diagnostische Blick des Fachmannes und der antlitzanalytische Blick hatten sich vereinigt zu einer ganzheitlichen Schau.

Druck am Hals

Bei einem Mangel an Kalium jodatum entsteht am Hals ein dauernder Druck, der sich bis zum Würgegefühl steigern kann. Dieser Druck ist unbedingt vom Kloßgefühl *im* Hals zu unterscheiden. Das ist nämlich ein Zeichen für einen Magnesium-phosphoricum-Mangel, der bei entsprechend langer konsequenter Einnahme auch weggeht; ebenso wie der Druck am Hals bei der Einnahme von Kalium jodatum sich sehr rasch verabschiedet.

Unentwegtes, krampfhaftes Räuspern

Wenn jemand unter diesem Problem zu leiden hat, ist er für jedes Mittel zugänglich, das ihm hilft; noch dazu für eines, das den tatsächlichen Hintergrund berücksichtigt, von dem es herrührt.

Wenn im Gespräch darauf hingewiesen wird, gibt es alle möglichen Erklärungen, vom trockenen Hals, vom Gefühl, als ob etwas im Hals stecken würde, als ob ununterbrochen Schleim im Hals wäre usw., aber man darf sich davon nicht beirren lassen und die Hilfe mit dem Kalium jodatum anbieten. Das unentwegte Räuspern ist nämlich der „Schrei" der Schilddrüse nach dem Betriebsstoff, an dem sie schon lange großen Mangel leidet.

Es dauert nicht lange, wenn das Kalium jodatum eingenommen wird, und dieser dauernde Zwang, sich räuspern zu müssen, gehört der Vergangenheit an.

Morbus Basedow

Ein augenscheinliches Zeichen für einen Mangel an Kalium jodatum besteht in Augen, die unter großem Druck mehr oder weniger stark hervortreten. Abgesehen von allen möglichen Deutungen, die in diesem Zusammenhang auch schon angestellt wurden, gehört vor allem einmal die körperliche Ebene abgedeckt und das Kalium jodatum empfohlen.

Was alles sonst noch an Kombinationen möglich ist, bleibt dem einzelnen Berater, aber vor allem dem Klienten vorbehalten. Er bestimmt letztlich, auf welcher Ebene sein Problem bearbeitet wird. Der Berater steht zur Verfügung, seinen Klienten ein kleines Stück des Weges zu begleiten, je nachdem, wie es den Prozess der Lebendigkeit fördert.

Aber was auf jeden Fall in der Verantwortung des Beraters liegt, ist der Hinweis auf den Mangel an dem Mineralstoff, der ersichtlich ist und dessen Einnahme auf der körperlichen Ebene eine Entlastung bringen kann.

Spannung der Halsmuskulatur

Ein Mangel an Kalium jodatum ist sehr häufig angezeigt durch eine äußerst angespannte Muskulatur im vorderen Halsbereich. Begleitet wird diese hohe Spannung von einer gepressten Sprache.

Trinkt ein derart belasteter Mensch ein Glas Wasser, muss er es förmlich hinunterwürgen, eine so starke Verkrampfung liegt im Hals. Man glaubt zusehender- bzw. zuhörenderweise, es handelt sich um eine sehr dickflüssige Masse, die kaum hinunterzubringen ist.

Vergrößerte Schilddrüsen

Ein eindeutiges Zeichen für einen Mangel an Kalium jodatum liegt vor, wenn die Schilddrüsen vergrößert sind oder gar schon ein Kropf vorliegt.

Zu diesem Sachverhalt verweise ich auf das „Handbuch der Biochemie nach Dr. Schüßler“, das im Literaturverzeichnis angeführt ist.

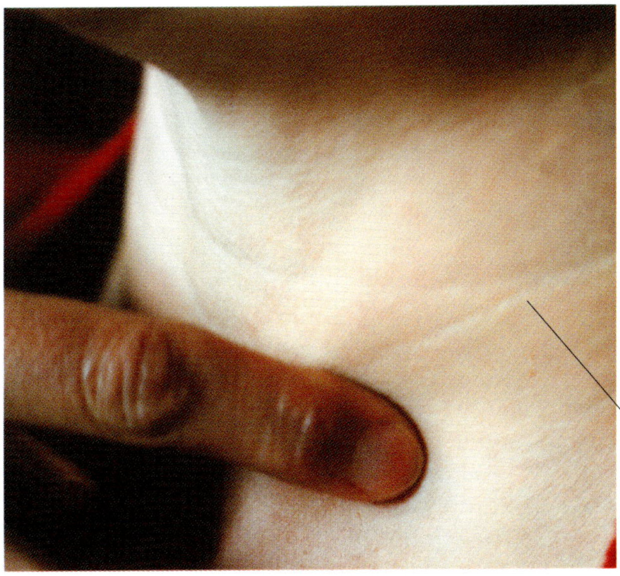

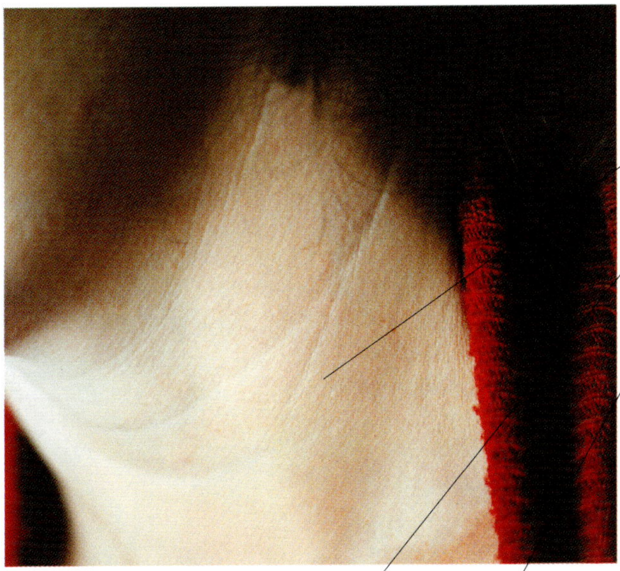

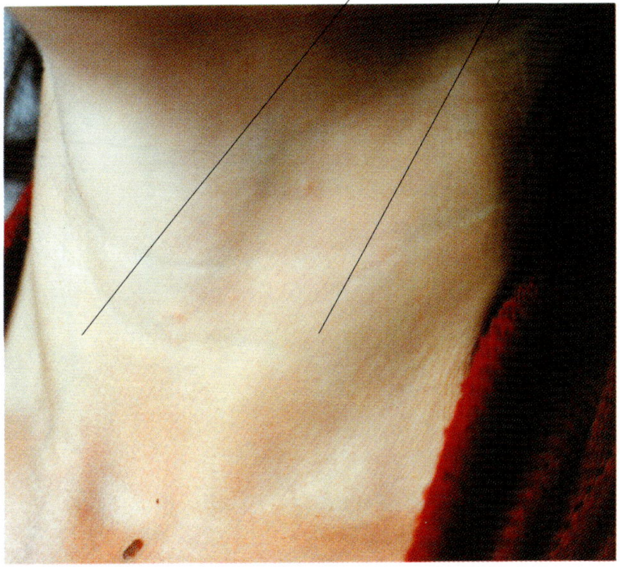

Auf dem Hals kann deutlich eine hohe Spannung festgestellt werden. Sie tritt vor allem am unteren Bild zu Tage, wo die Grube am Hals dadurch in den Vordergrund dringt.

Die vergrößerte Schilddrüse kann am besten auf dem mittleren und unteren Bild betrachtet werden, wo der Hals signifikant verbreitert ist.

Die Einstellung auf den Mineralstoff Kalium jodatum verlangt viel Fingerspitzengefühl, ist aber vor allem für alle jene Menschen von außerordentlicher Bedeutung, die extreme Probleme mit den üblichen Medikamenten für Schilddrüsenstörungen haben.

Grundsätzlich gehen wir in der Biochemie nach Dr. Schüßler nicht von Über- oder Unterfunktion aus, sondern von einer Fehlfunktion. Dies auch deshalb, weil die Mineralstoffe nach Dr. Schüßler, aber auch die Erweiterungsmittel, nie senkend, erhöhend, verdünnend oder eindickend wirken, sondern immer regulierend, je nachdem, welches Problem ansteht.

Die Störung des Betriebes geht nämlich in jedem Falle von einem Mangel an den betreffenden Betriebsstoffen aus.

Nr. 22 Calcium carbonicum, $CaCO_3$

Empfohlene Potenzierung: D12

Beschreibung des Mineralstoffs

Biochemischer Zusammenhang

- ein gutes Konstitutionsmittel für den Aufbau des Körpers überhaupt

Speicher im Körper

Knochen

Wirkung, Wirkungsweise

- langsam, aber anhaltend

Betriebsstörungen, Krankheiten, Symptome

Es wird bei frühzeitigem Altern verwendet, bei chronischen Schleimhautkatarrhen der Augen, Ohren und Luftwege sowie bei Lymphdrüsenschwellungen; Kindermittel.

Reaktion

Stärkung

Anwendung

Innerlich.

Mangelzeichen, Zusatzfragen

Sind Sie ein Mensch, der leicht dazu neigt, seine körperlichen Grenzen zu überschreiten? Der vom Charakter her wenig bis gar keine Rücksicht auf seine begrenzten körperlichen Möglichkeiten nimmt?

Mangelursachen, Mangelverstärkung

Bei schweren Erschöpfungszuständen; wenn sich jemand aufgrund seiner seelischen „Programmierung" dauernd selbst überfordert und auspumpt. Auch das Leben im Gebirge scheint diesen Mineralstoff im Körper zu erschöpfen.

Antlitzanalyse

Schlupflid

Das Oberlid verliert durch hohe Beanspruchungen des Menschen seine Substanz und verkümmert im Extremfall bis zu einer Haut, die auf dem Augapfel liegt und über die Wimpern bis vor die Pupille hängen kann. In solchen extremen Fällen wird eine Operation nicht mehr zu umgehen sein. Nicht nur im Bereich der Gesundheit, aber vor allem auch da, ist der Leitsatz gültig: „Wehret den Anfängen."

Zu Beginn der Entwicklung des Schlupflides beginnt sich das Oberlid langsam zurückzubilden und wenn der zu Betrachtende die Augen schräg nach oben zu richten beginnt, schlüpfen die Wimpern unter das ermüdete, erschlaffte Lid zurück. Augen, die von dem Schlupflid gekennzeichnet sind, haben einen unglaublich müden Ausdruck. Besonders sensible Menschen, die davon betroffen sind, spüren auch den Druck, der dabei auf den Augendeckeln liegt.

Ein Rutengänger (österr. Rutengeher), mit dem ich zusammenarbeite, hatte auch diese Schlupflider. Er hatte sich oft genug über seine Leistungsfähigkeit hinaus für seine Mitmenschen eingesetzt und ihnen gute Schlafplätze gesucht. Als ich ihn darauf aufmerksam machte, war er sofort bereit, Calcium carbonicum einzunehmen, um diese Erschöpfung abzubauen, die sich in seinem Körper schon aufgebaut hatte. Es dauerte nicht lange, dann hat er mir den Rückgang der Schlupflider bestätigt. Was aber noch viel bedeutungsvoller war, das war die Bestätigung, dass die „unendliche Müdigkeit", die ihn manchmal verfolgt hatte, auch zurückgegangen war.

Später berichtete er mir dann, dass er nun viel behutsamer mit seinen Kräften umgehen würde und zweitens sofort, wenn er einen Druck auf den Oberlidern spüren würde, zum Calcium carbonicum greife.

Frühzeitiges Altern

Im antlitzanalytischen Gespräch ist es manchmal notwendig, Fragen zu stellen, die nicht gerade angenehm sind. Dazu gehört auch, dass nach dem Alter gefragt wird. Auf die Gegenfrage: „Warum wollen Sie das wissen?" kann dann geantwortet werden: „Weil es sehr wichtig ist, abzuschätzen, ob das Lebensalter mit dem biologischen Alter einigermaßen übereinstimmt. Sieht nämlich jemand älter aus als er ist, dann ist in jedem Fall dieser Mineralstoff dran!"

Vorzeitiges, frühzeitiges Altern ist ein Kennzeichen für diesen Mineralstoff, der eine tiefgreifende Stärkung bringt.

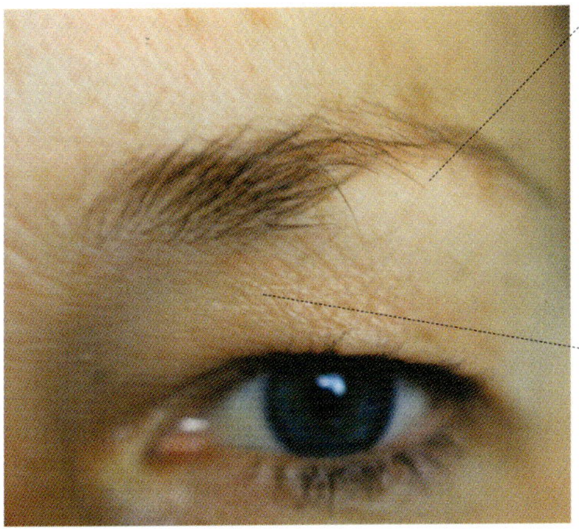

Der wächserne Streifen weist auf den Mangel an Cp hin.

Das deutliche Karo ist das Kennzeichen für einen relativ starken Mangel an Calcium fluoratum.

Die Wimpern schlüpfen unter das Oberlid, was einen deutlichen Mangel an Calcium carbonicum anzeigt. Dosierung: 7 Stück täglich.

Bräunlich gelblicher Ton überhaupt auf dem gesamten Gesicht: Ks-Mangel.

Milchig rötlich, milchig: Kc-Mangel.

Bläulich schwärzlicher Schatten an der Nasenwurzel innen: Fp-Mangel.

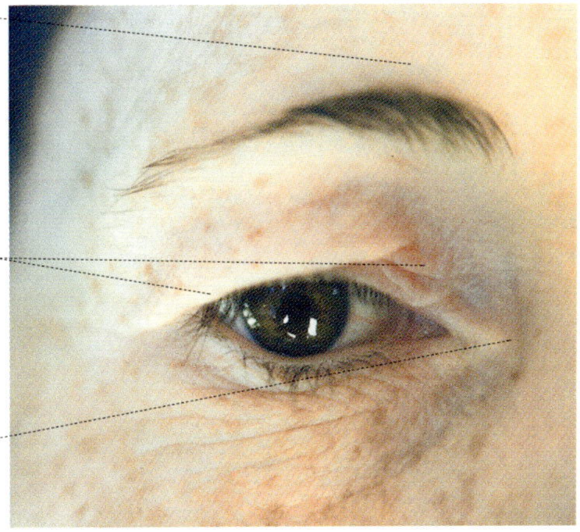

Das Oberlid hängt regelrecht über den Wimpern in das Sichtfeld des Auges. Es handelt sich um einen außerordentlich starken Mangel, der eine tägliche Dosis von 15–20 Stück verlangt. Die Einnahme hängt auch vom Befinden des Einnehmenden ab, wieviel er zu nehmen imstande ist.

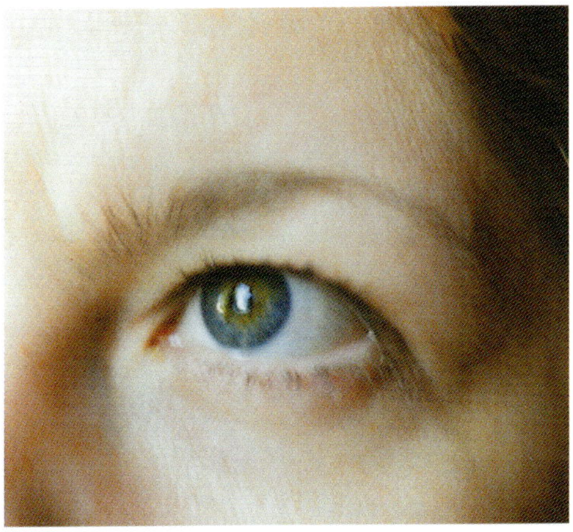

Das geschwollene Oberlid weist zwar auf den Mangel an Natrium sulfuricum hin, allerdings ist davon auszugehen, daß es sich im betreffenden Fall auch um ein leichtes Schlupflid handelt. Bei der Feststellung des Cc-Mangels muss unbedingt zwischen diesen beiden Mangelzeichen unterschieden werden.

Der stark ausgebildete geschwollene Tränensack weist auf den Mangel an Ns hin.

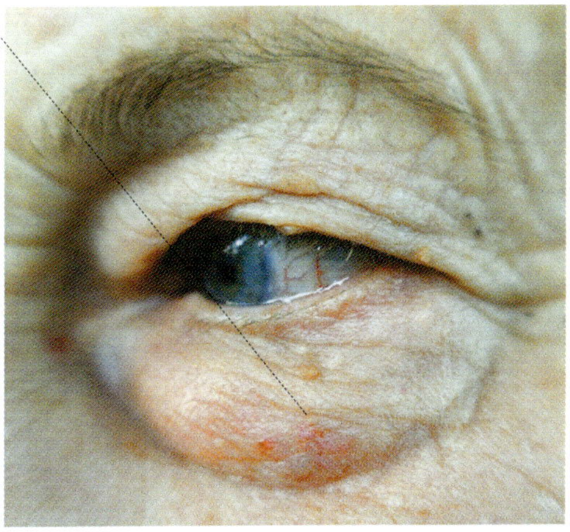

Das Oberlid hängt deutlich in zwei Falten über den Wimpern und engt dabei das Sichtfeld beträchtlich ein. Dieser äußerst starke Mangel verlangt 20 Stück täglich.

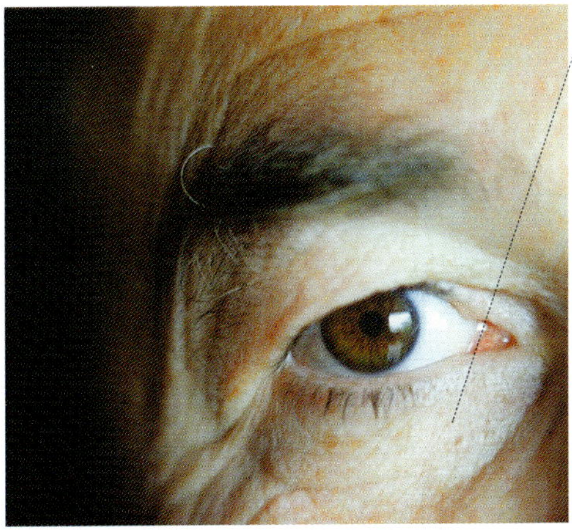

Karofalten: Calcium-fluoratum-Mangel.

Das starke Schlupflid hängt weit in das Sichtfeld des Auges, und es ist sehr fraglich, ob die Einnahme von Cc einen Rückgang bewirken kann.

Der deutliche bläulich schwärzliche Schatten weist auf den Fp-Mangel hin.

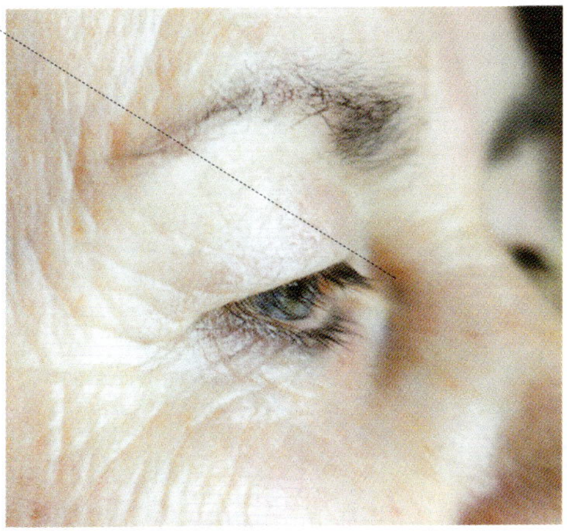

Deutlich kann erkannt werden, dass das Oberlid nicht nur geschwollen ist, sondern auch als Schlupflid über den Wimpern liegt. Dosierung: 7 Stück pro Tag.

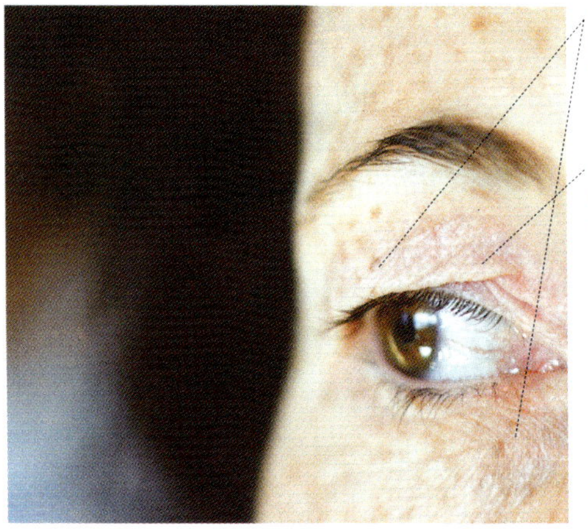

Noch einmal das Auge, das von einem außerordentlich stark ausgeprägten Schlupflid geprägt ist, aus einer wenig anderen Perspektive.

Gegenüberstellungen

Um eine bessere Übersicht über die einzelnen Farbangaben in der Antlitzanalyse zu gewährleisten, sind hier einige Merkmale zusammen- bzw. gegenübergestellt. Immer wieder erweist es sich von Vorteil, wenn man nach Möglichkeit mehrere zu Beobachtende nebeneinander sitzen lässt und dann Vergleiche anstellt. Das bewährt sich vor allem beim Vergleich von Calcium fluoratum, Kalium sulfuricum und Natrium sulfuricum.

Färbungen

Wird das Antlitz von vorne betrachtet, muss immer berücksichtigt werden, dass die Pigmente nebeneinander angeordnet sind und dadurch unter Umständen die Farbe sehr dünn ausfällt. Geht der Beobachter eine Vierteldrehung um das Antlitz und betrachtet die Farbe erneut, hat er eine Menge Pigmente der gleichen Farbe hintereinander vor sich, sie wird wesentlich dichter, deutlicher und kann deshalb gut erkannt werden.

Manchmal genügt es auch, die zu betrachtende Person aufzufordern, den Kopf zu drehen, um die Färbungen besser erkennen zu können. Dabei ist jedoch zu beachten, dass der Lichteinfall sich ebenfalls ändert, was einen nicht geringen Einfluss auf die Deutlichkeit der Farben hat.

Rot in vier Varianten

Ferrum-Röte

Die Ferrum-Röte ist eine intensive Röte und in der Farbe sehr dem Rot des Blutes ähnlich. Sie ist eine Eigenschaft der Haut selbst und liegt weder über der Haut als Hauch noch ist es ein Ton, der von innen her leuchtet.

Überall, wo sich die Ferrum-Röte zeigt, kommt es ja zu einer verstärkten Durchblutung, wodurch die roten Blutkörperchen die Einfärbung der Haut bestimmen, was nebenbei auch zur Erwärmung der betroffenen Hautstelle führt. Diese warme intensive Röte tritt sehr häufig im Bereich der Ohren auf. Auch das übrige Gesicht kann in diesem Rot erscheinen, dann sind meistens auch die Wangen mitbetroffen. Mit dem Handrücken abgefühlt lässt sich dieser Mangel eindeutig klassifizieren.

Milchige Röte

Wenn der Farbe Rot weiße Anteile hinzugemischt werden, entsteht diese Farbe, die dem Kalium chloratum zugerechnet wird. Sie erscheint nicht nur auf dem Ober- und Unterlid, sondern kann sich über das gesamte Antlitz ausbreiten. Bei dieser Färbung entsteht der Eindruck, als ob es sich um einen Belag auf der Haut handeln würde, der auf die Haut aufgetragen wurde. In der Umgangssprache gibt es den Ausdruck „Milchgesicht", der auf diesen Zusammenhang hinweist.

Magnesium-Röte

Diese Färbung ist eine sehr dynamische und von der Spannung des Menschen abhängig, in der er sich befindet. Es kann ein ständiges Zeichen dieses Mineralstoffes im Antlitz vorhanden sein, wie schon bei diesem Mineralstoff beschrieben, es kann aber auch sehr wechselhaft in der Intensität steigen und fallen.

So ist das beste Kennzeichen für dieses Rot seine dynamische Veränderung. Die Röte reicht vom leichten hauchzarten Karmesinrot bis zum tiefen dunklen Rot, das der Ferrum-Röte nicht nur ähnlich ist. Manchmal könnte man meinen, die eine Röte sei die andere, wenn da nicht die Möglichkeit mit der Unterscheidung durch die Wärme wäre, die der Ferrum-Röte zu eigen ist.

Bläuliches Rot

In dem Satz: „Jemand ärgert sich grün und blau" steckt jenes Blau, das hier gemeint ist. Es ist aber kein Blau im üblichen Sinne, sondern eine Färbung, die in das Violette geht. Da es sich um ein Mangelzeichen für Natrium sulfuricum handelt, stimmt auch das Grün von dem allseits bekannten Satz. Beide Mangelzeichen gehören zu diesem Mineralstoff.

Die dunkle Färbung des Violett tritt häufig auf dem Nasenrücken auf, kann sich aber auch über das gesamte Antlitz ausbreiten.

Überlagerungen

Schwierig wird die Mangelfeststellung über die Antlitzanalyse, wenn sich gleich mehrere Rotfärbungen überlagern. Meistens ist das bläuliche Rot, die violette Färbung dominierend, zeigt sie doch eine Überfüllung des Körpers mit Ablagerungsstoffen an, die schleunigst ausgeräumt werden müssten.

Bei Überlagerungen vor allem auf der Wange ist es notwendig, die Färbungen an ihrem Ursprungsort, an dem sie meistens auftreten, aufzusuchen. Allein bei Magnesium phosphoricum ergibt sich dann ein Problem, allerdings lässt sich durch die Veränderung in der Intensität der Färbung der Anteil an diesem Mineralstoff einschätzen. Außerdem ist man ja nicht ausschließlich auf die Antlitzanalyse angewiesen.

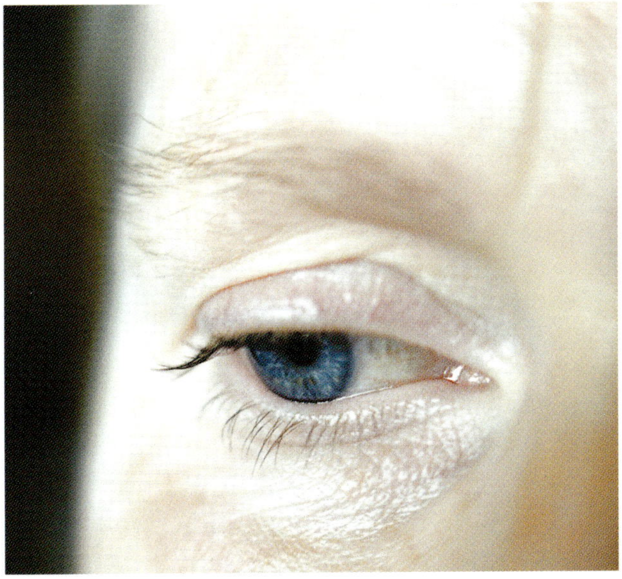

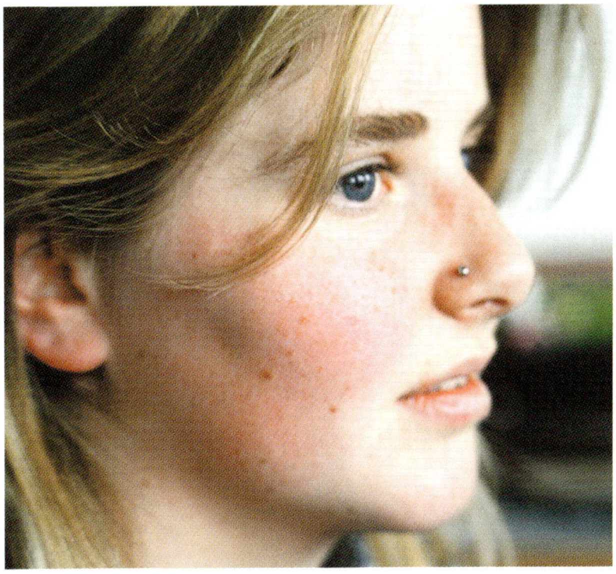

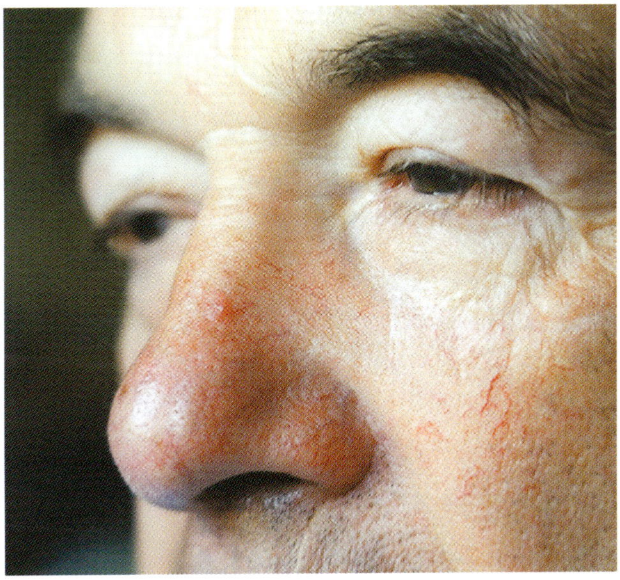

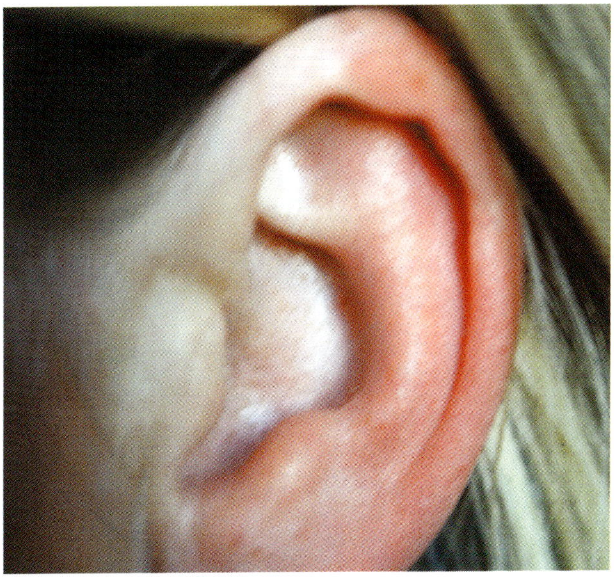

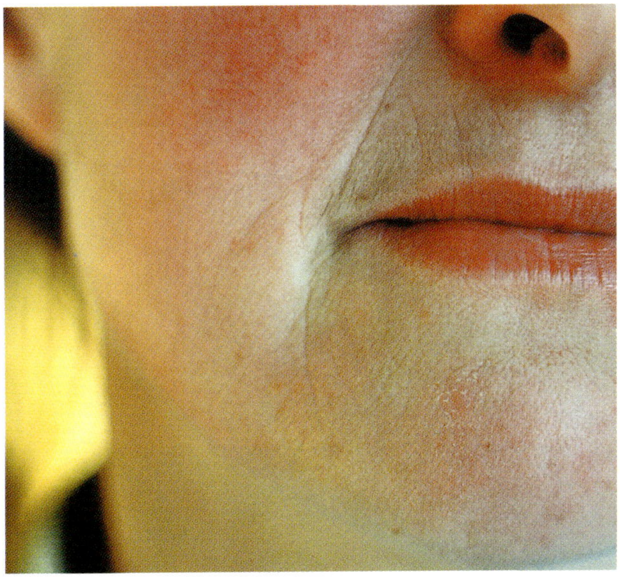

Links oben: Kalium chloratum: milchig-rot auf dem Ober- und Unterlid.

Rechts oben: Magnesium phosphoricum: Die dynamische Röte breitet sich über dem ganzen Gesicht aus.

Links Mitte: Natrium sulfuricum: bläulich-rot auf der Nase.

Rechts Mitte: Ferrum phosphoricum: ein warmes Rot auf dem Ohr.

Links unten: Auf der Wange mischt sich die dynamische Röte von Magnesium phosphoricum mit der bläulichen Röte von Natrium sulfuricum und der milchigen Röte von Kalium chloratum.

Bräunlich schwärzliche, grünlich gelbe Färbungen

Alle diese Farben können rund um die Augen auftreten, und manchmal ist eine Unterscheidung tatsächlich schwierig.

Bräunlich schwärzlich

Das Mangelzeichen von Calcium fluoratum tritt meistens auf dem Oberlid, selten bis in das Unterlid auf und hat einen Einschlag bzw. eine Beimengung von Schwarz, die für diesen Mangel charakteristisch ist.

Bräunliches Gelb

Kalium-sulfuricum-Mangel als bräunliches Gelb zeigt sich meistens um das Kinn auch in der klassischen A-Form, kann aber auch um die Augen auftreten. Dabei ist es wichtig, dass es vom bräunlich schwärzlichen Ton des Calcium fluoratum auseinandergehalten wird.

Schwierig wird die Unterscheidung, wenn bei geschlossenen Augen sich zuerst der bräunlich schwärzliche Ton des Calcium fluoratum zeigt und dann in den bräunlich gelblichen des Kalium sulfuricum übergeht. Doch mit zunehmender Übung wird der Unterschied immer leichter erkannt.

Grünliches Gelb

Die grünlich gelbliche Färbung des Natrium sulfuricum tritt ebenfalls wie das Kalium sulfuricum nicht nur um das Kinn, sondern auch um die Augen auf.

Kommt es zur Vermischung, dann tritt eine Färbung auf, die ich als oliv eingestuft habe und die im Kapitel „Mischungen" (s. S. 119) genauer beschrieben wird.

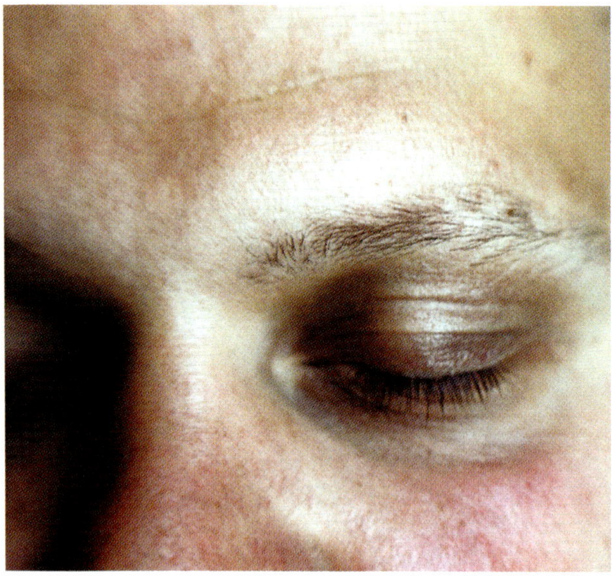

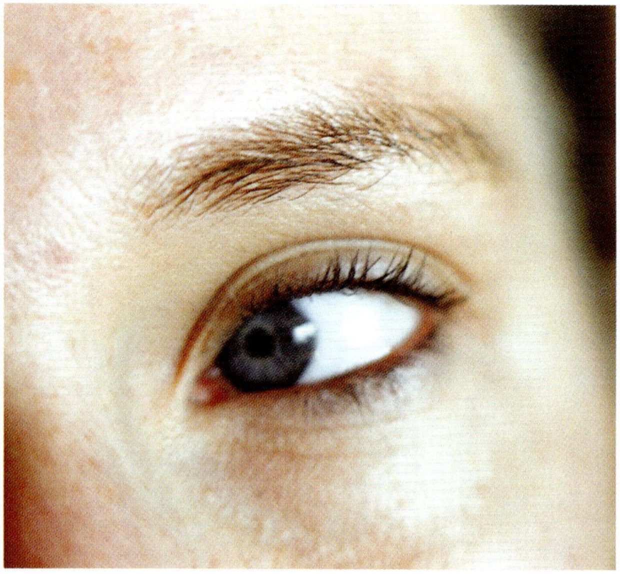

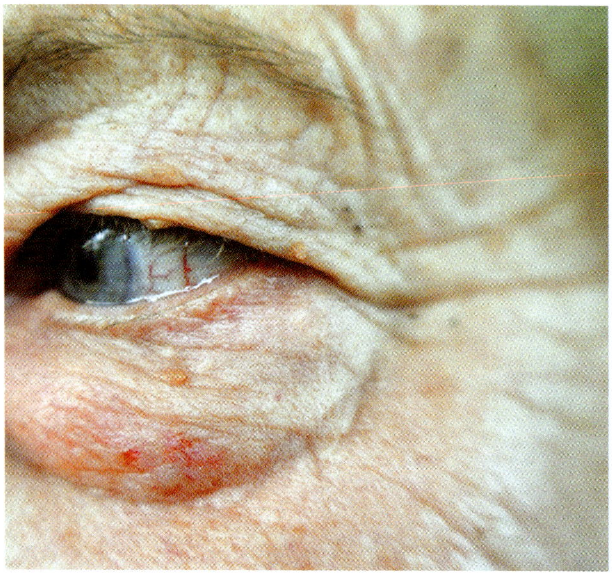

Links oben: Calcium fluoratum: bräunlich schwärzlich um das Auge.

Rechts oben: Kalium sulfuricum: bräunlich gelblich um das Auge, vor allem auf dem Oberlid.

Links unten: Natrium sulfuricum: grünlich um das Auge, vor allem am äußeren Augenwinkel.

Zweimal schwärzlich

Aschgrau

Dieser Hauch, der leicht über der Haut des Betroffenen liegt, und einen Mangel an Kalium phosphoricum anzeigt, hat seine Stelle rund um das Kinn und an der Schläfe, kann auch über das gesamte Gesicht ausgebreitet sein.

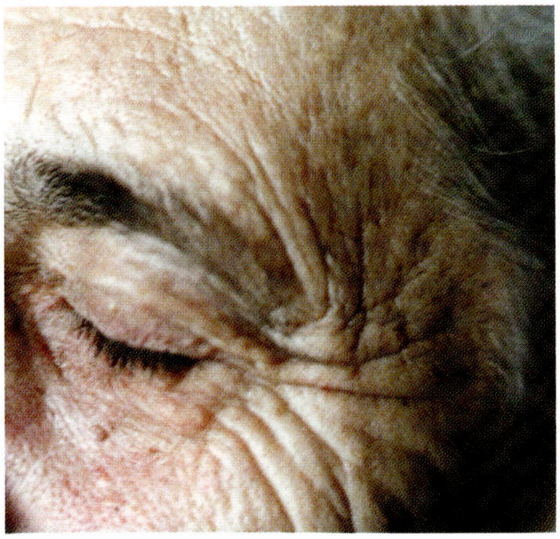

Kalium phosphoricum: ein grauer bis leicht schwärzlicher Hauch auf der Schläfe.

Schwärzlich

Die Beimengung des schwärzlichen Tones von Calcium fluoratum tritt ausschließlich um die Augen auf. Deshalb können diese beiden Zeichen leicht voneinander unterschieden werden.

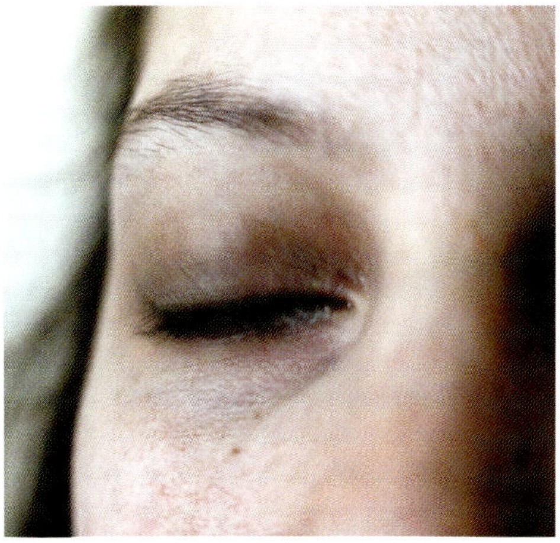

Calcium fluoratum: von der bräunlich schwärzlichen Farbe ist fast nur mehr das Schwärzliche übrig geblieben.

Zweimal weiß

Milchig weiß

Der milchige Ton des Kalium chloratum liegt wie ein Belag auf der Haut und befindet sich meistens rund um die Augen, sodass sogar von einer milchigen Brille gesprochen werden kann.

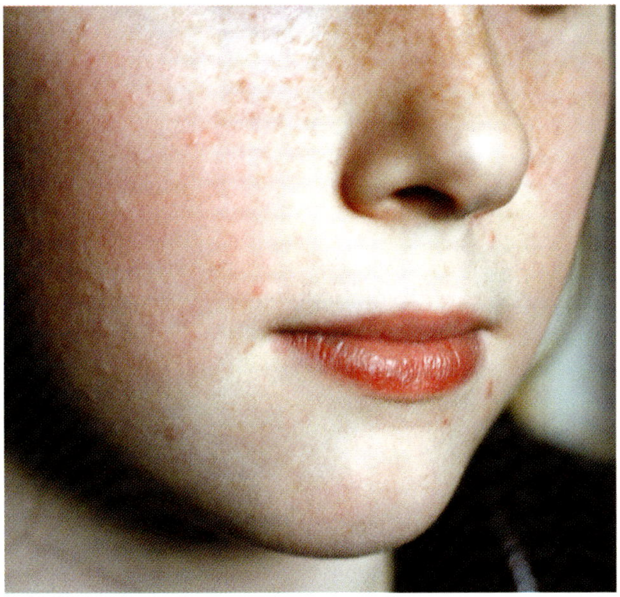

Kalium chloratum: milchig weiß um das Kinn, liegt wie ein weißer Hauch auf der Haut.

Alabasterweiß

Die alabasterweiße, tief von innen her strahlende Tönung des Calcium sulfuricum liegt weder über der Haut, noch in der Haut als Bestandteil, sondern ist ein ganz eigener Eindruck. Er ist häufig, wie schon beschrieben, mit dem Grau des Kalium phosphoricum verbunden, weil ein Mangel an Calcium sulfuricum häufig mit schweren Erschöpfungszuständen einhergeht.

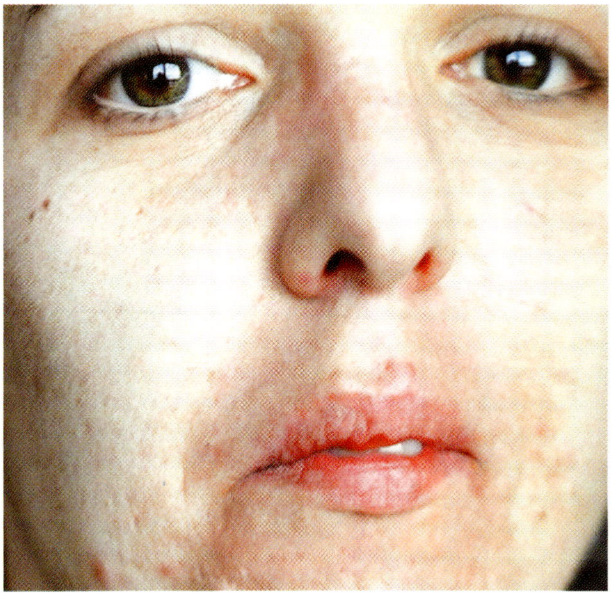

Calcium sulfuricum: alabasterweiß, ein von innen her leuchtendes Weiß.

Verschiedene Glanzarten

Die verschiedenen Glanzarten lassen sich nach gewisser Zeit der Übung gut auseinander halten und sind für die Feststellung der Mängel jeweils ein fixer Bestandteil.

Firnisglanz

Der Mangel an Calcium fluoratum zeigt sich in einem deutlichen klaren Glanz, der sich allen Unebenheiten und Formen der Haut anpasst. Er ist von kurzfristiger Dauer, eventuell stundenweise, und zeigt einen besonders akuten Mangel an Calcium fluoratum an.

Fettglanz

Der Fettglanz des Natrium phosphoricum ist dem Firnisglanz sehr ähnlich, lässt sich aber durch das Überprüfen mit dem Finger, indem man über die Haut fährt, leicht unterscheiden. Ist der Glanz trocken und zeigen sich auf dem Finger keine Fettrückstände, ist es eindeutig der Firnisglanz. Bleibt auf dem Finger ein Rückstand an Fett, wodurch es beim Reiben von zwei Fingern zu einem glatten, „geschmierten" Gefühl kommt, handelt es sich um den Fettbelag von Natrium phosphoricum.

Gelatineglanz

Der feuchte Glanz von Natrium chloratum zeigt sich hauptsächlich auf dem Oberlid und als schmaler Streifen manchmal auf dem Unterlid. Allerdings kann sich dieser Belag über die Wange und bis in die Stirn ausdehnen. Nur selten zeigt er sich auf dem ganzen Gesicht. Wird er vom Gesicht weggewischt, kommt er nach kurzer Zeit wieder, etwa nach 10–20 Minuten. Dies ist der einzige Glanz, der in kurzer Zeit wieder erscheint. Der Fettbelag braucht einige Zeit, bis er sich wieder gebildet hat, etwa 1–2 Stunden.

Glasurglanz, Politurglanz

Der Glasurglanz von Silicea liegt wie eine Glasur auf der Haut, wobei im Falle eines starken Mangels die Struktur der Haut komplett verdeckt wird. Ist der Glanz nicht so stark ausgebildet, hat er Unterbrechungen und deckt nur stückweise die Struktur der Haut zu.

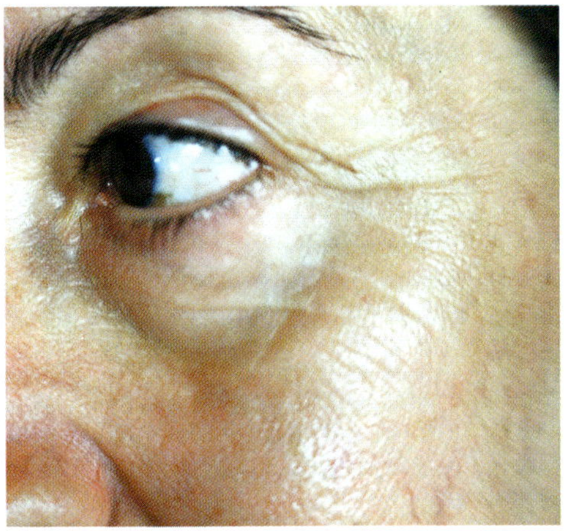

Calcium fluoratum: Firnisglanz.

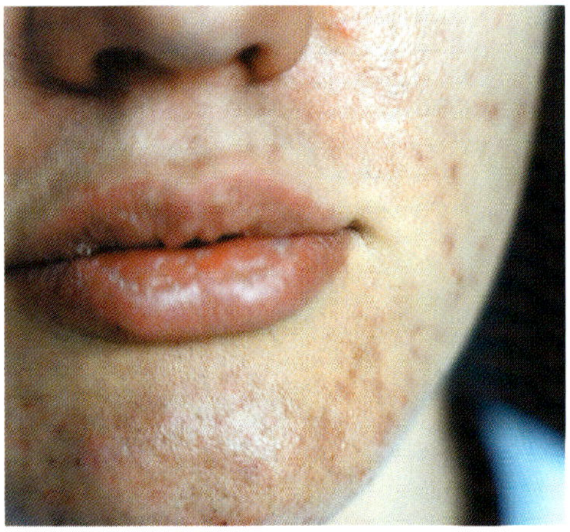

Natrium phosphoricum: stumpfer Fettglanz.

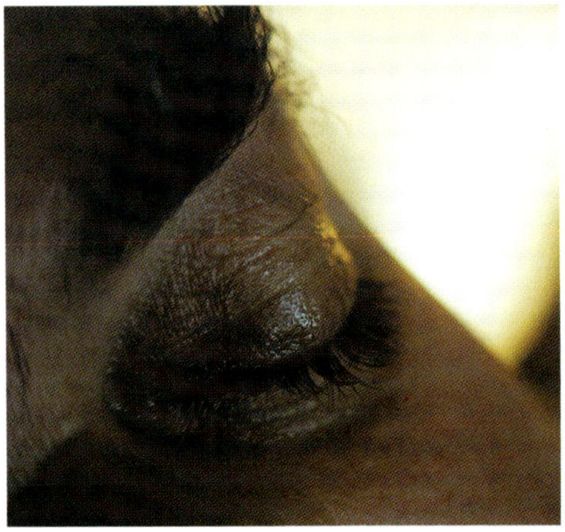

Natrium chloratum: feuchter Gelatineglanz.

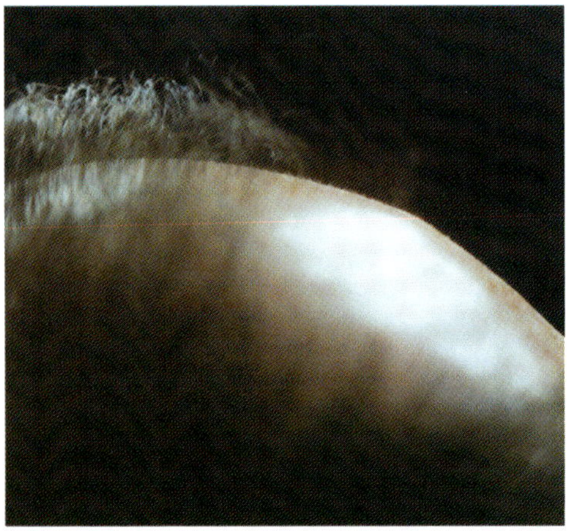

Silecea: Politurglanz.

Mischungen

Oliv

Die Mischung zwischen Kalium sulfuricum und Natrium sulfuricum ist die häufigste und auch für die Antlitzanalyse am bedeutungsvollsten. Gemeint ist in diesem Falle die Farbe der grünen Oliven, mit der eine Mischung der gelblich bräunlichen und der gelblich grünlichen Färbung am besten verglichen werden kann.

Von meiner Sicht her passt diese Kombination auch deshalb so gut, weil unsere Nahrung und vor allem unser Seelenleben (die so genannte „seelische" Nahrung) auf der einen Seite die Leber belastet, was zu einem Mangel an Natrium sulfuricum führt und auf der anderen Seite die Bauchspeicheldrüse schwer beansprucht, was einen Mangel an Kalium sulfuricum zur Folge hat

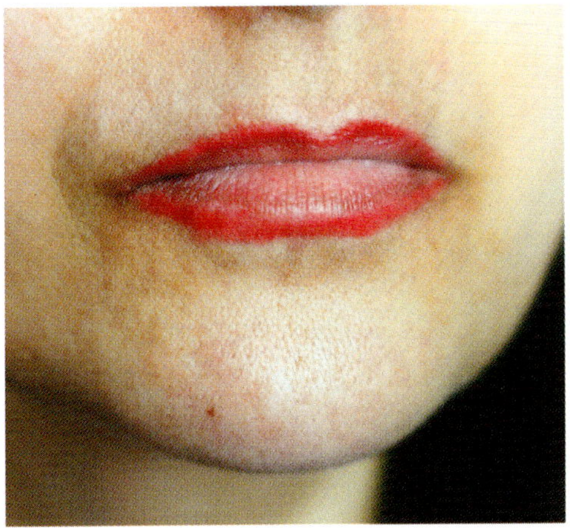

Oliv: die Mischung von ocker und grünlich als Zeichen für sowohl einen Kalium-sulfuricum- als auch einen Natrium-sulfuricum-Mangel.

Rötlich bräunlich schwärzlich

Immer wieder kommt in den Beschreibungen zur Antlitzdiagnostik bei Calcium fluoratum eine rötlich bräunlich schwärzliche Färbung zur Sprache. Es ist davon auszugehen, dass dabei nicht klar zwischen der milchig rötlichen Färbung von Kalium chloratum und der bräunlich schwärzlichen Färbung von Calcium fluoratum unterschieden wurde.

Wer sich jedoch mit der Antlitzanalyse beschäftigt, wird sehr rasch feststellen, dass meistens direkt am Oberlid von den Wimpern weg ein rötlicher Streifen feststellbar ist. Er ist deshalb nicht mehr ausgeprägt milchig rötlich, weil die bräunlich schwärzliche Färbung den milchigen Einschlag verschluckt. Anschließend an diesen rötlichen Rand schließt sich dann die bräunlich schwärzliche Färbung von Calcium fluoratum an.

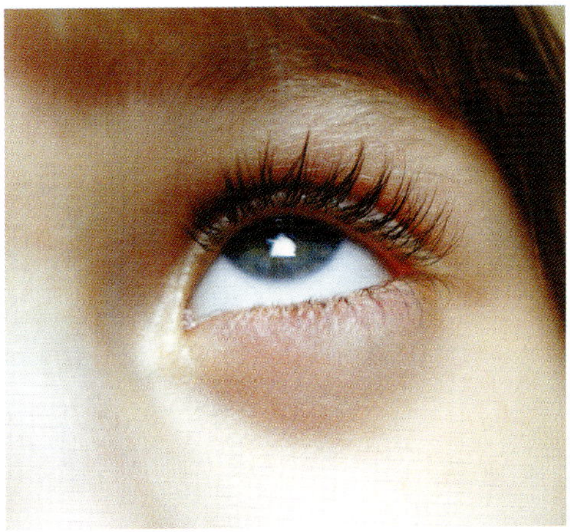

Kalium chloratum: milchig-rötlich auf dem Unterlid.

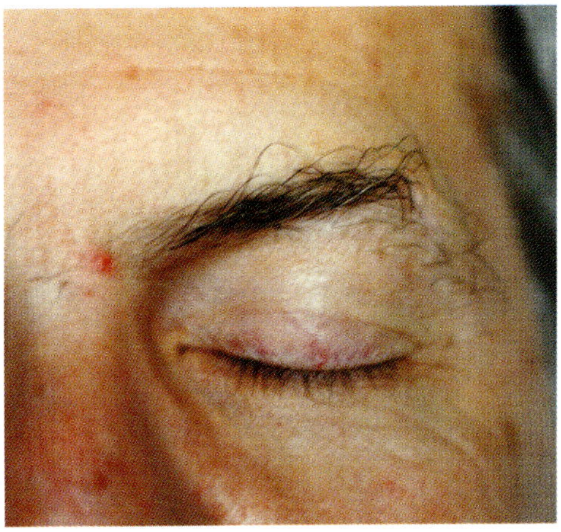

Kalium chloratum: milchig-rötlich auf dem Oberlid.

Bräunlich schwärzlich-bräunlich gelblich

Dies hängt davon ab, welches Mangelzeichen überwiegt, was sich dann in der Ausbreitung und in der Behauptung des Platzes zeigt. Der vorherrschende Mangel vertreibt grundsätzlich jedes andere Mangelzeichen auch vom „angestammten" Platz und ist dann dementsprechend in der Antlitzanalyse zu berücksichtigen. So ist es auch möglich, dass an der Stelle, an der sich üblicherweise die bräunlich schwärzliche Farbe ausbreitet, ausschließlich die bräunlich gelbliche Färbung des Kalium sulfuricum anzutreffen ist. Ja, diese Färbung kann sich wie die milchige Färbung des Kalium chloratum an dieser Stelle wie eine Brille zeigen, weil die Färbung rund um die Augen auftreten kann.

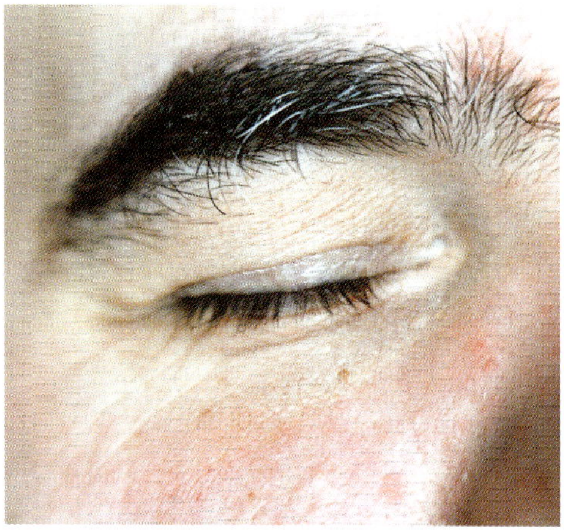

Kalium sulfuricum: bräunlich gelbliche Verfärbung rund um das Auge.

Milchig bläulich rötlich

Auf den Wangen kommt es häufig zu einer Mischung von milchig und bläulich rötlich. Sie wird in mancher Beschreibung der Antlitzdiagnostik sogar dem Kalium chloratum allein zugerechnet, was aber irreführend wäre. Häufig ist zu beobachten, dass die Färbung von milchig rötlich in bläulich rötlich überwechselt, sodass dann das Natrium sulfuricum zu berücksichtigen ist.

Kommen beide Mangelzeichen in Konkurrenz, ist meistens ein innerer Bereich von bläulich rötlicher Färbung zu beobachten, der von einem milchigen Rand umgeben ist. Häufig ist die gesamte Einfärbung von aufgedehnten Äderchen unterlegt, der so genannten Couperose. Sie ist für sich selbst ein Hinweis auf einen Mangel an Kalium chloratum.

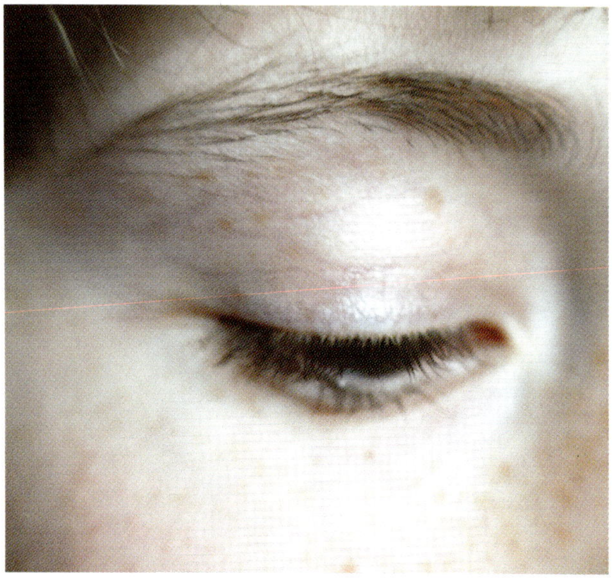

Kalium chloratum: milchig bläulich hauptsächlich auf dem Oberlid

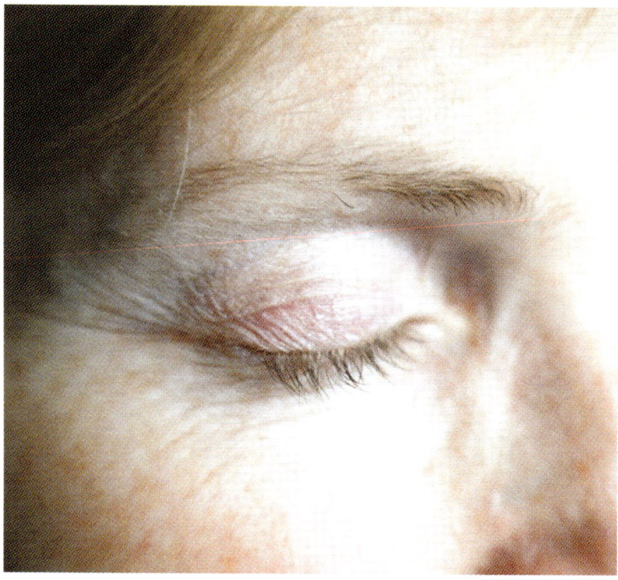

Kalium chloratum: milchig bläulich hauptsächlich auf dem Oberlid – die Einfärbung geht in Richtung milchig rötlich, was als milchig lila bezeichnet werden kann.

Milchig rötlich – Karofalten

An der Stelle der Karofalten, die einen Mangel an Calcium fluoratum anzeigen, tritt sehr häufig auch die milchig rötliche Färbung des Kalium chloratum auf, sodass manche Antlitzdiagnostiker behaupten, diese beiden Erscheinungszeichen gehörten zusammen. Diese Verquickung von zwei Mängeln ist aber für die Antlitzanalyse unzulässig. Außerdem kann ganz leicht beobachtet werden, dass der milchig rötliche Streifen auf dem Unterlid sich bis in den äußeren Augenwinkel fortsetzt und mit den Karofalten dann in keinem Zusammenhang mehr steht.

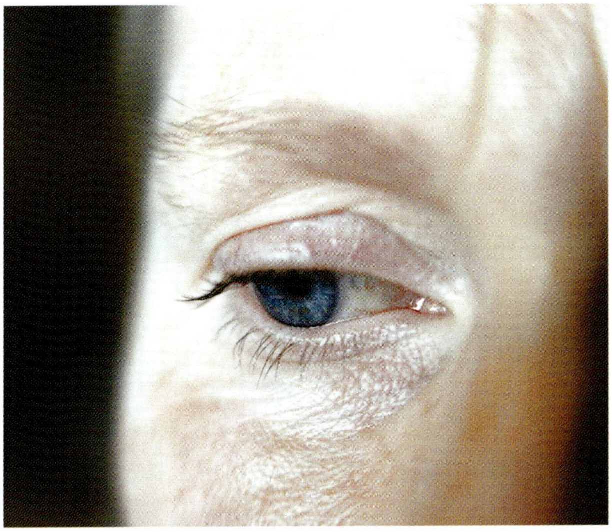

Kalium chloratum: milchig rötlich ist die dominierende Einfärbung rund um das Auge. Auf dem Hintergrund dieser Farbe können auch Karofalten festgestellt werden. Es sind aber dies zwei voneinander völlig unabhängige Zeichen.

Besonderheiten

Platzbacken

Dieser Mangel an Natrium chloratum kann nur äußerst selten beobachtet werden und wenn, dann meistens an Kindern.

Um sich dieses Mangelzeichen zu vergegenwärtigen ist es am besten, man stellt sich vor den Spiegel und bläst so richtig die Backen auf, bis das Gefühl entsteht, sie würden platzen. Deshalb ja auch der Name „Platz"backen.

Fettbacken

Die Fettbacken bestehen aus lockerem Fettgewebe und bewegen sich leicht bei jeder Bewegung des Kopfes. Sie sind ein Zeichen für den mangelnden Fettabbau im Körper, was auf einen Mangel an Natrium phosphoricum hinweist.

Hängebacken

Die Hängebacken sind ebenfalls in den gleichen Mangelzustand wie die Fettbacken einzuordnen, ebenso ein etwaiges ausgeprägtes Doppelkinn mit seinem schwabbeligen Gewebe. Beides wird dem Mangel an Natrium phosphoricum zugeordnet.

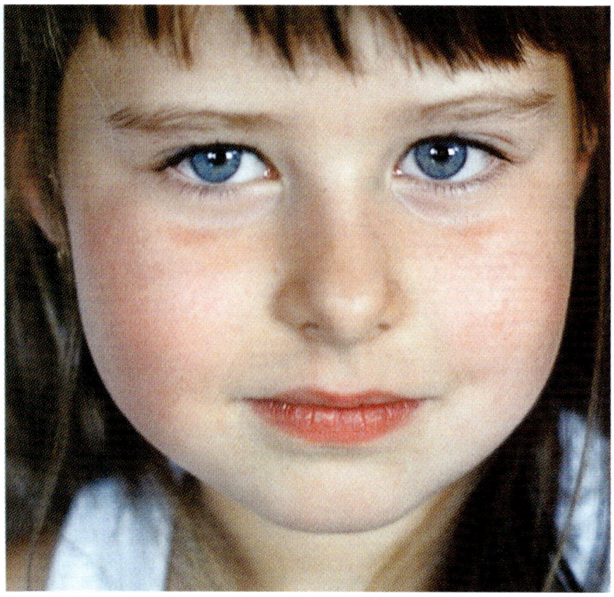

Natrium chloratum: Platzbacken.

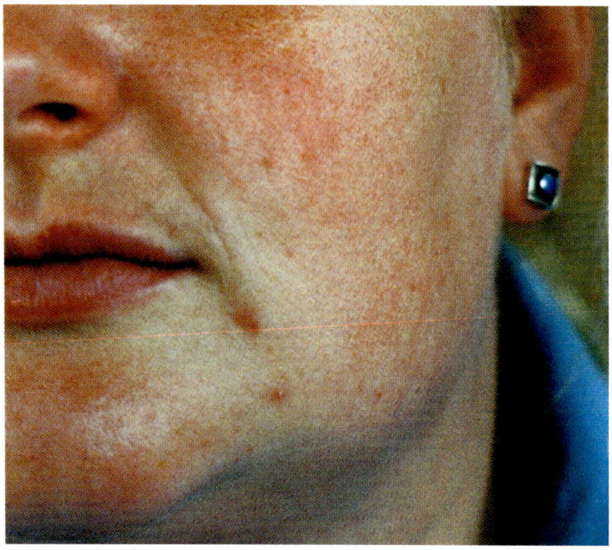

Natrium phosphoricum: Hängebacken.

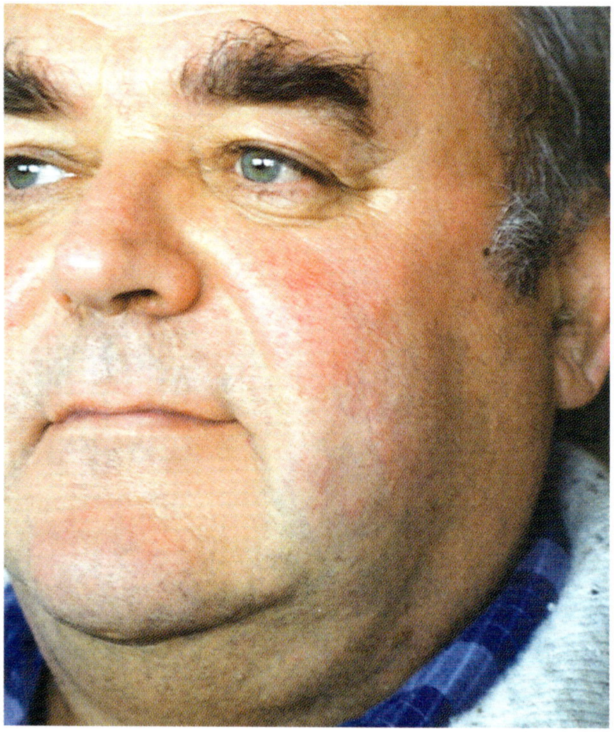

Natrium phosphoricum: Fettbacken, Doppelkinn.

Glatzenbildung

Eine Glatzenbildung, wie auch jeder vorangegangene übermäßige Haarausfall, muss mit einem großen Mangel an Silicea in Verbindung gebracht werden. Allerdings ist bei der Glatzenbildung auch der energetische Haushalt zu beachten, denn meistens liegt eine übermäßige Spannung im Nacken vor, sodass viel zu wenig Energie in den Kopf fließt und somit die Kopfhaut äußerst mangelhaft durchblutet ist.

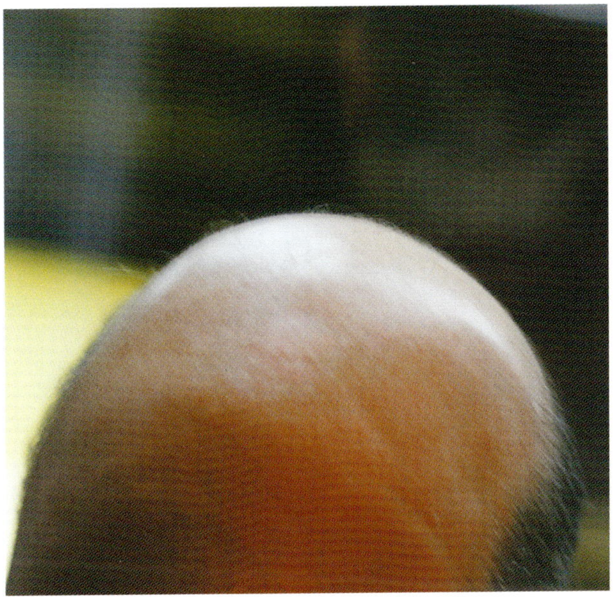

Silicea: Glasurglanz, Politurglanz, polierter Glanz.

Gesamtansichten der Mängel im Antlitz

Die Gesamtansichten und ihre Besprechung sollen ein ungefähres Bild von dem erzeugen, worauf bei der Betrachtung von Menschen geachtet werden soll.

Zu Beginn ist immer der Gesamteindruck wahrzunehmen, bevor die einzelnen Mängel betrachtet werden.

Bei der Erstellung der Einnahmeempfehlung müssen dann die einzelnen Mängel ins Verhältnis zueinander gestellt werden, damit nicht die einen Mängel überschätzt und andere wiederum unterbewertet bleiben. Immer sollte die große Linie im Auge behalten werden, wohin die Begleitung mit den Mineralstoffen nach Dr. Schüßler steuert: Auffüllung der Speicher im Körper, um einen reibungslosen Betrieb im Organismus zu gewährleisten. Das Ziel ist eine tiefgreifende Krankheitsvorsorge und eine verlässliche Gesundheitspflege.

Die bräunlich gelbliche Einfärbung, die den Kalium-sulfuricum-Mangel anzeigt, kann auf dem gesamten Antlitz beobachtet werden, besonders aber auf der Stirn und der linken Wange (vom Beobachter aus gesehen).

Beide Augen sind von einem milchigen Feld umgeben, das den Mangel an Kalium chloratum deutlich anzeigt.

Auf der Stirn zeigt sich der Firnisglanz, der einem Mangel an Calcium fluoratum zugeordnet wird.

An beiden Oberlidern zeigt sich eine deutliche Neigung zu Schlupflidern, die deutlicher wären, würden die Augen weiter geöffnet oder gar nach oben gerichtet. Durch dieses signifikante Zeichen wird ein Mangel an Calcium carbonicum angezeigt.

Die Pigmentflecken weisen darauf hin, daß der Organismus durch den Mangel an Kalium sulfuricum nicht in der Lage ist, den Pigmentierungsstoff, das Melanin, zufriedenstellend zu steuern.

Die geschwollenen Tränensäcke zeigen den relativ starken Mangel an Natrium sulfuricum an, durch den der Organismus nicht in der Lage ist, die Schlackenflüssigkeit abzubauen und die dann anfallende Flüssigkeit auszuscheiden.

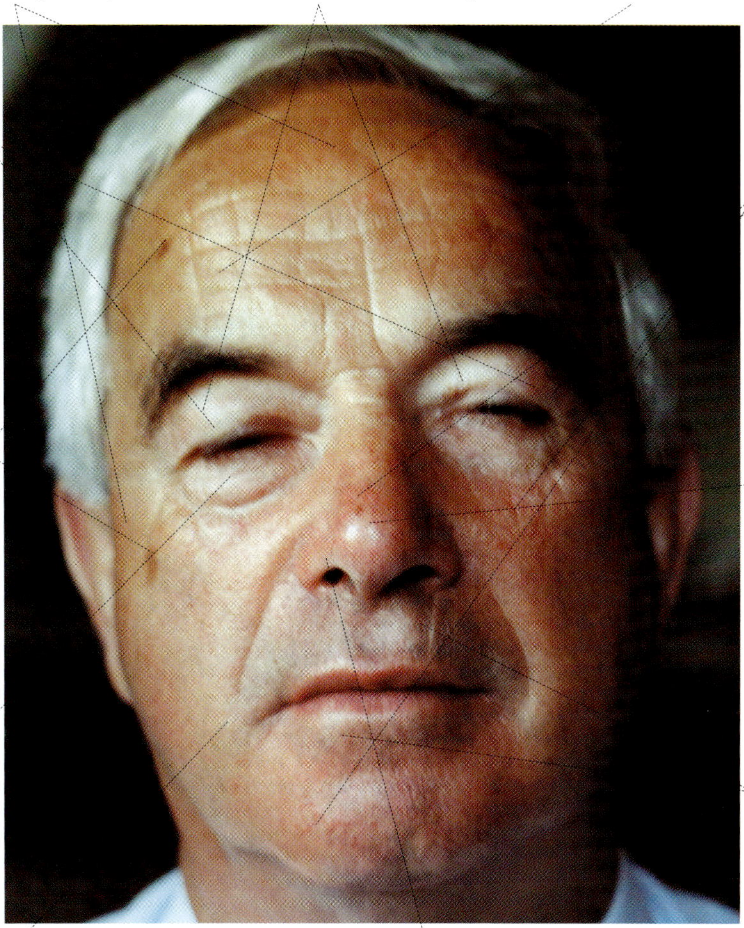

Die im gesamten Gesicht vorhandene Couperose, vor allem aber auf der Nase, auf den Wangen und dem Kinn verstärkt, weist ebenfalls auf einen Kalium-chloratum-Mangel hin.

Der Politurglanz auf der Nasenspitze weist auf den Silicea-Mangel hin.

Über der Oberlippe und auf dem Kinn, direkt unter der Unterlippe zeigt sich die milchige Einfärbung, die den Mangel an Kalium chloratum anzeigt.

Am äußeren Mundwinkel vermischt sich die bräunlich gelbliche Farbe, die den Kalium-sulfuricum-Mangel anzeigt, mit der grünlich gelblichen, die dem Natrium sulfuricum zuzuordnen ist.

Am rechten Nasenflügel, vom Betrachter aus gesehen, kann ein kleiner wächserner Streifen beobachtet werden, der auf einen Mangel an Calcium phosphoricum hinweist.

Das Antlitz wird durch die bräunlich schwärzliche Brille, die einen starken Mangel an Calcium fluoratum anzeigt, geprägt. In diesem Fall ist die Neigung zum Schwärzlichen besonders gut ausgeprägt und hebt sich auch von den Einfärbungen des Kalium sulfuricum und Natrium sulfuricum deutlich ab.

Der wächserne Ton, der den Mangel an Calcium phosphoricum anzeigt, zeigt sich quer über das Antlitz als untere Begrenzung der Stirn. Die beiden Augenbrauen sind dabei ebenfalls von diesem Ton unterlegt. Der wächserne Ton zeigt sich auch an dem rechten unteren Rand der Nase (vom Betrachter aus gesehen) am Nasenflügel.

Auf beiden Wangen liegt die Röte, die den Magnesium-phosphoricum-Mangel anzeigt, fast in der klassischen Form, wie sie Kurt Hickethier beschreibt.

Der Politurglanz auf der Nasenspitze weist auf einen Mangel an Silicea hin.

In beiden Augenwinkeln sind die Karofalten zu sehen, die den starken Mangel an Calcium fluoratum nicht nur bestätigen, sondern anzeigen, dass in der Einschätzung des Mangels zusammen mit dem bräunlich schwärzlichen Ton ein außerordentlich großer Mangel vorliegt. Außerdem kann bei genauerer Betrachtung festgestellt werden, dass die Speicher bereits angegriffen sind, was sich in den starken Einfurchungen zeigt, die den unteren Rand der Flächen bilden, auf denen sich die Karofalten zeigen.

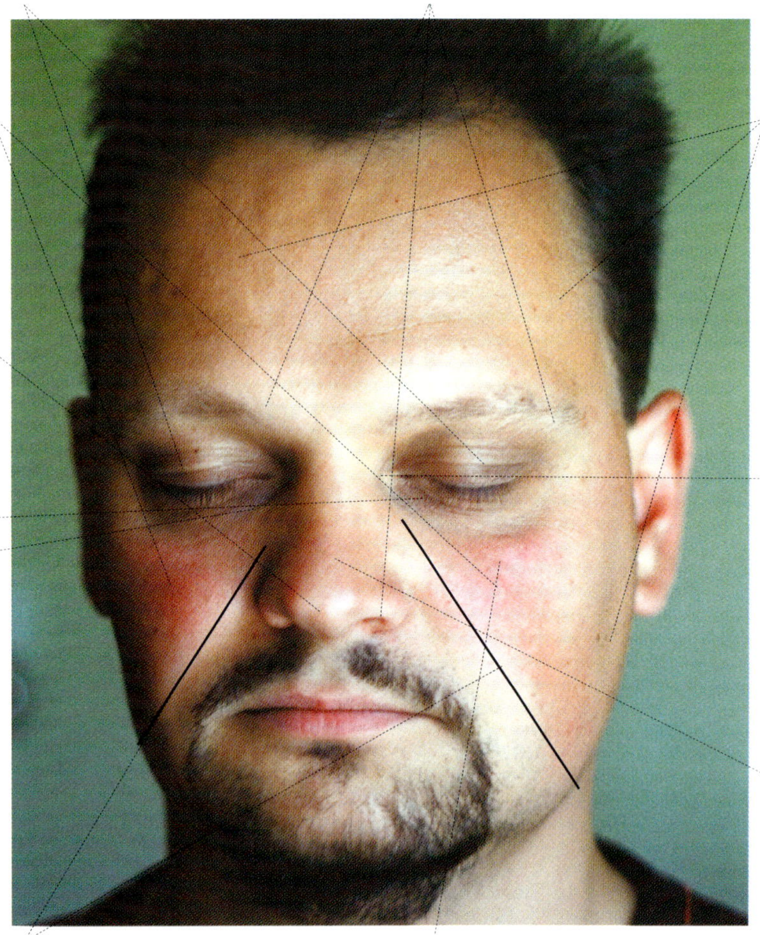

Von einer bräunlich gelblichen Einfärbung auf der linken Stirnhälfte über eine olivefarbene Einfärbung auf der rechten Stirnhälfte (vom Betrachter aus gesehen) geht der Bogen bis zu einer wiederum bräunlich gelblichen auf der linken Wange.

Der feine bläulich schwärzliche Strich weist auf den Mangel an Ferrum phosphoricum hin.

Auf dem Nasenrücken liegt ein leichter bläulich rötlicher Ton, der den starken Mangel an Natrium sulfuricum, welcher sich am Kinn zeigt und die Stärke dieses Mangels noch unterstreicht.

Die A-Form, die hier zu erkennen ist, gibt aber hier nicht einen Mangel an Kalium sulfuricum, sondern an Natrium sulfuricum an. Der grünliche Ton ist am Rand ganz schwach, wird zum Mund hin immer stärker und ist unter der Unterlippe am stärksten.

In den deutlich sichtbaren „roten Flecken“, die den Magnesium-phosphoricum-Mangel anzeigen, liegen durch einen Mangel an Kalium chloratum aufgedehnte Adern, die wir als Couperose beschreiben.

Es zeigen sich erste Anzeichen von Lidhöhlen, die auf den Mangel an Silicea hinweisen. Allerdings handelt es sich hier vorerst um einen erkennbaren Mangel, der noch nicht zu berücksichtigen ist.

Der Mangel an Calcium phosphoricum zeigt sich in diesem Fall an der Nasenwurzel und in den wächsern unterlegten Augenbrauen. Es ist auffallend, dass sich keine Verfärbung an der Nasenunterkante zeigt. Dort „regiert" sozusagen ein anderer Mangel.

An der Nasenwurzel innen liegt ein deutlicher bläulich schwärzlicher Streifen, der den Mangel an Ferrum phosphoricum anzeigt. Er zieht sich bis in das Oberlid hinauf.

Von der Nasenwurzel ausgehend breitet sich ein bläulich rötlicher Ton auf der ganzen Nase aus, was auf einen relativ starken Mangel an Natrium sulfuricum hinweist.

Unter dem linken Auge vom Betrachter aus gesehen zeigt sich eine Unreinheit der Haut, die sich bei genauerer Betrachtung als Hautgrieß entpuppt, der einen Mangel an Kalium chloratum anzeigt.

Die deutlich polierte Nasenspitze weist auf einen Mangel an Kieselerde, Silicea, hin.

Um den Mund und vor allem rechts und links von der geröteten Kinnspitze zeigt sich eine grünliche Verfärbung, die auf einen relativ starken Mangel an Natrium sulfuricum hinweist. Er wird bestätigt, bzw. bei der Feststellung des Mangels werden noch zu berücksichtigen sein die bläulich rote Nase und die geschwollenen Stellen an den oberen Wangenknochen.

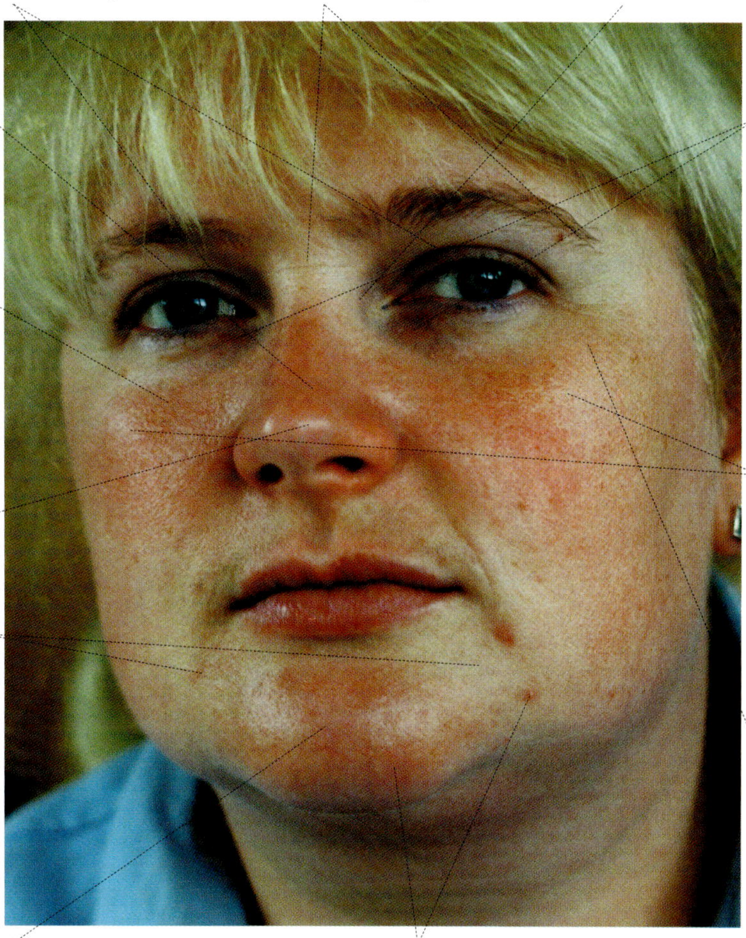

Auf den Flächen, auf denen sich die Karofalten zeigen, liegt hier zusätzlich eine milchig bläuliche Einfärbung, die den Mangel an Kalium chloratum anzeigt. (Durch die Schattenbildung ist der Mangel auf dieser Aufnahme nicht gut sichtbar).

Auf beiden oberen Wangenknochen zeigt sich eine leichte Schwellung, die ebenso auf den Mangel an Natrium sulfuricum hinweist.

Unter dem rechten äußeren Augenwinkel zeigt sich ein bräunlich gelblicher Ton, der sich bis über die Wange zum leicht hängenden Kinnrand hinzieht und auf einen Mangel an Kalium sulfuricum hinweist.

Die gerötete Kinnspitze macht auf die Säurebelastung im Unterleib aufmerksam, die durch den Mangel an Natrium phosphoricum verursacht ist.

Die Pickel am Kinn vor allem weisen auf den Mangel an Natrium phosphoricum hin.

Vor allem auf der Stirn zeigt sich der weiße schimmernde Ton, der den Mangel an Calcium sulfuricum anzeigt.

Das ganze Gesicht erscheint zweigeteilt, indem sich auf der oberen Hälfte der Mangel an Kalium chloratum und Calcium sulfuricum zeigen und die untere Hälfte von jenem bräunlich gelblichen Ton beherrscht wird, der den Mangel an Kalium sulfuricum anzeigt.

Die eingefallene Schläfe zeigt einen starken Mangel an Kalium phosphoricum an.

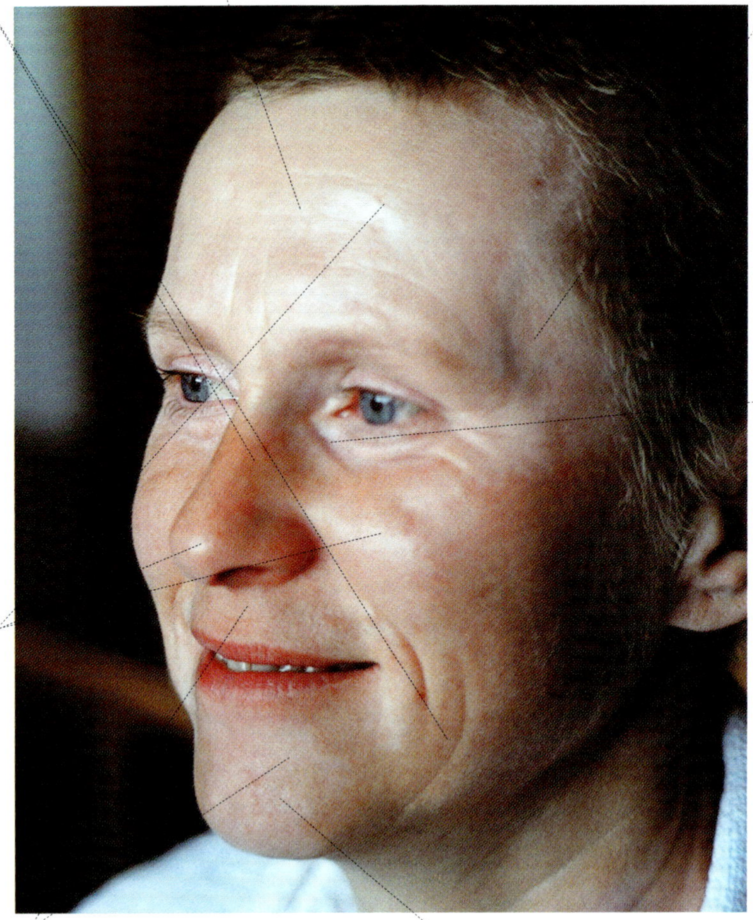

Der Speicher des Calcium fluoratum ist angegriffen, was sich an einer deutlichen Einfurchung am unteren Rand jener Fläche zeigt, auf der die Karofalten sich ausbreiten.

Der Politurglanz zeigt sich in diesem Fall nicht nur auf der Nasenspitze, sondern auch auf der Wange und der Stirn.

Im Bereich um den Mund zeigt sich der milchige Ton, der den Mangel an Kalium chloratum anzeigt.

Auf dem Kinn mischt sich zu den anderen Mängeln auch ein leicht grauer Ton, der auf den Mangel an Kalium phosphoricum hinweist.

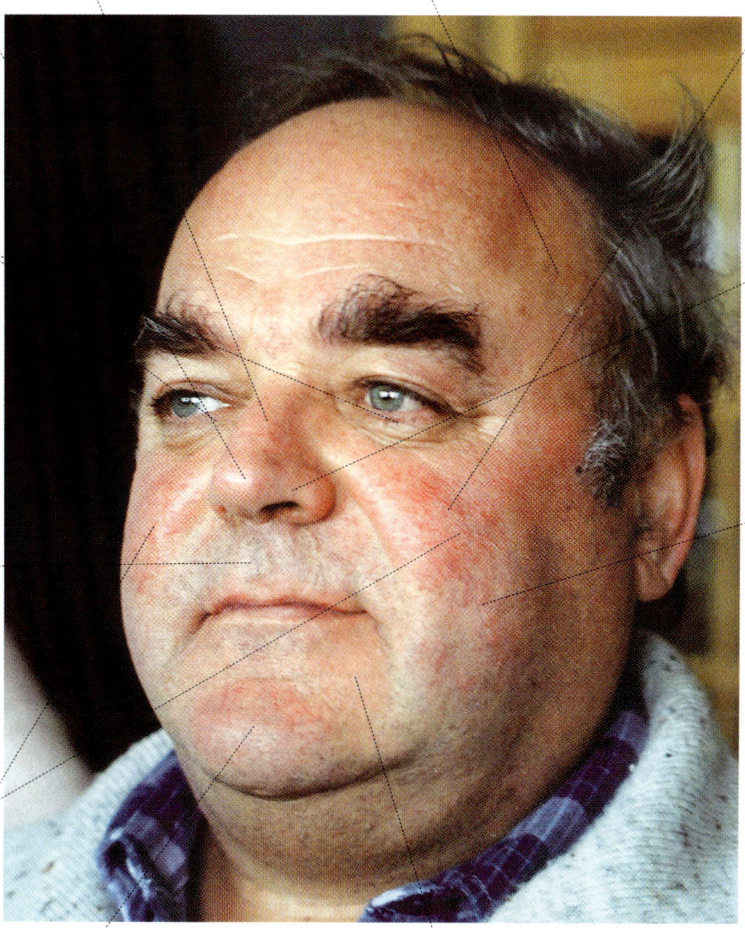
Rötlich bläuliche Nase: Natrium-sulfuricum-Mangel.
Bräunlich gelblich: Kalium-sulfuricum-Mangel.
Politurglanz: Kieselerde-Mangel (Silicea-Mangel).
Couperose: Kalium-chloratum-Mangel.
Die Augen weisen bei geöffneten Zustand eine bräunlich gelbliche Umrandung auf, was auf den starken Mangel an Kalium sulfuricum hinweist.
Wächsern: Calcium-phosphoricum-Mangel.
Milchig: Kalium-chloratum-Mangel.
Die Wangen sind durch einen Überschuss an Fett etwas voller, was durch das Doppelkinn bestätigt wird.
Gerötete Wangen: Magnesium-phosphoricum-Mangel.
Gerötete Kinnspitze: Natrium-phosphoricum-Mangel.
Bräunlich gelblich: Kalium-sulfuricum-Mangel.

Bläulich schwärzlicher Schatten: Ferrum-phosphoricum-Mangel (Achtung auf Gefäße, die dieses Zeichen stark irritieren können!).

Die beiden bräunlich schwärzlichen Streifen, die den Mangel an Calcium fluoratum anzeigen, sind durch einen kleinen Streifen nach oben ergänzt, der einen bräunlich gelblichen Ton hat und auf den Mangel an Kalium sulfuricum hinweist.

Das ganze Gesicht, vor allem aber die Wangen zeigen den weißen schimmernden Ton, der den Mangel an Calcium sulfuricum anzeigt.

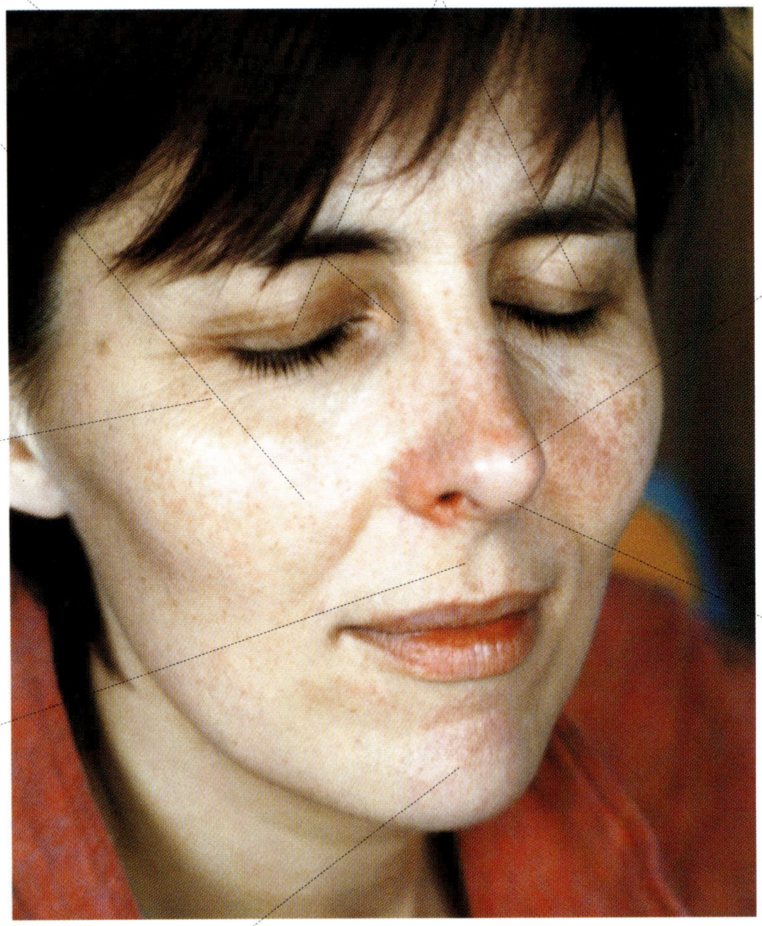

Politurglanz: Silicea-Mangel.

Die Faltenbildung am äußeren Augenwinkel (Krähenfüße oder nicht!) weist auf einen Mangel an Silicea hin.

Wächsern: Calcium-phosphoricum-Mangel.

Über der Oberlippe liegt ein milchiger Ton: Kalium-chloratum-Mangel.

Leicht gerötete Kinnspitze: Hinweis auf eine Säurebelastung im Unterleib, was wiederum ein Hinweis auf einen Natrium-phosphoricum-Mangel ist.

Der wächserne Streifen zieht sich am unteren Rand der Stirn quer über das Gesicht und zeigt den Mangel an Calcium phosphoricum an. Besonders deutlich zeigt sich der Mangel an der Nase ungefähr ab der Mitte des Nasenrückens.

Bei genauerer Betrachtung fällt auf, daß Schlupflider im Anfangsstadium festzustellen sind, die aber bei der Zusammenstellung der Einnahmeempfehlung keinen Einfluß haben.

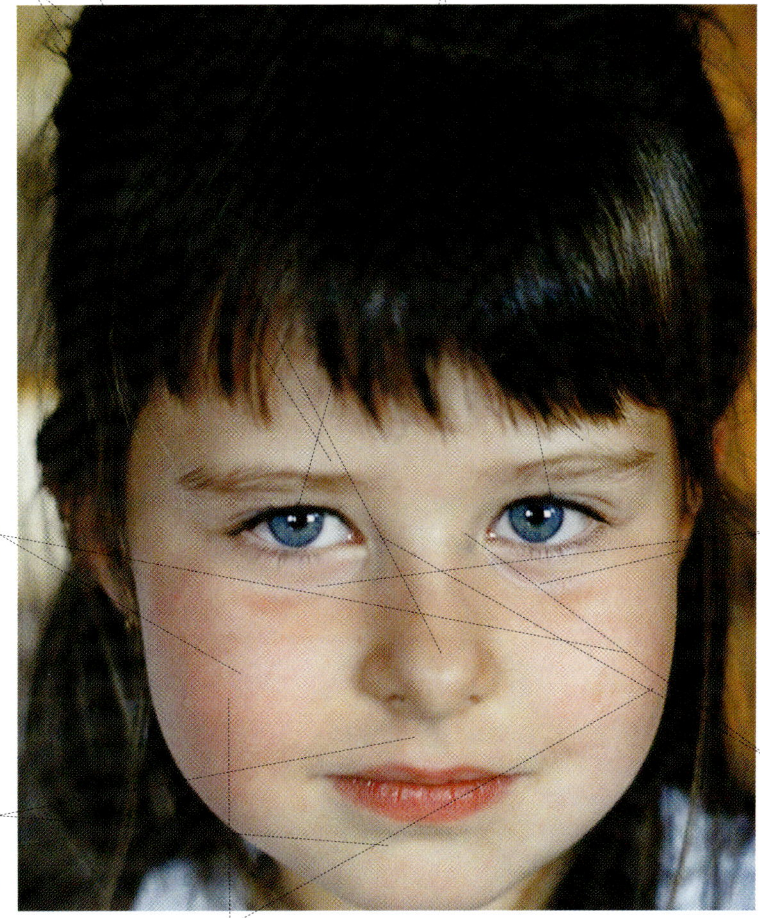

Die leichte rote Einfärbung der Wangen weist auf den Mangel an Magnesium phosphoricum hin.

Deutliche Einfurchungen am Calcium-fluoratum-Speicher zeigen einen entsprechenden Mangel an.

Auf beiden Seiten der Nasenwurzel innen kann ein deutlicher bläulich schwärzlicher Streifen festgestellt werden. Er weist auf den Mangel an Ferrum phosphoricum hin.

Um den Mund zeigt sich ein leichter grünlicher Hauch, der uns den Mangel an Natrium sulfuricum nicht vergessen läßt.

Was dieses Bild besonders interessant macht, das sind die Platzbacken, die hauptsächlich auf den Mangel an Natrium chloratum hinweisen. Es liegt aber auch ein entsprechender Mangel an Calcium phosphoricum und Kalium chloratum vor, die mit diesem Mangel in Beziehung stehen.

Literatur

Werke von Dr. Wilhelm Heinrich Schüßler

Allopathie, Biochemie und Homöopathie. Besprochen von Dr. med. Schüßler. Zweite, theilweise umgearbeitete Aufl. Schulzesche Hofbuchhandlung und Hofbuchdruckerei R. Schwartz, Oldenburg 1895.

Das Heilserum und die Diphteritis-Behandlung. Besprochen von Dr. Med. Schüßler. 3. Aufl. Schulzesche Hofbuchdruckerei und Verlagsbuchhandlung R. Schwartz, Oldenburg, o. J.

Der Einfluss der Umgebung auf die „Entwicklung der Menschen und Thiere". Betrachtungen darüber von Dr. med. Schüßler. Schulzesche Hofbuchhandlung und Hofbuchdruckerei, R. Schwartz, Oldenburg und Leipzig, o.J.

Die Cholera vom biochemischen Standpunkt aus betrachtet. Von Dr. Med. Schüßler. Oldenburg und Leipzig: Schulzesche Hofbuchdruckerei und Verlagsbuchhandlung. Rud. Schwartz, ohne weitere Angaben

Dr. med. Quesse's Kritik der Biochemie. Beleuchtet von Dr. med. Schüßler. 2. Aufl. Schulzesche Hofbuchdruckerei und Verlagsbuchhandlung R. Schwartz, Oldenburg und Leipzig, o.J.

Dr. med. V. Villers Beleuchtung der biochemischen Therapie. Besprochen von Dr. med. Schüßler. Schulzesche Hofbuchdruckerei und Verlagsbuchhandlung R. Schwartz, Oldenburg und Leipzig 1924.

Eine Abgekürzte Therapie. Anleitung zur biochemischen Behandlung der Krankheiten. 31. Aufl. Mit dem Vorwort von März 1898. Schulzesche Hofbuchhandlung und Hofbuchdruckerei, Oldenburg und Leipzig, 1904.

Eine Abgekürzte Therapie, gegründet auf Histologie und Cellular-Pathologie. Druck und Verlag der Schulzeschen Buchhandlung, Oldenburg 1874.

Hensel's Kritik der Biochemie. Richtigstellung derselben von Dr. med. Schüßler. 3. Aufl. Schulzesche Hofbuchdruckerei und Verlagsbuchhandlung. R. Schwartz, Oldenburg, o.J.

Hensel's „physiologisches Backpulver" vor dem Forum der physiologischen Chemie. Von Dr. med. Schüßler. 2. Aufl. Schulzesche Hofbuchdruckerei und Verlagsbuchhandlung R. Schwartz, Oldenburg, o.J.

Irrige Auffassungen bezüglich der Biochemie. Richtigstellung derselben von Dr. Med. Schüßler. 3. Aufl. Schulzesche Hofbuchdruckerei und Verlagsbuchhandlung R. Schwartz, Oldenburg und Leipzig, o. J.

Kneipp's Wasserkur. Gedanken darüber von Dr. Med. Schüßler. 3. Aufl. Schulzesche Hofbuchdruckerei und Verlagsbuchhandlung R. Schwartz, Oldenburg, o. J.

Die Originaltexte wurden dankenswerterweise in Kopie zur Verfügung gestellt von der

Landesbibliothek Oldenburg,

Pferdemarkt 15, 26121 Oldenburg

Postanschrift: Postfach 3480, 26024 Oldenburg

Telefax: (04 41) 7 99–28 65

Telefon: (04 41) 7 99–28 04

Über die Biochemie Dr. Schüßlers

Bartelmeyer, Friedrich: Dr. Schüßlers Biochemie. Selbstverlag, Freiburg i.Br. 1993.

Broy, Joachim: Die Biochemie nach Dr. Schüßler. Klaus Foitzik, München 1993.

Deters, Hermann: Handbuch der Dr. Schüßlerschen Biochemie. Dr. Madaus & Co., Radeburg 1926.

Feichtinger, P. sen.: Handbuch und Leitfaden der Biochemie. Dr. Willmar Schwabe, Leipzig 1929.

Gäbler, H.: Wesen und Anwendung der Biochemie. Deutsche Homöopathie-Union, Karlsruhe 1991.

Georg, K.: Du selber bist dein bester Arzt. Sonderdruck aus „Weg der Gesundheit", Zeitschrift für natürliche Gesundheitspflege. Organ des Biochemischen Bundes Deutschlands e.V. Nordharzer Druckerei Krause KG, Goslar.

Grunwald, M. (Softwaredesign): Biochemie – Ein Computerprogramm. Uetersen.

Grüger, W.: Biochemie nach Dr. Schüßler. Karl F. Haug, Heidelberg 1997.

Harnisch, G.: Die Dr. Schüßler-Mineraltherapie. Turm, Bietigheim 1996.

Hickethier, K.: Heilwissen alter und neuester Schule. Charlotte Depke, Kemmenau 1982.

Hickethier, K.: Lehrbuch der Biochemie. 6. Aufl. Charlotte Depke, Kemmenau 1984.

Hickethier, K.: Sonnerschau – Lehrbuch der Antlitzdiagnostik. 5. Aufl. Charlotte Depke, Kemmenau 1984.

Jaedicke, H. G.: Dr. Schüßlers Biochemie. Eine Volksheilweise. 12. Aufl. Alwin Fröhlich, Bad Vilbel 1983.

Kellenberger, R. / Kopsche, F.: Mineralstoffe nach Dr. Schüßler. AT-Verlag, Aarau, Schweiz 1997.

Kirchmann, K.: Biochemie Lexikon nach Dr. Schüßler. 2. Aufl. Überarbeitet durch Günther Lindemann Verlag, Hamburg 1976.

Köster, P.: Die biochemische Hausapotheke. Ehrenwirth, München 1989.

Krack, N.: Biochemischer Leitfaden. WBV Biologisch medizinische Verlagsgesellschaft, Schorndorf, 1984.

Lindemann, G.: Dr. Med. Wilhelm Heinrich Schüßler – Sein Leben und Werk. Isensee, Oldenburg 1992.

Lorenz, U.: Das Simile Biochemie-Buch nach Dr. Schüßler. Simile homöopathische Arzneimittel, Baden-Baden 1989.

Maßmann, F. W.: Biochemische Heilerfolge. Karl F. Haug, Heidelberg 1982.

Oltmanns, H. D.: Die biochemische Heilweise in der Kinderheilkunde. Biochemischer Bund Deutschlands e.V., Dormagen.

Robert, T.: Die Funktionsheilmittel Dr. Schüßlers. 9. Aufl. Dr. Willmar Schwabe, Leipzig 1928.

Rückert, U.: Dr. Schüßlers Hausapotheke. Gustav Lübbe, Bergisch Gladbach 1987.

Scharff, W.: Alphabetisches Repertorium zu Schüßler's „Abgekürzte Therapie“. 10. Aufl. Schulzesche Hofbuchdruckerei und Verlagsbuchhandlung, Oldenburg und Leipzig 1922.

Schleimer, J.: Salze des Lebens. Johannes Sonntag, Regensburg 1984.

Schneider, J.: Biochemischer Hausarzt. 3. Aufl. Dr. Willmar Schwabe, Leipzig 1920.

Siebler, U.: Biochemische Reflexzonen (Eine Therapie mit biochemischen Salben). Keine weiteren Angaben.

Siebler, U.: Fit durch Salze. 12 lebenswichtige Mineralien. Uwe Siebler, Velbert 1993.

Sonneck, H.: Dr. Schüßlers Mineralsalze. Eigenverlag, Wien. o.J.

Sonneck, H.: Dr. Schüßlers Biochemie und bewährte Homöopathie. Eigenverlag, Wien, o.J.

Surya, G. W.: Homöopathie, Isopathie, Biochemie, Jatrochemie und Elektrohomöopathie. Karl Rohm, Lorch 1950.

Eigene Literatur

Feichtinger, T. / Mandl, E. / Niedan, S.: Handbuch der Biochemie nach Dr. Schüßler. 2. Aufl. Karl F. Haug, Heidelberg 2001.

Feichtinger, T. / Niedan, S.: Mit Schüßler Salzen gesund durchs Jahr. Karl F. Haug, Heidelberg 2000.

Feichtinger, T. / Niedan, S.: Praxis der Biochemie nach Dr. Schüßler – Das Repertorium. Karl F. Haug, Heidelberg 2000.

Feichtinger, T. / Niedan, S.: Schüßler Salze für Frauen. Karl F. Haug, Heidelberg 2000.

Feichtinger, T. / Niedan, S.: Schüßler Salze für Ihr Kind. Karl F. Haug, Heidelberg 2001.

Feichtinger, T. / Niedan, S.: Schüßler Salze, kurz und bündig. Karl F. Haug, Heidelberg 2001.

Stichwortverzeichnis

Über die Autoren

Thomas Feichtinger

Mineralstoffe nach Dr. Schüßler: Einzelberatung, Vorträge, Seminare, Ausbildung
Energiefeld des Menschen: Einzelberatung, Vorträge, Seminare
Persönlichkeitsbildung: Krisenintervention, Einzelberatung, Supervision, Seminare

Brucker Bundesstraße 31
A-5700 Zell am See
Tel. 00 43/(0)6 64/2 56 32 95
E-mail: thomas.f@sbg.at

Thomas Feichtinger wurde 1946 in Salzburg geboren und lebt in Zell am See. Er war Lehrer und wurde wegen einer schweren Krankheit, die 1983 erstmals auftrat, 1990 frühpensioniert. Nach jahrelanger Auseinandersetzung mit der Krankheit und ihrer Bewältigung unter anderem mit Hilfe der Mineralstoffe nach Dr. Schüßler kann Thomas Feichtinger heute wieder arbeiten. Neben Lehrgängen in der Mineralstofflehre nach Dr. Schüßler und der damit eng verknüpften Antlitzanalyse nach Kurt Hickethier absolvierte er eine Ausbildung in Gestalttherapie und ließ sich zum Lebensberater in Existenzanalyse und Logotherapie nach Viktor Frankl ausbilden. Heute arbeitet er in der Erwachsenenbildung, und in der Einzelberatung: Umfangreiche Vortrags- und Seminartätigkeit im In- und Ausland, Ausbildungslehrgänge in der Biochemie nach Dr. Schüßler und Antlitzanalyse. Er ist Vorsitzender der Gesellschaft für Biochemie nach Dr. Schüßler und Antlitzanalyse.

Dr. med. Jörn Reckel

Der Verfasser des Vorworts ist Facharzt für Allgemeinmedizin. Nach abgeschlossenem Veterinär- und Humanmedizinstudium dreijährige Promotionsarbeit in der Biochemie an der Medizinischen Hochschule in Hannover. nach siebenjähriger Facharzt-Weiterbildung Niederlassung für zehn Jahre als Kassenarzt in Bargteheide. Nach diversen Weiterbildungen in Naturheilverfahren Gründung von BIMEDICAL – Zentrum für Immuntherapie und Naturheilverfahren im Jahre 1995. In diesem Zentrum betreibt der Verfasser eine Privatpraxis für Ganzheitliche Medizin.

Facharzt für Allgemeinmedizin
Privatpraxis für Ganzheitliche Medizin
Waldstrasse 1
D-22926 Ahrensburg
Tel. 00 49/(0)41 02/82 10 97
Fax 00 49/(0)41 02/82 10 99

Mag. pharm. Susana Niedan

Mineralstoffe nach Dr. Schüßler: Einzelberatung, Vorträge, Seminare, spezielle Einführung für Apotheker
Im Rahmen der Apotheke: Arzneimittelberatung, Homöopathie, Blütenessenzen nach Dr. Bach, Hausapotheke, Naturheilweisen, Versand

Brucker Bundesstraße 29
A-5700 Zell am See
Tel. 0043/(0)6542/57382
www.schuessler-mineralstoffe.at
adler-apotheke@schuessler-mineralstoffe.at

Susana Niedan wurde 1953 in Buenos Aires geboren. Von 1971 bis 1976 absolvierte sie ein Studium der Pharmazie an der Universität Wien und ist heute Inhaberin der Adler Apotheke und der Adler Pharma® in Zell am See. Da eines ihrer Kinder an Neurodermitis erkrankte, begann sie, sich intensiv und mit Erfolg mit Naturheilkunde auseinander zu setzen. Insbesondere arbeitet sie mit Blütenessenzen nach Dr. Bach, Homöopathie und Naturheilweisen. Durch die Entwicklung von speziellen Cremegelen, Gelen und Salben, mit der die Mineralstoffe nach Dr. Schüßler äußerlich angewendet werden, verlieh sie dieser Heilweise ein neues und modernes Ansehen. Für viele überzeugend ist die gänzlich neu entwickelte biochemische Körperpflegelinie, in der ausschließlich Mineralstoffe nach Dr. Schüßler angewendet werden.

Ihr Ziel ist es, die Heilweise im medizinischen Bereich als eigenständige Heilweise zu etablieren und im Apothekenbereich in Beratung und Verkauf zu verankern.

Vorträge, Seminare, Ausbildung, Auskünfte:

Gesellschaft für Biochemie nach Dr. Schüßler und Antlitzanalyse
Die Gesellschaft hat es sich zur Aufgabe gemacht, die von Dr. Schüßler begründete Mineralstofflehre zu pflegen, das Wissen darüber zu verbreiten und die von Kurt Hickethier gegründete Antlitzanalyse weiterzuentwickeln und zu fördern.

Brucker Bundesstraße 31
A-5700 Zell am See
Tel. 00 43/(0)6 64/2 56 32 95
e-mail: gba@sbg.at

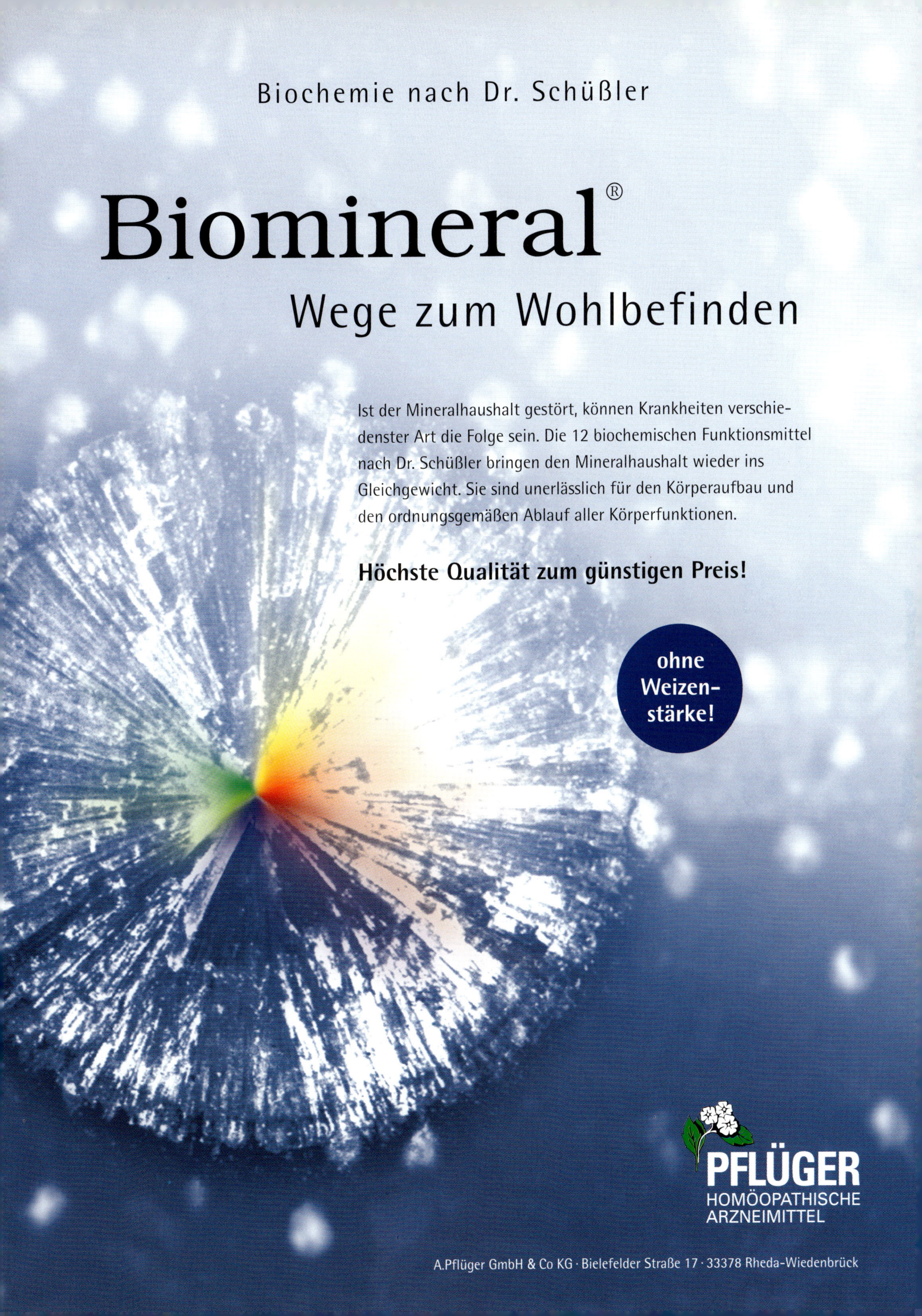
Biochemie nach Dr. Schüßler
Biomineral®
Wege zum Wohlbefinden
Ist der Mineralhaushalt gestört, können Krankheiten verschiedenster Art die Folge sein. Die 12 biochemischen Funktionsmittel nach Dr. Schüßler bringen den Mineralhaushalt wieder ins Gleichgewicht. Sie sind unerlässlich für den Körperaufbau und den ordnungsgemäßen Ablauf aller Körperfunktionen.
Höchste Qualität zum günstigen Preis!
ohne Weizenstärke!
PFLÜGER
HOMÖOPATHISCHE ARZNEIMITTEL
A.Pflüger GmbH & Co KG · Bielefelder Straße 17 · 33378 Rheda-Wiedenbrück

Einfach, effektiv und zuverlässig –
Biochemie nach Dr. Schüßler

T. Feichtinger, E. Mandl, S. Niedan

Handbuch der Biochemie nach Dr. Schüßler

Therapeutische Grundlagen, Materia Medica, Praxis

2., überarbeitete Auflage 2001,
ca. 528 S., ca. 3 Abb., ca. 28 Tab., geb.
DM 128,– / öS 934 / sFr 113,–
ISBN 3-8304-7103-3

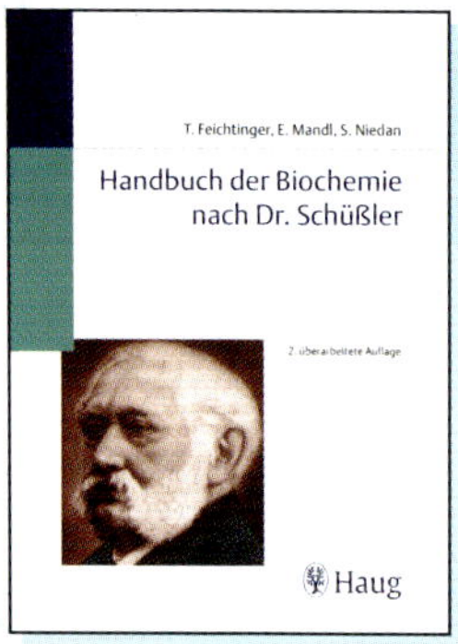

Das umfassendste und vollständigste Buch zum Thema. Übersichtlich, praxisnah.
Für einen Einstieg in die einfache, rasch zu erlernende, zuverlässige Methode.

T. Feichtinger, S. Niedan

Praxis der Biochemie nach Dr. Schüßler

Das Repertorium

2000, 240 S., 10 Tab., geb.
DM 49,90 / öS 364 / sFr 46,–
(praxis compact)
ISBN 3-8304-7077-0

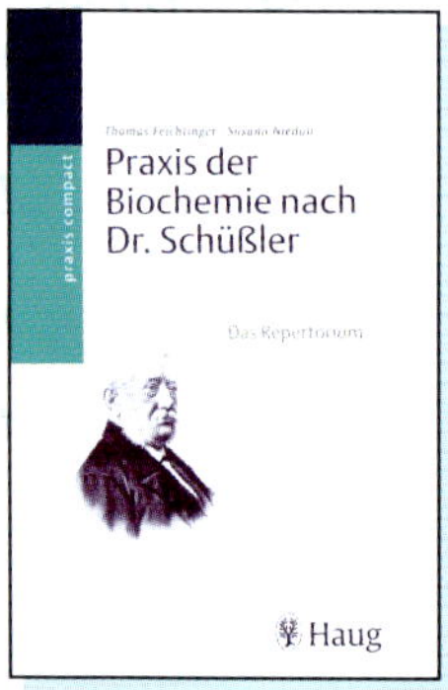

Alle 24 Schüßler-Salze im Überblick – ideal für die Praxis. Ausführliches Repertorium zur Mittelbestimmung.

Sanfte Naturheilmittel für Sie und Ihr Kind – Die richtigen Mineralstoffe zum richtigen Zeitpunkt – Praktisch und ohne Risiko anzuwenden.

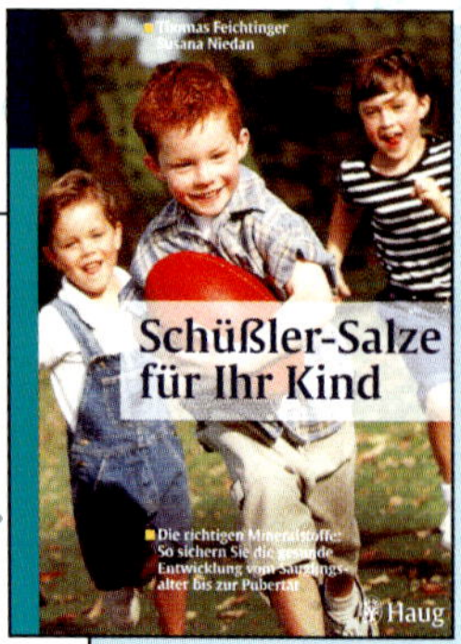

T. Feichtinger, S. Niedan

Schüßler-Salze für Ihr Kind

124 S., 10 Fotos, zweifarbig
DM 24,90 / sFr 22,90 / öS 182,–
ISBN 3-8304-2046-3

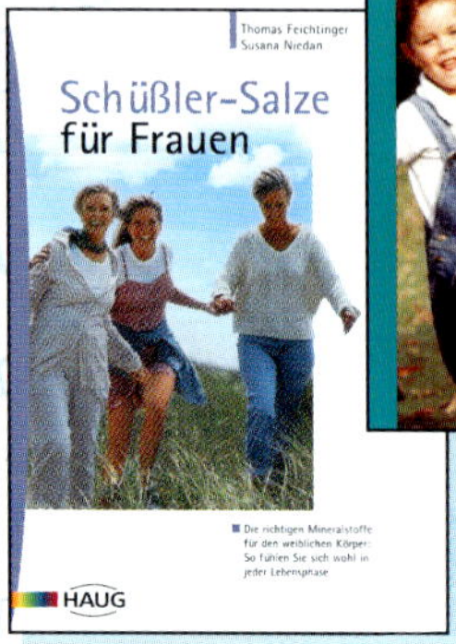

T. Feichtinger, S. Niedan

Schüßler-Salze für Frauen

150 S., 10 Fotos, zweifarbig
DM 24,90 / sFr 22,90 / öS 182,–
ISBN 3-8304-2043-9

Preisänderungen und Irrtum vorbehalten.

Karl F. Haug Verlag in MVH Medizinverlage Heidelberg GmbH & Co. KG
Leserservice, Steiermärker Str. 3–5, 70469 Stuttgart, Telefon 07 11 / 89 31-3 33

Haug